Acteurs de la Science

Fondée par Richard Moreau,
professeur honoraire à l'Université de Paris XII
Dirigée par Claude Brezinski et Roger Teyssou

La collection Acteurs de la Science est consacrée à des études sur les acteurs de l'épopée scientifique moderne ; à des inédits et à des réimpressions de mémoires scientifiques anciens ; à des textes consacrés en leur temps à de grands savants par leurs pairs ; à des évaluations sur les découvertes les plus marquantes et la pratique de la Science.

Dernières parutions

Anne-Marie MARION-AUDIBERT, *Au fil de nos entrailles*, 2023.
Norbert GUALDE, *L'Épidémie c'est l'homme, L'Anthropocène, l'épidémie, la syndémie, la démorésilience*, 2023.
Roger TEYSSOU, *Félix Le Dantec, Breton de Lannion et homme d'exception*, 2023.
Michel PINAULT, *Gustave Flourens : un intellectuel révolutionnaire. Du Second Empire à la Commune de 1871*, 2023.
Gérard GUILLET, *Cosmétiques : histoire et faces cachées. Du soin de peau au soin de soi. Pouvoirs, secrets et défis des cosmétiques*, 2023.
Paul MAZLIAK, *Xavier Bichat. La révolution en médecine*, 2022.
AVERROÈS, *Commentaire au Poème de la médecine d'Avicenne. Traduction, introduction et notes par Mahmoud Aroua*, 2022.
Jean-Marie AURADOU, Christian DUPIN DE SAINT CYR, *La réforme médicale avortée, 1778-1793*, 2022.
Roger TEYSSOU, *Histoire des statistiques des origines au XIXe siècle. Si les statisticiens m'étaient comptés…*, 2022.
Philippe DESHAYES, Gérard ENGRAND, Augustin MOUZE, Jean-Pierre RICHARD, *Accompagner l'entrée en recherche. Le séminaire « episteme »*, 2022.
Frédéric VIOUX, *La physique pour ceux qui n'aiment pas ça*, 2022.

La fabrique de la kinésithérapie en France aux XIXe et XXe siècles

Pratiques populaires et pratiques savantes

5-7, rue de l'École-Polytechnique, 75005 Paris

http://www.editions-harmattan.fr

ISBN : 978-2-336-43980-8
EAN : 9782336439808

Remi Remondière

La fabrique de la kinésithérapie en France aux XIXe et XXe siècles

Pratiques populaires et pratiques savantes

Préface de Jean-Pierre Goubert

L'Harmattan

Du même auteur

Le geste et la plume. Histoire d'une professionnalisation en devenir : les masseurs-kinésithérapeutes dans la France d'hier et d'aujourd'hui (1790-1990). Septentrion éd., Villeneuve d'Ascq, 1996, 396 p.

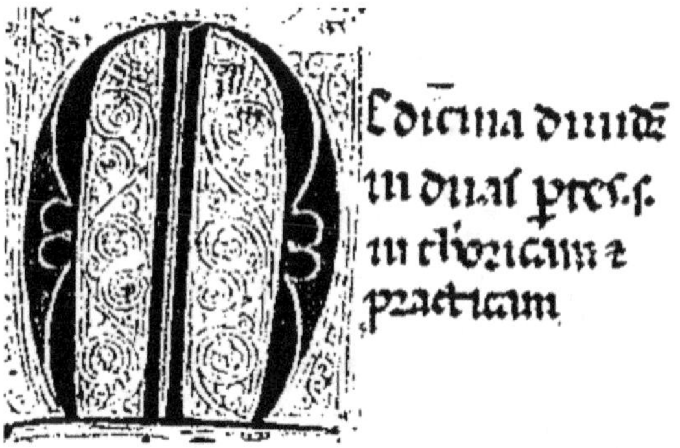

« Medicina divitur in duas partes, id est theoricam et practicam. »
La médecine se divise en deux parties, à savoir en théorique et en pratique.

Liber isagogarum Johannicii, Alexandrini, ad tegni Galeni, sive ad artem arvam.
Galeni, ca 1300-1400

Préface

Remi Remondière, professeur du secondaire a enseigné dans les classes préparatoires aux professions paramédicales et dans les formations sociales. Chemin faisant, il a poursuivi des études doctorales à l'EHESS. Après l'obtention du doctorat en histoire, il a publié sa thèse consacrée à l'histoire de la profession de kinésithérapeute en France à l'ère contemporaine, essentiellement entre le XVIIIe et le XXe siècles.

Dans le présent ouvrage, il a tenu à décrire l'évolution historique des pratiques populaires et des pratiques savantes de la kinésithérapie, toujours en France, cette fois dans un cadre historique plus large. Il s'attache à retracer la succession de plusieurs paradigmes constitués d'espace-temps : antique, médiéval, moderne (XVIe-XVIIe siècles), enfin contemporains et actuels. Toutefois, il n'y est parvenu que dans la mesure où l'on dispose de traces imagées et écrites, lesquelles sont peu présentes, voire absentes. Dernières restrictions : le point de vue qui trouve à s'exprimer relève principalement de témoignages des thérapeutes à caractère savant, puis scientifique : médecins, hydrothérapeutes, balnéothérapeutes, masseurs médicaux, professeurs de gymnastique médicale, civils et militaires. Sauf exception dans les notions qu'il relate, la parole des patients n'apparaît pas. Il en résulte que la « fabrique », sous la forme d'une construction qu'il s'emploie à décrire, ne peut être globale. En cela réside le travail de l'historien : le non-dit lui échappe. Faute de quoi, il est mis en demeure d'élaborer des hypothèses, des vraisemblances, des probabilités.

A commencer par celle que voici : à quand remontent les pratiques de prendre soins du corps à partir de gestes confiés à autrui ? Avec pour objectif d'atténuer ces dysfonctionnements mécaniques et bien des douleurs ressenties ?

Vraisemblablement à la préhistoire, c'est-à-dire avant l'invention de l'écriture. En toute hypothèse, eu égard à un désir chez l'être humain, de remédier aux aléas, aux accidents, aux douleurs d'une existence « chétive et fragile » (Montaigne). Autothérapie, hétérothérapie par conséquent sans doute dès l'origine des temps. Puis scission, on ne sait quand, ni comment entre les deux termes du couple.

Dès lors que l'on s'attache à cette hypothèse, les pratiques thérapiques et thérapeutiques s'entrecroisent : les unes à caractères sacré et religieux, les autres à caractère profane. D'un côté, le culte des eaux et des fontaines : tant polythéistes, (romaines par exemple), que monothéistes, (chrétienté par exemple). De l'autre côté, le culte d'une santé/propreté/plaisir des thermes antiques, puis une santé/hygiène au XXe siècle.

Avec le développement de la science anatomique, telle la fabrique du corps humain de Vésale au XVIe siècle, de Vic d'Azyr au XVIIe siècle, les pratiques dites savantes acquièrent un degré de certitude rationnelle qui les différencient des pratiques populaires, fondées soit sur le sacré, soit aussi sur l'expérience ordinaire, devenue empirisme et, à ce titre, vertement critiquées par la gent savante.

Le fossé théorique s'élargit entre les deux variantes dès lors que la mécanique, puis l'électricité entrent en scène. Ce qui ne signifie pas qu'elles ne coexistent pas à la fois pour les élites, comme madame de Sévigné et les classes populaires ou comme Ménétra, qui était vitrier. L'élaboration de la kinésithérapie au sens actuel repose sur la triple figure du thérapeute : sacré, savant, rémunéré, soit une figuration de type anthropologique. Elle se conçoit aussi bien en fonction de la lente ascension de la Raison raisonnante du cartésianisme qui concurrence les données immédiates des cinq sens : « la sensibilité » selon Hume, au sens du XVIIIe siècle.

Pareille construction, pluriséculaire tire sa puissance d'espaces dédiés, par exemple hospitaliers. Patients et thérapeutes y sont assemblés, peu importe le paradigme considéré. Au temps de l'Empire romain, l'eau lustrale nettoie le corps à plaisir, dans la convivialité, des citoyens, et sans porter le poids du péché, alors que dans la cité médiévale, l'Eglise condamne les bains de mauvaise réputation.

Les premières villes thermales des XIXe et XXe siècles connaissent un vif succès auprès des nantis ; la durée de la cure est de 3 semaines, comme au temps de Rome.

Les guerres, si elles promeuvent la destruction massive, améliorent, si possible, les soins aux blessés. A l'ère industrielle, l'usage de la mécanique se développe de façon considérable.

Aussi dès lors que les soins apportés acquièrent un caractère scientifique et technique, ils tendent à devenir un objet de consommation et à intégrer le circuit économique et aussi financier, en raison de la loi de l'offre et de la demande : offres ascendantes et demandes mieux admises à la suite de l'instruction de la population. De ce fait, la profession médicale dispute les lauriers et les profits des thérapeutes savants, devenus « kiné », officiellement en 1946, en France.

La kinésithérapie ? non définie, progressivement élaborée par la suite ou un commencement ?

Début d'antan ; un atout devenu majeur dans le contexte actuel de la France. Tout simplement parce la vie - la vie humaine, entre autres exemples, est mouvement (kiné) - mouvoir, se mouvoir, bouger, remuer, masser de la main, par de l'eau vive (Bachelard) par des appareils, mécaniques, électrothérapiques, par des jeux et des exercices gymniques. Antonyme de mort, bouger est symbole de vie, thérapie de soin. Les deux accolés sont redondants. Ils expriment sous deux formes différentes une même force : la Force vitale. Les différents paradigmes évoqués, en se succédant et en s'enchevêtrant, socialement parlant, parlent le même langage, humain, selon différents idiomes.

Jean-Pierre Goubert
EHESS, Paris

Introduction

Issues d'un passé ancien, populaire, empirique, les pratiques qui composent la kinésithérapie en France actuellement, sont-elles le fruit d'une résultante d'une histoire sur la longue durée ?

La kinésithérapie telle que nous la connaissons constitue un ensemble de pratiques qui repose sur des savoirs hippocratiques ; elles se sont enrichies au fil des années et leur évolution n'est pas toujours aisée à mesurer en raison d'influences diverses, liées au pouvoir médical, aux progrès de la chimie, de la mécanique et aux connaissances en médecine associées à de nouvelles indications.

Sa place est devenue importante et si usuelle qu'on ne se pose pas la question de son ancienneté, ni de son contenu, ni de ses praticiens. Elle appartient au patrimoine médical et la place occupée, même au prix de nombreux obstacles, en fait une spécificité, tantôt de premier recours, tantôt d'ultime recours. Selon le domaine de soins concerné. Elle est un élément indispensable qui corrige une déformation constatée à la naissance, tout comme elle lutte de concert contre la douleur et améliore un mouvement. Elle contribue à faire accepter un état chronique et elle est devenue, de nos jours, la pratique qui touche le corps, celle qui accepte le corps dénudé dans l'intimité d'un bain médical ou d'un massage. Dans le but de préserver des fonctions un temps perturbées, la kinésithérapie met en présence diverses personnes qui exercent depuis longtemps sans diplôme, formées par compagnonnage, plus rarement par mimétisme familial.

A la fin du Moyen-Age, il est difficile de comprendre la manière dont sont utilisées les eaux thermales et les boues et d'apprécier la façon dont certains usages ont pu se transmettre. En effet, comment caractériser ces évolutions au cours du temps lorsque les documents écrits font défaut ? De surcroît, les études d'évaluation médicale sont restées lentes et tardives à s'imposer pour rendre compte des effets thérapeutiques du massage et des pratiques associées, telles l'hydrothérapie ou la gymnastique, en raison d'une mise en valeur peu aisée.

La réorganisation des écoles de santé par le décret de

décembre 1794 ouvre la porte à une médecine réunie avec la chirurgie ; la construction de la médecine moderne doit beaucoup à la loi de 1803 sur l'exercice de la médecine, à Pasteur (1822-1895), à l'étude du mouvement humain à partir de 1830. Baignée par les apports du Siècle des Lumières, sous la forme d'expériences acquises, d'expérimentations et d'enseignements, elle contribue à l'émergence d'une médecine davantage orienté sur le patient et elle place le corps humain au centre d'un débat. Il devient dès lors objet de science. De la sorte, les médecins confortent leurs prérogatives, car ils sont à l'origine des traitements et de leur instauration, alors que l'administration des soins prescrits relève des subalternes.

Le renouveau du thermalisme émerge dans les années 1850. Marqués par les avancées techniques, dès le milieu du XIXe siècle, les gestes utilisés s'adaptent lentement, car le consensus médical concernant cette nouveauté thérapeutique n'est pas réellement établi. C'est que l'intrusion de cette nouveauté dans le domaine médical dérange !

Mais ces pratiques populaires portent en germe un fondement médical traditionnel et leurs justifications thérapeutiques passent par les mains des médecins.

Chaque diplôme créé - sous la tutelle des médecins - offre l'originalité de partager ces pratiques, au moins partiellement, avec d'autres professionnels clairement identifiés, parfois déjà diplômés, tels les infirmières et les masseurs ou les masseurs avec les doucheurs, puis bien après avec les sages-femmes, les pédicures-podologues, les ergothérapeutes, puis plus tard avec les psychomotriciens. Avant le milieu du XIXe siècle, on sait peu de choses sur ces masseurs, hormis le fait qu'ils exercent soit dans quelques cabinets médicaux, soit à leur compte, mais surtout dans les établissements thermaux et ils apparaissent très progressivement dans les hôpitaux et dans les établissements de soins nouvellement créés.

Alors que les appellations de ces pratiques divergent, les descriptions faites, lorsqu'elles existent, restent proches les unes des autres. L'appellation massage est alors utilisée en tant que procédé générique englobant l'ensemble des pratiques. La Première Guerre mondiale accélère le recours aux pratiques de gymnastique, souvent confondues avec la mobilisation articulaire. En octobre 1914, la restructuration du Service de santé crée ce que l'on appelle déjà la physiothérapie et encourage le travail agricole et manuel, par des mesures fortes.

Dès lors, la rééducation professionnelle existe officiellement sur l'ensemble du territoire.

Parmi les pratiques populaires connues, ne sont envisagées ici que celles présentes au XIXe siècle jusqu'au milieu du XXe s et qui ont pour objet l'amélioration fonctionnelle des affections rhumatismales, traumatologiques, de croissance et parfois viscérales, constituant l'essentiel du métier des masseurs de cette époque.

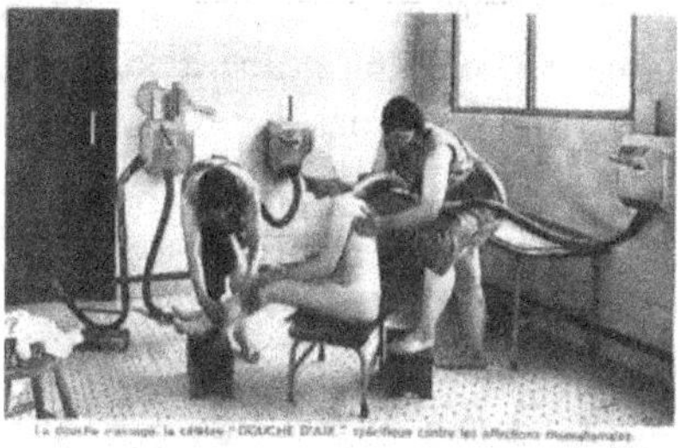

La douche massage, la célèbre "DOUCHE D'AIX" spécifique contre les affections rhumatismales

Doit-on pour autant limiter la kinésithérapie à un acte physique ? La proximité des corps suscite la confidence et favorise une approche psychologique dans une dimension qui se présente comme un atout dont l'importance, augmentée progressivement à bas bruit, est appréciée au-delà de l'aveu même de tous.

Ces jalons posés, les sources utilisées et à défricher sont médicales et de deux sortes. Les sources primaires sont absentes jusqu'à une époque très récente et leur apparition correspond à une mise en place responsable des thérapeutiques proposées par ces praticiens de l'ombre. Hormis deux ouvrages, il n'existe donc pas de sources issues des personnels, autres que médecins, concernant leurs pratiques, jusqu'à une époque très récente.

Durant la période considérée, le seul ouvrage connu est écrit en 1890, par deux femmes masseurs, attachées des hôpitaux de Paris. Elles restent silencieuses sur leurs pratiques, tout comme sur leur place au sein de l'établissements qui les emploie. Passé inaperçu, ce témoignage écrit a le mérite de préciser la conception de leur travail, mais reste orienté sur les pratiques générales en vigueur, sans faire allusion aux affections rencontrées. Destiné surtout aux médecins, il montre les possibilités du massage à la lumière des connaissances en cette fin de XIXe siècle.

Cependant, il présente aussi une certaine dépendance et une soumission au pouvoir médical, car l'exécution des traitements est réduite à la notion de services. Un autre ouvrage, écrit en 1904 par l'abbé Meignien, un curé de campagne, aborde de façon synthétique pas moins de 22 maladies, constipation, névralgies, paralysies, rides, fibromes, tuberculose… sans aucune allusion aux professionnels. Il propose le massage sur les vêtements, plus doux selon lui et qui ont une efficacité supérieure d'un tiers.

Cependant, les articles de périodiques écrits par des médecins se présentent souvent sous forme de courts rédactionnels, de bilans d'activité ou de cas cliniques introduisant une nouvelle pratique. Il en est de même pour les ouvrages imprimés, tous à destination des médecins qui ne se privent pas d'imposer leur méthode à de simples exécutants. La manifestation de cette réalité encore cachée relève surtout de l'initiative audacieuse de quelques médecins influents, dont certains sont impliqués en politique.

Les bénéficiaires de ces traitements présentent des maladies, parmi les plus variées, affections articulaires, neurologiques, rhumatologiques, cutanées, maladies des femmes, dont la prédominance est variable, selon les époques, entre la fin du Moyen-Age et peu après la Deuxième Guerre mondiale.

La méconnaissance des blessures de guerre pousse à la modification de la prise en soins du blessé. Elle se modifie et se fait connaître grâce aux débats, souvent animés, concernant la place et des conditions d'application des traitements.

Ainsi, après l'étape chirurgicale, les médecins sont confrontés à des suites opératoires immédiates, à moyen terme et à distance. La kinésithérapie, dont l'appellation est connue depuis 1847, entre dans une phase de médicalisation et trouve une place souvent prépondérante, parfois unique, mais divisée entre une théorie séduisante et une pratique hésitante. Cette situation ne peut écarter la place initialement existante de ces masseurs, quels qu'ils soient. Les médecins utilisent les mêmes gestes que les masseurs, ceux qui font leur succès, tout en critiquant, ouvertement et parfois violemment, ceux qui les exécutent. Ils entendent confirmer ainsi leur suprématie dans la connaissance des choses du corps, tout en cherchant à éliminer les concurrents qui se trouvent en infraction avec le recours à la médecine depuis les lettres patentes de 1778 et la loi de 1803 sur l'exercice médical. Il est donc permis d'envisager que des pratiques identiques, soumises à des changements d'appellations, appliquées par des thérapeutes différents ont alors existé, sans qu'il soit possible de montrer une filiation, ni dans quelles conditions elles ont existé et survécu.

Gestes, matériels, conditions d'application permettent dés lors de retracer - à gros traits - l'évolution de professions existantes vers une profession unique en devenir. Les pratiques acceptées par tradition, convoitées pour leur succès, contribuent à la reconnaissance du masseur, avant que celui-ci ne soit écarté momentanément de ses propres pratiques au nom de la médicalisation. Jamais confondu avec d'autres professionnels s'adressant au corps, il n'est pas identifié aux charlatans, ni ultérieurement aux rebouteux auxquels on s'intéresse en justice. Son champ d'exercice, qui reste fermé, se transforme très lentement au fil du temps : nouvelles indications, nouveaux patients, nouveaux gestes de soins au point de prendre une place indispensable et avec de nouveaux professionnels, contribuant à la fabrique de la kinésithérapie.

L'usage de la main est l'élément déterminant, médiateur physique, s'opposant de fait, semble-t-il, à la réflexion, prérogative du médecin qui, de fait, sous-tend son utilisation. Et, il faut attendre plusieurs décennies pour voir émerger une certaine évolution.

La multiplicité des sources d'origine médicale révèle que l'on assiste à une percée sociétale de grande envergure. Les pratiques populaires sortent de l'ombre, acceptées et reconnues par tous, chargées de succès et que beaucoup convoitent et s'approprient, y compris dans la sphère privée, comme un retour aux écrits hippocratiques, points de repères dans le temps…

Les images et les illustrations proposées, témoins des avancées techniques, présentent très souvent des thérapeutes en situation et souvent la main exécutante. Elles montrent que la kinésithérapie, tant convoitée, occupe dès lors une place importante porteuse d'espoir et dont la vulgarisation en marche bouleverse le quotidien. Elles relatent à la fois les étapes caractéristiques de cette forme de traitement par le mouvement et suggèrent seulement les conditions d'application, par imitation. Ainsi, les points forts qui ont structuré la kinésithérapie en voie de constitution relèvent donc surtout des médecins, qui, grâce à l'innovation et à l'audace, n'ont pas hésité à y voir un complément utile à leur pratique au point d'en faire une priorité, voire une panacée, mais sans reconnaissance officielle des masseurs, simples passeurs.

La période considérée, XIXe et XXe siècles, est marquée par la présence de traces de pratiques populaires, mal connues, liées aux soins du corps, avant 1946. A cette date, la création du diplôme d'Etat de masseur-kinésithérapeute est le point d'articulation entre l'empirisme des pratiques dénoncées et la reconnaissance d'une profession clairement identifiée, constituée et soucieuse de justifications objectives appartenant au domaine médical. L'approche scientifique en marche se confirme alors. Cette fabrique de la kinésithérapie permet donc de remonter le fil du temps, dont les étapes restent à identifier, tout comme les freins quelles que soient leurs origines. Il s'agit donc de comprendre comment les pratiques qui composent la kinésithérapie actuelle sont apparues et quelles influences elles ont reçues. Alors que le corps est l'objet de représentations diverses selon les périodes, les pratiques populaires considérées se modifient depuis la période romaine, tout comme leur application au sein des thermes. Mais le recours à l'eau administrée sous des formes et des températures très variées s'associe aux boues, au massage et à la gymnastique médicale. Progressivement, d'autres formes de traitements apparaissent, en moins de 30 ans, mécanothérapie, thermothérapie, électrothérapie. Les divers praticiens, acteurs de ce renouveau, sont nombreux après les années 1850, médecins ou non. Et les témoignages de patients pointent surtout les aspects contraignants, voire douloureux de ces pratiques, rarement inefficaces, mais obligeant à une adaptation du traitement.

Quant à la rééducation professionnelle, après quelques tentatives isolées en faveur des accidentés du travail et des aliénés, elle fait son apparition et devient obligatoire dès 1916. Elle emprunte beaucoup aux travaux expérimentaux de quelques audacieux chercheurs qui ont œuvré pour une meilleure reconversion des mutilés de la guerre et des blessés du travail. Toujours d'actualité.

Aux sources des pratiques

Les pratiques de soins ici relatées sont, pour un très grand nombre, issues de la culture populaire, ce qui justifie qu'elles soient réalisées par des hommes, des femmes, parfois des enfants et aucun statut n'est requis, parents, serviteurs, puis plus tard selon leur fonction, doucheurs, barbiers, masseurs…

Souvent spontané, le massage vise la sédation de la douleur, la lutte contre le froid, encourage la reprise d'un mouvement - un temps perdu - avec un retour au cours habituel de la vie.

Contusions articulaires ou musculaires, entorses, luxations, lombalgies, fractures font toujours l'objet de soins auto-administrés, mais souvent aussi de négligence, avec un recours à d'autres pratiques, observables initialement chez des non-médecins, au sein des établissements thermaux, en milieu rural et progressivement dans les hôpitaux. De façon empirique, elles associent l'usage des eaux thermales, dont les composants chimiques sont découverts à la fin du XVIIIe siècle, mais sans traces de propriétés lustrales déclarées.

A Aix-les-Bains, et au sein de nombreux établissements thermaux, le massage est associé systématiquement à la gymnastique ou au mouvement articulaire, qui s'inspirent largement de la médecine d'Hippocrate.

Durant la présence romaine en Gaule, historiquement datée de 52 avant JC jusqu'à la bataille de Soissons, en 486 après JC, les pratiques spécifiques des établissements thermaux regroupent les bains à différentes températures, la gymnastique, les massages, mais aussi le sport. D'autres activités sont présentes, telles la lutte, la lecture, les causeries, le repos...

C'est que les thermes romains s'adressent au corps dans une démarche d'hygiène et de prévention, accompagnée par une prise en charge globale, y compris par une dimension sociale qui inclut celle des loisirs.

Plus proche de nous, sous l'influence de Napoléon III, les pratiques se développent, associées à un tourisme local, peu avant le milieu du XIXe siècle. Ainsi, théâtre, excursions, bals, concerts, animations, loteries, casino, courses hippiques, se multiplient, sans oublier les aventures galantes connues depuis longtemps, comme l'évoque Karl Poellnitz (1692-1775) dans *Amusemens des eaux de Spa*, en 1734… et qui mettent en valeur la formule *les loisirs pour guérir.*

Les traitements thermaux dispensés ont assuré la persistance d'un recours aux principes naturels, conservant de la sorte le regroupement initial géographique qui a fait leur succès. De nos jours, les pratiques corporelles utilisées, aussi en association, sont devenues essentiellement à visée curative, mais ne négligent pas pour autant un aspect de prévention.

Les thermes d'origine romaine, aussi anciens soient-ils, ne sont pas le seul lieu de présence de ces pratiques. Dans les années 1820, les soins diversifiés se sont multipliés parallèlement en utilisant séparément ces différentes formes de traitement ; ils s'adressent à des indications, nouvellement identifiées, sans cesse affinées, selon les maladies et les patients rencontrés, au sein d'établissements privés. Ainsi, les hospices et les instituts de traitements ont contribué plus ou moins largement à ces adaptations et, ultérieurement, les traitements à domicile se sont développés dans la classe aisée surtout dans le domaine de l'hydrothérapie et de la gymnastique.

C'est durant cette période que ces pratiques apparaissent dans les hôpitaux, associées à une terminologie renouvelée qui a globalement survécu de nos jours. Elles connaissent une diffusion importante peu après la loi de 1838 sur les aliénés, pour lesquels l'hydrothérapie sous toutes ses formes est un traitement dominant, car elle est devenue *scientifique.*

Grâce essentiellement au docteur L. Fleury (1810-1874), le recours à l'eau médicatrice se répand de 1844 à 1872, au point d'en faire une spécificité. L'*Hydrothérapie scientifique* s'oppose ainsi à l'usage spontané et non contrôlé en vigueur. Et, à la fin du 19e siècle, des initiatives privées voient le jour. Les hôpitaux deviennent alors un lieu de référence, lorsque les médecins ont pu s'approprier, puis développer ces pratiques populaires, aux vertus anciennes tant convoitées.

Les scènes d'intérieur d'établissements thermaux, permettent d'apprécier globalement leur travail. Elles font l'objet de gravures, de dessins, puis de photographies, avec une certaine mise en scène. Les illustrations, de plus en plus nombreuses dans la presse médicale, gagnent progressivement les articles de la presse quotidienne. Les caricatures présentent la balnéothérapie, les douches ou le massage, plus rarement la gymnastique médicale. Parfois érotiques, jamais vulgaires et accessibles à toutes les pudeurs, elles mettent en scène le baigneur - celui qui donne le bain - et le patient, ainsi que le matériel utilisé, de plus en plus diversifié.

Le corps caché fascine et la médecine œuvre à sa connaissance. De la sorte, ces témoignages permettent de retracer, les pratiques qui ont donné naissance à la kinésithérapie, telle que nous la connaissons aujourd'hui. Leur présence à l'hôpital, leur application par des thérapeutes spécialisés et leur évaluation ont conditionné leur devenir s'appuyant sur la science, avant leur vulgarisation.

Balnéothérapie et hydrothérapie, gymnastique médicale, massage, chaleur constituent la base des thérapeutiques à laquelle viennent, s'ajouter, à la fin du XIXe s, les premières applications de l'électrothérapie et de la mécanothérapie. En l'espace de 30 ans, cette forme de traitement devient déterminante dans de nombreuses affections et fait l'objet d'une diffusion quasi sans limite.

Chez l'animal aussi !

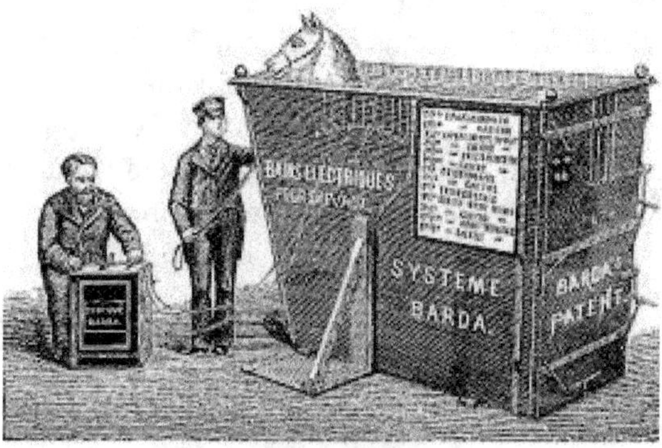

Barda, 1883

Rome, un lieu de référence

L'organisation de l'Empire romain et de ses pratiques sociales ont servi de référence pour comprendre l'influence que représentent les bains dans notre société actuelle. A Rome, ville peuplée de moins d'un million d'habitants au IIe siècle après JC, l'empereur Caracalla (188-217) inaugure, en 217, les thermes les plus imposants connus actuellement et dont il reste des vestiges impressionnants. Ils s'étendent sur 11 hectares et peuvent accueillir en même temps 1600 personnes ! Mais, d'autres ont laissé des traces. Ceux de Trajan (53-117), ouverts en 104 après JC, ceux de Dioclétien (244-311) qui ouvrent en 306 et qui pouvaient accueillir 3000 personnes simultanément !

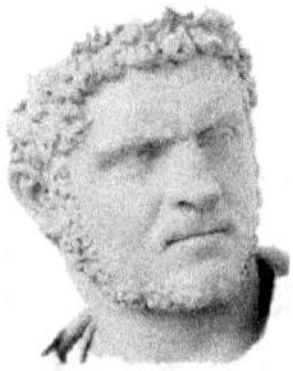

Caracalla

Ouverts à tous sans distinction, le lieu attire aussi beaucoup de personnes en provenance des villes voisines. Et, tel un signe de richesse, certains Romains se font construire leurs bains privés, évitant probablement ainsi la promiscuité.

Les hommes d'affaires y côtoient des personnes de condition plus modeste, grâce à la diversité des activités proposées et du parcours organisé au sein des thermes, reposant essentiellement sur des pratiques d'hygiène corporelle, mais aussi en raison d'un coût très faible. Cependant, les hommes et les femmes ne se baignent pas aux mêmes heures, pas plus que les enfants avec leurs parents. Les pratiques liées aux bains montrent donc un mode de vie codifié et raffiné et, de ce fait, il incarne la puissance d'un empire, d'où la taille des établissements et leur capacité d'accueil.

La plupart des plans établis, postérieurement à leur période d'activité, permettent de mieux comprendre le fonctionnement de ces bains et le parcours suivi par les baigneurs.

On trouve :

- l'apodyterium qui fait fonction de salle d'entrée et de vestiaire ; il, est le plus souvent composé de niches, afin d'y déposer les vêtements,
- le tepidarium est une pièce voûtée, modérément chauffée, utilisée comme salle de soins et de repos, de massage,

- le caldarium est la salle des bains chauds par immersion,
- le frigidarium qui est une pièce dans laquelle on prend des bains frais ou froids,
- le destrictarium est le lieu du bain de propreté, avec recours aux strigiles, grattoirs pour la peau, dont on ne connaît pas réellement le maniement,
- le laconicum est une salle d'étuve sèche et très chaude ; on y achève le nettoyage de la peau.

De nombreux esclaves sont employés au vestiaire, à l'entretien des salles et au bon déroulement des bains. Et, de chaque côté de ces bains, on trouve souvent des gradins ou des sièges permettant de se reposer ou de discuter. Dans les bâtiments importants, certaines salles s'ouvrent sur un palaestra, c'est-à-dire un gymnase.

Dans les salles, différentes catégories de personnel proposent des soins corporels[1] :

- les alipilarii, qui épilent le corps ; les dropacistes ont la même fonction en utilisant les dropax, sorte d'emplâtre de cire ou d'huile et de poix pour faciliter l'épilation,
- les picatrices sont des femmes qui exercent aussi cette même fonction,
- les unctores qui passent de l'huile ou des essences sur le corps,
- les fricatores, qui sont des frotteurs ou des masseurs,
- les aliptès, serviteurs, qui à l'aide de strigiles, spatules ou grattoirs de 15 à 20 centimètres, en bronze, en fer, en verre, en os ou en ivoire, grattent la peau des baigneurs pour la décrasser, après les activités physiques. Les sportifs avaient l'habitude de s'enduire la peau d'huile semble-t-il pour éviter la transpiration excessive ; ils sont probablement à l'origine des barbiers-étuvistes,
- les tractatores sont des masseurs qui assouplissent doucement les articulations ; les femmes qui exercent cette fonction se nomment alors tractatrices,
- les renunctores, qui sont les renoueurs, encore appelés rebouteux, évoqués dans *De arte gymnastica* de Mercurialis en 1573. Perçus dès cette époque comme des charlatans, ils sont combattus par les médecins qui voient des concurrents redoutables, en nombre sans cesse croissant.

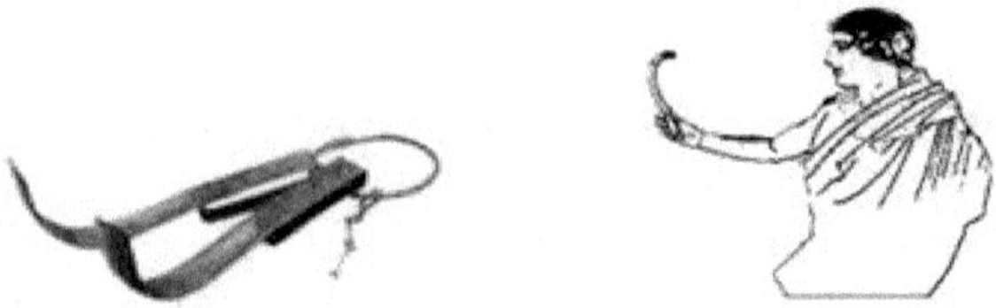

Strigiles romains, 1er siècle av. JC

Toutes les catégories de population sont admises dans ces bains, même si on trouve parfois des bains pour les pauvres, comme à Pompéi et qui sont aussi présents dans certaines villes de France au début du XIXe s. Cependant, il existe des services différents au sein de ces établissements, selon l'importance et les caractéristiques du public accueilli.

Ce sont ces pratiques qui contribuent au maintien de l'hygiène, de la santé individuelle et collective ; après quelques évolutions concernant les indications, elles constituent la base des traitements thermaux actuels. Les médecins grecs comme Hippocrate (460-377 avant JC) ou Galien (129-201) et les médecins romains comme Celse (≃ 25 avant JC-50 après JC), recommandent les bains pour lutter contre certaines maladies organiques ou cutanées, tout en ignorant, semble-t-il, la contamination par l'eau…

Pour Hippocrate les bains sont utilisés contre la pituite avec ulcérations, encore appelée ulcère de la tête et la gymnastique est interdite dans les cas d'hypocondrie. Contre l'otite ou la phlegmasie cérébrale, il a recours au bain de vapeur de la tête entière et dans certains ictères, il propose le recours aux bains et aux étuves[2], mais le bain chaud assouplit le corps et le fait grossir.

La gymnastique se résume à la marche, à la course, à la lutte. L'association de plusieurs thérapeutiques est fréquente, bain et pression abdominale contre le ventre tendu, bain et friction au vinaigre, contre la fièvre tierce, exercice et bain de vapeur. Le recours au massage n'est évoqué qu'une seule fois et en association avec le mouvement, après la luxation de l'épaule ou du genou. Ainsi, d'après ces écrits, si les pratiques populaires dont il s'agit ont des appellations identiques à celles utilisées de nos jours, leur emploi et leur fréquence apparaissent différents, bien que le mouvement du corps soit utilisé pour soigner et améliorer la santé du patient.

Des marques encore visibles

La présence romaine en France a laissé de nombreuses traces de constructions d'édifices qui témoignent de l'existence de telles activités. Les villes thermales ont conservé tout ou partie de ces installations anciennes et les ont intégrées à leurs nouveaux bâtiments : Aix-les-Bains, Balaruc, Dax, Gréoux-les-Bains, Le Mont-d'Or, Plombières-les-Bains, Vichy, Évaux-les-Bains, Rennes-les-Bains, Arles, pour en citer quelques-unes.

Datés de la fin du Ier siècle, les vestiges de la présence thermale sont donc nombreux et le recours aux eaux est très ancien en France, qu'il soit encadré médicalement ou non.

A Paris, les témoins de ce passé romain sont toujours présents : les Thermes de Cluny, du parvis de la cathédrale, de la rue Gay-Lussac, du Collège de France sont construits entre le début du Ier siècle et la première moitié du XIe siècle. De nos jours, on repère aisément, dans les établissements thermaux, des vestiges des salles spécialisées et des décorations de mosaïques bien conservées, qui figurent l'eau, plus rarement le curiste.

Ces pratiques anciennes s'adressent au corps, mais relèvent aussi de l'hygiène corporelle. Cependant, au sein des hôpitaux, on observe que la propreté du corps prend le pas sur les soins du corps… Si le thermalisme d'origine romaine est un point de départ important dans l'émergence des pratiques dédiées au corps, il ne se résume pas, à lui seul, à cet ensemble que nous connaissons aujourd'hui.

D'autres influences marquantes ont aussi existé. Venues de Grèce, ces pratiques, tout aussi populaires, ont marqué l'Italie actuelle qui les a désignées par des noms latins. Cependant, quelques différences notables sont représentées ; c'est le cas de *piscina* ou *batispterium* à Pompéi ou à Sbeïtla, en Tunisie, ville fondée par l'empereur Vespasien (9-79) et qui désignent des bassins collectifs. Les plus connus sont ceux de Latran à Rome, de Pise, de Parme…

Il semble bien que la présence de bains individuels soit le résultat d'une demande de confort, en lien avec le refus de la promiscuité. Mais, comme on le voit aussi en France, elle est liée à une médicalisation du bain qui a recours, à cette époque, à des additifs dans l'eau et à des températures variées qui personnalisent et adaptent les pratiques, selon les affections rencontrées.

Quant aux bains arabes, ils apparaissent surtout en Espagne, vers le XIe siècle, avec les invasions et la domination musulmane de 711 à 1492. Ils sont similaires au modèle romain, bien que leurs traces soient moins visibles en France. Leur présence est liée en grande partie à l'hygiène et à la purification, précédant la prière, d'où leur localisation, près des édifices religieux.

Quel héritage ont réellement laissé ces procédés, romains et grecs, et comment ont-ils survécu jusqu'à notre époque ?

L'héritage thermal en France

« La science pour moi ne saurait se résumer dans l'observation d'un fait, si ce fait, observé depuis des siècles, n'a pas été contrôlé par l'expérimentation basée sur le raisonnement…/… M'appuyant donc sur un passé honorable, mais tout d'observation, nous soumettrons les faits acquis à une sérieuse expérimentation rationnelle qui constitue, pour vous, la vraie science hydrologique de l'avenir, à laquelle nous devons sacrifier tous nos labeurs. »

T. Blondin,
Études médicales sur les eaux thermo-minérales, 1865.

C'est Marcus Vispanius Agrippa (25-19 avant JC), général d'armée et homme politique romain du 1er siècle av. JC, qui fait construire, à Rome, les premiers thermes publics éponymes. La grande variété des bains, la possibilité de pratiquer la gymnastique et certains sports séduisent une large partie de la population. Les Romains, initiés par les Grecs, transmettent ce savoir comme en témoignent les vestiges actuels, dans de nombreuses villes thermales, en France et la topographie des lieux nous permettent d'identifier utilement les pratiques dispensées.

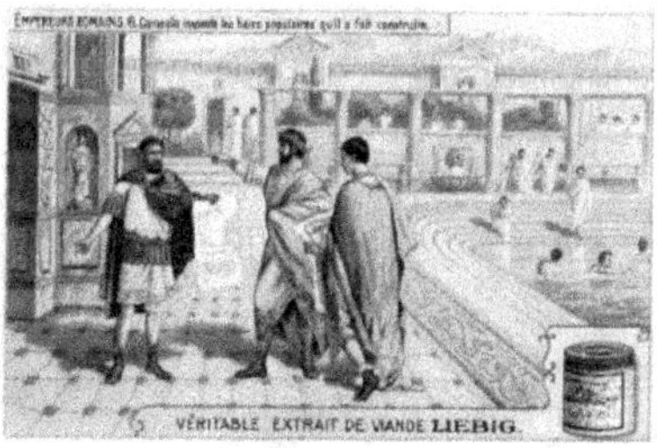

Les thermes anciens : une unité d'espaces

Conçus sur le modèle romain, les thermes devenus plus tard *établissements* thermaux renaissent, en France, au cours du Moyen-Age. Cependant, ils connaissent un développement notable et une rénovation au début des années 1800, associés à

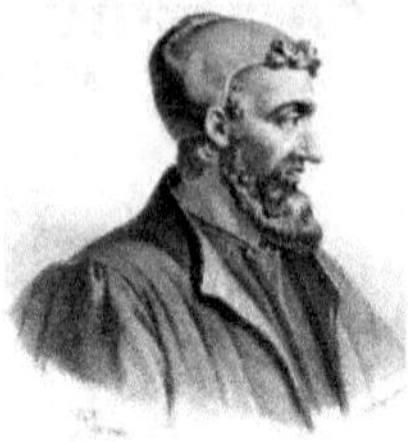

Galien, 1895

une grande popularité vers 1850. Et c'est grâce à Napoléon III (1808-1873) que le thermalisme, à Vichy, est l'objet d'une expansion importante, dans les domaines de la construction, de l'aménagement des établissements, avec des équipements encore visibles.

Conjointement, les villes se transforment confrontées à cette croissance importante. L'urbanisme s'adapte à une fréquentation temporaire envahissante, le tourisme apparaît et avec lui un cortège d'‘activités de loisirs.

Les vestiges actuels de cette période témoignent d'une architecture riche, souvent imposante, fonctionnelle et les rénovations ont gardé leur aspect d'origine, grâce à la préservation de certains édifices romains. La quasi-totalité des *thermes*, en France, ont ainsi conservé ce patrimoine, épris des plaisirs du corps. Et Paris n'échappe pas à cette règle !

Les masseurs s'installent en ville et cotoyent les médecins qui y voient une opportunité attendue d'enrichissement personnel, grâce à une clientèle aisée, d'autant que peu de moyens thérapeutiques existent, à cette époque.

Retour sur les pratiques en France

D'origine romaine, les pratiques thermales utilisées en France se sont affinées au cours des siècles, dans leurs indications et dans leur réalisation. Elles reposent sur des principes anciens, édictés par plusieurs médecins, au rang desquels on peut citer Hippocrate, repris par Galien, tous deux d'origine grecque.

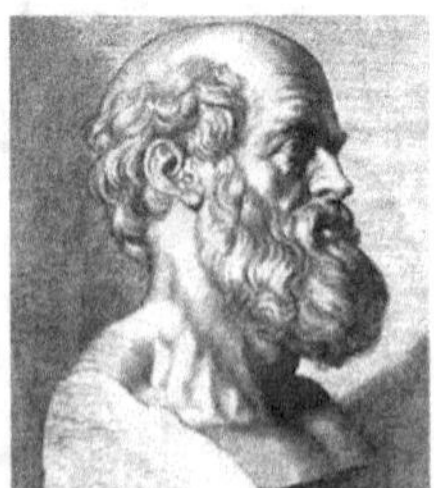

Hippocrate, 1638

Pline (23-79 après JC), oncle de Pline le Jeune, connaît les bienfaits des eaux : « Suivant leurs espèces, ces eaux sont bonnes aux nerfs, aux pieds, aux hanches, aux luxations, aux fractures. Elles purgent, elles guérissent les plaies ; elles sont en

Thermes de Cluny

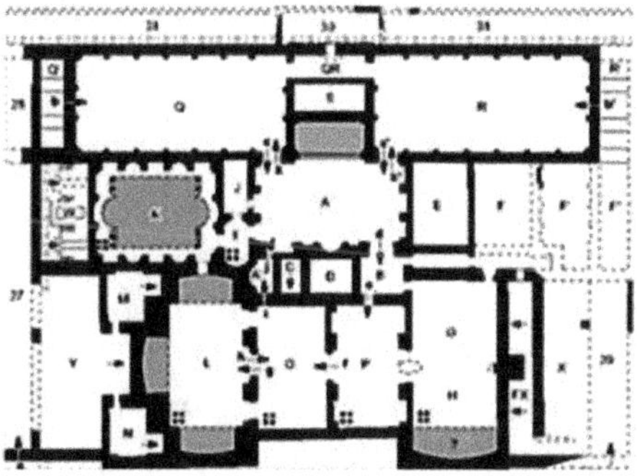

23 : palestre
24 : portail de la palestre

A : frigidarium et piscine
A' : tepidarium de sortie
G-H : tepidarium
K : piscine chaude
O : laconicum
P : destrictarium
Q, R : gymnase

particulier bonnes pour la tête et les oreilles[3]. » D'autres médecins ont abordé certains aspects de cette forme de traitement, tel Oribase (325-403) avec la balnéation ou Erasistrate (310-250) pour la diététique et la mécanique des organes. Grâce à ces théories médicales, le thermalisme et ses pratiques maintiennent globalement leurs fondements, tels que nous les connaissons actuellement et avec eux un ensemble de pratiques qui visent à améliorer la santé des malades.

Elles constituent une base de traitement simple, dans laquelle la nature et ses éléments environnants sont considérés comme une puissance médicatrice à respecter et à favoriser.

Des principes toujours en vigueur ?

La conception de l'organisation fonctionnelle de l'homme est différente de celle que nous connaissons aujourd'hui. Elle repose sur la théorie des humeurs, complétée par deux facultés principales, repérées par Hippocrate dans le corps vivant, l'une qui donne la vie, l'autre qui donne la sensation, soit le corps et l'âme.

Elles sont fondées sur des conceptions très anciennes quelque peu délaissées, car elles s'atténuent progressivement durant le siècle des Lumières, mais elles en conservent certains aspects. C'est le cas, de la proximité avec la nature, source de vie, qui reste un élément fondamental à la santé. De la sorte, l'eau est utilisée sous toutes ses formes, bain, douche, enveloppement, vapeur, inhalation, absorption, sans oublier le recours aux. ressources naturelles, comme les additifs à base de plantes. Et, ces pratiques physiques sont un complément facile à mettre en place

La théorie des humeurs, repérée environ 400 ans avant JC et sur laquelle repose la médecine ancienne, est composée de quatre éléments de base, l'air, le feu, l'eau et la terre qui possèdent chacun une propriété, chaud ou froid, sec ou humide.

Bien plus tard, Galien fait correspondre un *tempérament*, c'est-à-dire une particularité organique qui caractérise l'équilibre physiologique d'un individu avec les quatre états et les quatre âges de la vie permettant de distinguer :

- le flegmatique : froid et humide,
- le mélancolique : froid et sec,
- le sanguin : chaud et humide,
- le colérique : chaud et sec.

Cette théorie a disparu globalement depuis la fin du XIXe siècle en raison des progrès dans les domaines chimiques et biologiques et la compréhension de certaines maladies, sauf pour quelques traitements validés par la science. Cependant, de nombreuses expressions associées sont encore utilisées : être de bonne/mauvaise humeur, être d'humeur noire, être lymphatique, avoir un caractère lymphatique, se faire de la bile, avoir le sang chaud, se faire du mauvais sang, avoir un tempérament sanguin, avoir le cœur sec, prendre un chaud et froid, etc. Le déséquilibre des humeurs - qui a laissé l'expression *saute d'humeur* - est la cause des maladies, telle la peur des courants d'air, dont la température est réputée provoquer un rhume de cerveau, autant d'expressions en voie de disparition.

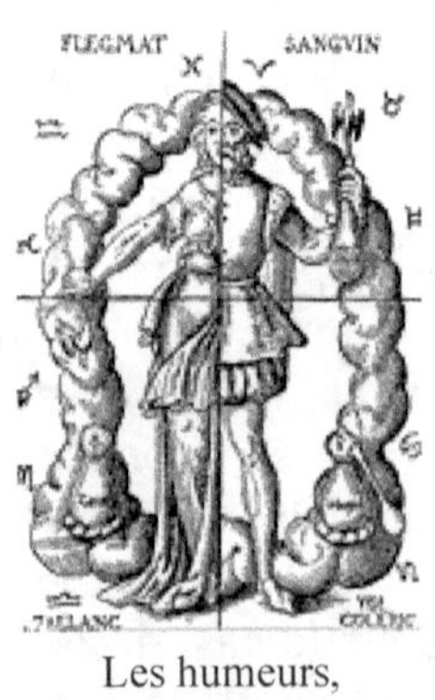

Les humeurs, Thurneysser, 1574

Quant aux remèdes proposés, ils visent à lutter contre les anomalies observées, afin de rétablir l'équilibre des humeurs. Les traitements sont parfois restés identiques, parfois adaptés, en traversant les époques. C'est le cas des bains à différentes températures capables d'évacuer les humeurs, en faisant baisser la température corporelle. Les bains froids luttent contre la mélancolie et en présence de fièvre, un bain frais est recommandé. Mais, les baigneurs se méfient de l'eau froide, à laquelle ils attribuent volontiers les maux dont ils souffrent...Quant aux massages et aux exercices physiques, ils provoquent un échauffement.

Les thermes en France : une unité d'activités

Durant la période du Moyen-Age, les usages du thermalisme n'ont pas disparu. Les installations, insuffisamment développées, mal entretenues sont utilisées par une population locale. Alors que les pratiques sont déjà bien connues, les établissements peu organisés sont propices aux maladies contagieuses et infectieuses, aux maladies de peau, malgré les additifs à base de plantes à visée préventive et curative... De surcroît, certains sont réputés être des lieux de débauche !

Des savoirs transmis

C'est en 1565 que Johannis Gunterii (1505-1574) connu aussi sous le nom de Guinthe ou de Gunther[4] relate les effets bénéfiques des eaux de Plombières, parmi les tout premiers écrits dans ce domaine.

Quelques années plus tard, Jean Le Bon, un des médecins du roi Henri III (1551-1589) et du cardinal de Guise (1524-1574), publie un premier *Abrégé de la propriété des bains de Plombières*, en 1576. Il pose la question du moment auxquels appliquer les traitements, de mai à octobre, de la durée, de la fréquence, des activités durant le bain, tout comme les préalables à envisager, sans oublier les contre-indications. Il témoigne aussi de la promiscuité des bains et des usages en vigueur. Autant de mesures nouvelles qui émergent selon les maladies rencontrées. Ces savoirs diffusent et d'autres établissements thermaux adaptent leur traitement suivant ces principes. Les gravures de la première moitié du XVIIIe siècle présentent un aspect rudimentaire de l'administration des bains, ainsi que des équipements vétustes et d'autres ouvrages confirment ce constat, par la suite.

Les cures sont fréquentées par la noblesse, dont Catherine de Médicis (1519-1589) et en 1604, François 1er (1494-1547) finance le premier hôpital thermal à Aix-les-Bains. Louis XIV (1638-1715) est à l'origine de la construction d'un hôpital militaire à Bourbonne-les-Bains. Barèges reçoit les blessés de la guerre de Fontenoy en 1745 et c'est le début d'un renouveau qui apparaît avec cette fréquentation, eu égard au prestige de ces militaires et du devoir de la Nation.

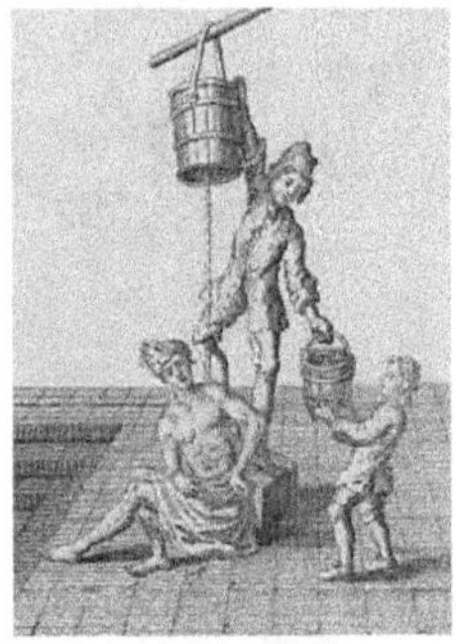

Bain à Plombières, 1748

En 1748, Dalmet écrit que les eaux de Plombières sont connues pour agir sur les sueurs, les urines, la salive et les selles, car elles purifient et fluidifient le sang, soulagent les fluxions de tête, diminuent la surdité, améliorent la mémoire, luttent contre les vertiges et suppriment les tremblements. Toutes les maladies sont traitées par l'eau thermale, administrée sous forme de boisson, de bains, de douches, de jets, mais aussi en étuves. La spécialisation des eaux, déjà très ancienne, s'affine avec la connaissance des maladies. Dans cette bourgade, les thermes rouvrent officiellement en 1861, grâce à l'intervention de Napoléon III qui pose la première pierre en 1857. Sa famille en tire de nombreux bienfaits, y compris ceux liés aux divertissements, présents aussi dans toutes les villes thermales, assurant une attractivité supplémentaire.

A Aix-les-Bains, dans le Journal d'Amélie, le Comte de Fortis (1768-1847) en 1829, relate les conditions d'admission à la maison hospitalière et aux bains pour les pauvres. Cette démocratisation s'accompagne de contraintes, telle la présentation d'un certificat de bonne vie et mœurs, d'une attestation d'indigence absolue, de la possession de vêtements personnels et d'une somme de 30 francs pour l'entretien durant les trois semaines de traitement.

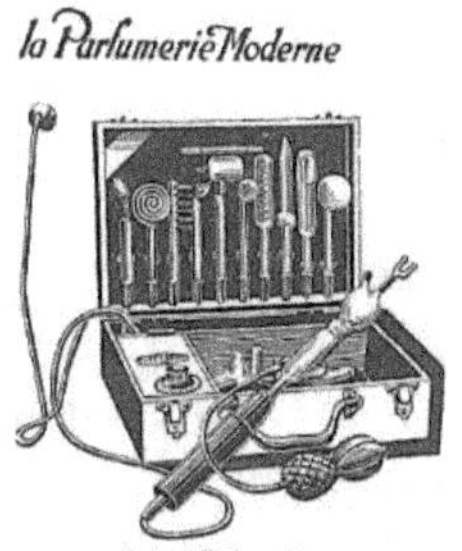

Appareil de Fischer et Kuentz, 1931

En 1839, à Balaruc, commune proche de Sète, on soigne la paralysie partielle ou générale, la danse de St-Guy, la pseudo-chorée, les tremblements, les rhumatismes chroniques par faiblesse, le relâchement des muscles, des tendons et des ligaments, les impotences de l'enfance, les scrofules avec ou sans suppuration, les tumeurs blanches, les accès de fièvre rebelle avec obstruction, les pertes blanches, les pâles couleurs, les engorgements et les ulcérations de la matrice… La nosologie en usage à cette époque change et parmi ces maladies, certaines disparaissent ou sont reléguées au second plan et d'autres apparaissent. Ceci est lié à l'étude de la composition des eaux qui précise leur intérêt et à l'arrivée de nouveaux traitements développés par l'industrie chimique. Mais pour bien des indications, les eaux thermales restent un complément fort apprécié, souvent après échec des traitements habituels, ce qui explique en partie la grande variété des affections traitées.

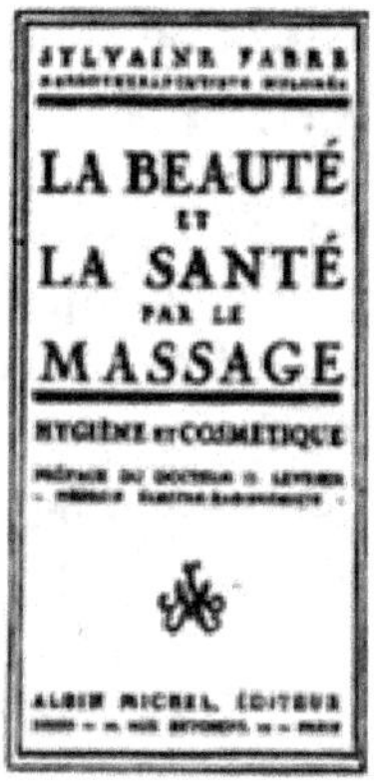

1925

Par ailleurs, cette méthode de traitement a pour effet de favoriser la distinction entre aspect préventif et curatif, de façon suffisamment délimitée dans la plupart des cas. Progressivement, différentes solutions thérapeutiques sont proposées aux curistes, avec des pratiques modernisées, donc mieux adaptées. Annonciatrices d'une période nouvelle, elles marquent l'intérêt pour les soins du corps, essentiellement chez la femme.

Santé et esthétique

La prise en compte de la beauté revient à Trotula de Salerne (?-97) une femme médecin qui publie *De ornatu mulierum* ou *De l'ornement des femmes,* ouvrage dans lequel elle accorde une place à l'hygiène corporelle et à la pratique des bains. Progressivement, la beauté s'inspire des pratiques médicales, au rang desquelles le massage, l'activité musculaire et l'hygiène corporelle gagnent du terrain. Quelques siècles plus tard, en 1643, Meyssonnier, à Lyon réédite l'ouvrage de Louis Guyon (1527-1617) *Le miroir de la beauté et santé corporelle.* Largement méconnue, car peu diffusée, la cosmétique se révèle en 1688, par l'ouvrage de Nicola de Blégny (1652-1722) lors de la parution d'un ouvrage intitulé *Secrets concernant la beauté et la santé.*

Ces domaines deviennent indissociables, pour améliorer les conditions de vie, comme l'évoque plus tardivement le Dictionnaire de la santé de Fonsagrives, en 1876 : « La cosmétique est une partie de l'hygiène qui embrasse les moyens de conserver sa santé ». Elle emprunte rapidement et largement à la thérapeutique atténuant la frontière entre médecine et beauté. Dès 1776, lors de sa création, la Société Royale de Médecine se charge de la salubrité générale, de la lutte contre les épidémies, les endémies et les épizooties, de l'étude des eaux minérales, des remèdes secrets, mais aussi de l'éducation physique des enfants.

Dans la deuxième moitié du XIXe siècle, l'hygiénisme se met en place. Ce mouvement en faveur de la santé publique et de la lutte contre les maladies contagieuses se développe, alors que le premier périodique dans ce domaine, Annales d'hygiène publique et de médecine légale, paraît en 1829.

L'hygiène publique vise, entre autres objectifs, la lutte contre le danger des eaux usées et encourage leur évacuation. La mise en place, à Paris, du plan d'adduction en eau potable est proposée en 1854, par Eugène Belgrand (1810-1878). Ceci engendre un mouvement qui favorise la promulgation de la première loi de santé publique du 15 février 1902. Elle prévoit la désinfection, la salubrité des maisons, la prévention des épidémies, la vaccination antivariolique et la création d'un bureau d'hygiène dans les villes thermale. Une première initiative dans la lutte contre l'alcoolisme est instaurée, à Amiens, en 1836.

A partir de 1860, la prise en compte du corps féminin se répand dans les classes aisées et moyennes de la population, témoin d'une vulgarisation des pratiques et d'une prise en compte reconsidérée de la place de la femme. Bien que fort ancienne, elle

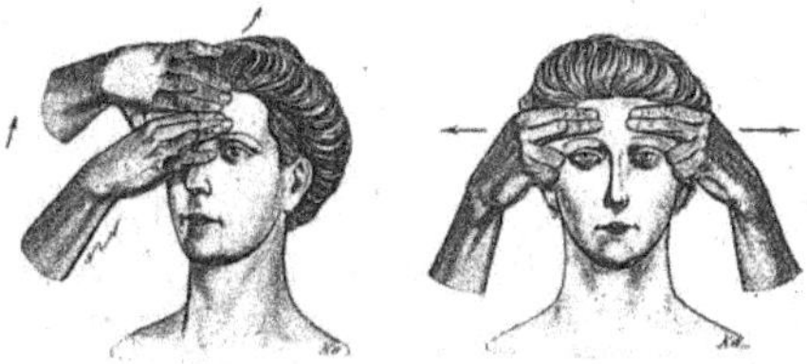

Massage des rides, F. Gastou, 1913

montre une appropriation des connaissances concernant la beauté, la peau, mais aussi de certaines pratiques d'entretien du corps et de son embellissement.

Le massage sort de sa finalité thérapeutique au profit de l'esthétique, de la lutte contre la cellulite ou des rides, abolissant les frontières d'accès à la beauté et à l'entretien du corps. Sans médicaments. Les revues féminines s'emparent de ces applications multiples et des articles abordent les gestes à pratiquer soi-même sur les diverses régions du corps. En 1903, le docteur Colombani évoque les possibilités du massage qui « amincit et adoucit la peau, donne de là souplesse et du ton aux fibres, rétablit la circulation et réorganise les tissus en produisant une nutrition plus active et meilleure. » Il n'oublie pas l'atrophie et l'hypertrophie des seins, l'épaississement de la taille, le développement exagéré des hanches et de l'abdomen.

Pour y parvenir, les femmes ont recours au massage manuel avec ou avec accessoires, comme les crèmes aux effets hydratants, les anti-rides ou assouplissants, le rouleau massant, souvent électrique, le massage tournant pour les seins[5] et le massage suédois supplante le massage oriental longtemps prisé.

Le massage du visage recommandé doit être « intelligent et attentif » sous peine d'engendrer plus de mal que de bien selon un article de *Femina*, paru en 1911.

Cette branche d'activités n'est pas investie par les masseurs, en raison de leurs activités calquées sur les pratiques médicales et chirurgicales. Progressivement, le public féminin réussit une appropriation partielle des pratiques de soins médicalisées vers une auto-application non contrôlée, en raison de son aspect naturel, facile à appliquer, de son utilisation réputée anodine et aux effets visibles.

En 1901, le massage électrique facial et oculaire développé au Etats-Unis d'Amérique par le docteur Thompson est l'objet d'une production importante d'appareils à destination des femmes. Les produits de cosmétologie se répandent accompagnée par une mise en garde des médecins.

Ce transfert de pratiques est marqué par la parution de l'Encyclopédie illustrée des élégances féminines, hygiène de la beauté de J. Valdès (1848-1924) en 1892 et de revues féminines. La plus ancienne publication dans ce domaine est *le Journal des dames et des modes* qui paraît en 1798, l'Athénée des dames, en 1808. D'autres suivront, après une longue période d'absence de publications. C'est le cas de *Le Petit écho de la mode* (1888) ou de *L'Illustration* (1929) dans lesquelles les évocations des soins du corps, y compris médicaux, font l'objet d'une chronique régulière, mais aussi de *Mode et Beauté* (1901), mensuel dans lequel des médecins écrivent à propos des maladies, de la beauté et qui accorde une part régulièrement évoquée au massage.

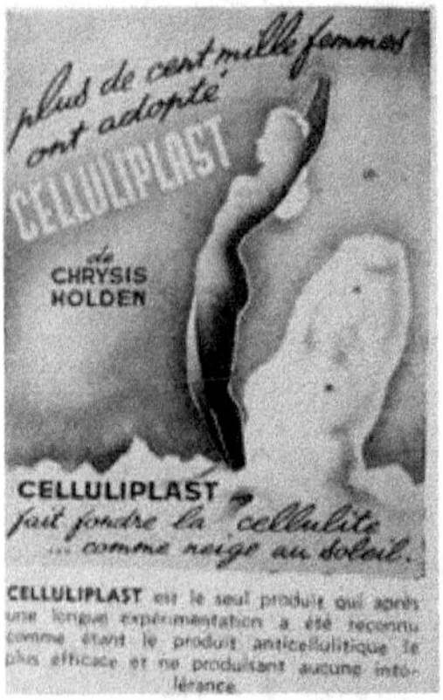

Ces publications montrent également l'engagement des médecins dans ces nouveaux procédés en valorisant leurs connaissances scientifiques récentes. Les qualificatifs originaux séduisent ! Le bain devient alors antirhumatismal, fortifiant, printanier, de beauté, à l'éponge, aromatisé, maure ou japonais...

Ainsi, esthétique, hygiène et médecine sont-elles déjà associées bien avant 1900. La lutte contre l'obésité et les rides est très prisée, comme l'écrit le docteur Mestadier, en 1911, dans *La beauté* : hygiène féminine, moyens pratiques d'acquérir, de conserver et d'augmenter la beauté. Il propose des formules, telles que : « Prendre gros comme une noix de ces pommades et frictionner les parties destinées à maigrir. Après le massage et l'application des pommades précédentes, il sera nécessaire de faire sur les parties soumises au traitement, des lotions toniques et astringentes, qui auront pour résultat de raffermir les tissus et d'empêcher les rides consécutives à l'amaigrissement du derme. »

La cosmétologie s'impose grâce aux écoles et aux instituts de formation, attachés à une marque ou à un nom. C'est le cas de Françoise Morice, dont l'époux est un masseur médical très actif dans la défense de sa profession dans les années 1930. Marque toujours présente, elle propose la Kinéplastie® qui consiste en une succession d'étapes, chacune évaluant les besoins de la peau, afin de mieux y répondre. La forte demande de soins de beauté pousse, bien plus tard, les professionnels à la création d'un diplôme d'aide-dermatologiste en 1960, réservé aux kinésithérapeutes et aux infirmières titulaires du diplôme d'Etat.

Mais, par ailleurs, la législation se renforce, afin de réserver aux médecins l'emploi de certaines techniques de traitement de la peau.

La gymnastique est aussi conseillée pour les cures d'amaigrissement, mais les contraintes de cette pratique encouragent la prise de médicaments, plus facile d'utilisation dans la lutte contre la cellulite et contre les rides, afin de raffermir les tissus.

Les thermes en héritage : une unité de temps

Aussi loin que l'on puisse remonter, de l'époque romaine jusqu'à nos jours, il n'est pas aisé de connaître les pratiques utilisées. Sont-elles identiques ou sont-elles soumises à une évolution temporelle, de quelle nature et sous quelles influences ?

Pour aborder cette question, il est possible d'identifier quatre périodes d'évolution, marquées par des pratiques spécifiques.

La période romaine a laissé des marques archéologiques sous la forme de bâtiments partiellement détruits, de mosaïques aux motifs évoquant l'eau et la balnéation, de vases, d'instruments, rares en fait, tels les strigiles, permettant de repérer une spécialisation des pièces. La finalité des thermes à cette époque est de maintenir de bonnes conditions d'hygiène corporelle, propices à la santé. Des plans retrouvés permettent d'identifier les nombreuses pièces présentes dans tous les thermes, même en ruines. Mais, la difficulté apparaît lorsque l'on tente d'identifier, pièce par pièce, les pratiques et les usages supposés en vigueur, gymnase, bains chauds, bains froids, et soins au corps, massage, épilation, rasage, rebouteux, conditions d'utilisation, accessoires utilisés et les professionnels attachés, malgré des appellations chargées de sens.

La période du Moyen-Age est caractérisée par une stagnation de la fréquentation des thermes liée en partie à une dégradation des structures et à une certaine promiscuité allant jusqu'à la débauche. Les pratiques de la ville font état de bains individuels pour les plus riches et d'étuves dans les bains publics.

Pour ces dernières, certains malades sont interdits d'entrée, selon des critères inconnus ; mais on y mange, on joue aux cartes, on chante et on rencontre aussi des prostituées !

De surcroît, la transmission de maladies par l'eau est probablement suspectée, puisqu'en 1450, à Paris, les étuves ferment pour cause de peste. En milieu rural, les usages sont différents, faute d'installation et d'un accès aisé à l'eau. La population a donc recours aux rivières et aux fontaines pour prendre les bains. Dans certains lieux, les bains de boue sont utilisés sous la forme de cataplasmes. A Vichy, on ajoute parfois de l'eau-de-vie, afin de pénétrer la peau[6], car la porosité de la peau, est connue depuis Sanctorius (1561-1636), un médecin de Padoue qui montre dans *De statica medicina*, en 1614, le rôle de la perspiration.

Quant à la gymnastique, souvent assimilée à l'exercice et à ce que nous appelons de nos jours les activités sportives, elle est orientée vers l'acquisition de la force physique ou à la recherche de l'adresse gestuelle.

L'époque du renouveau thermal connaît un succès grandissant. C'est à partir des années 1820 que l'on s'intéresse précisément aux activités de ces établissements. Et ce sont les médecins qui reprennent à leur compte les effets positifs des pratiques thermales relayées par les curistes. Vers les années 1850, le personnel des bains se diversifie, doucheurs, baigneurs, masseurs, porteurs, aides, parfois sécheurs s'y côtoient au quotidien. On constate une multiplication des professionnels dont les pratiques en développement sont tournées vers la lutte contre les maladies, grâce à leur diversité. Le thermalisme apparaît salvateur, telle une panacée, et bon nombre de personnalités publiques s'y côtoient.

Enfin, ***la période actuelle***, plus contemporaine, qui débute au moment de la Première Guerre mondiale montre une diversité importante, relancée bien plus tard, grâce à l'instauration de la Sécurité sociale en 1945. Les maladies traitées sont de plus en plus nombreuses et diversifiées et concernent, cette fois, toutes les catégories sociales et les traitements profitent aussi aux blessés et mutilés de la guerre. Quant aux professionnels, certains disparaissent, comme les sécheurs, les porteurs et le préposé aux boues, au profit d'une spécialisation et celle de masseur thermal en est un exemple.

Le matériel utilisé figure en bonne place dans les catalogues de matériel médical qui présentent des accessoires pour la gymnastique, l'électrothérapie, la thermothérapie, la mécanothérapie, sans lien direct avec l'usage de l'eau.

L'eau, source de santé

« Représentez-vous un jet d'eau contre quelqu'une de vos pauvres parties, toute la plus bouillante que vous puissiez vous imaginer. On met d'abord l'alarme partout, pour mettre en mouvement tous les esprits ; et puis on s'attache aux jointures qui ont été affligées ; mais, quand on en vient à la nuque du cou, c'est une sorte de feu et de surprise qui ne peut se comprendre ; c'est là, cependant, le nœud de l'affaire. »

Madame de Sévigné,
Lettre 165, à madame de Grignan, 28 mai 1676.

Des conditions favorables

C'est par ces mots que madame de Sévigné (1626-1696) évoque le traitement qu'elle suit à Vichy, en 1676. Les eaux du Puits Carré sont connues pour leurs vertus thérapeutiques depuis 1575, grâce à Münster[7], sans cesse évoquées, aussi par L. Piesse (1815-189?), en 1854.

Ses lettres nous permettent de reconstituer son emploi du temps thérapeutique qui commence par l'absorption de 12 verres chaque matin durant une semaine, l'administration de douches, la semaine suivante, puis de nouveau l'absorption d'eau, durant une troisième semaine : « J'ai enfin achevé aujourd'hui ma douche et ma suerie ; je crois qu'en huit jours il est sorti de mon pauvre corps plus de vingt pintes d'eau. Je suis persuadée que rien ne pouvait me faire plus de bien et je me crois à couvert des rhumatismes pour le reste de ma vie[8]. »

Un engouement sans limite

Le recours aux pratiques thermales se renforce grâce à l'étude chimique qui isole et quantifie de nombreux éléments. En 1724, c'est un médecin, issu d'une famille bourgeoise, Jacques François Chomel (1678-1756), dont une source porte son nom à

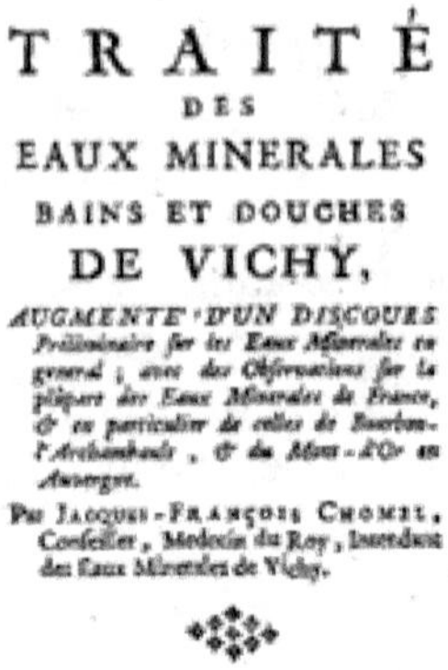

TRAITÉ
DES
EAUX MINERALES
BAINS ET DOUCHES
DE VICHY,
AUGMENTÉ D'UN DISCOURS
Préliminaire sur les Eaux Minérales en general ; avec des Observations sur la plûpart des Eaux Minerales de France, & en particulier de celles de Bourbon-l'Archambault, & du Mont-d'Or en Auvergne.
Par JACQUES-FRANÇOIS CHOMEL, Conseiller, Medecin du Roy, Intendant des Eaux Minerales de Vichy.

Vichy, qui remet à l'honneur les vertus thérapeutiques des eaux d'origine volcanique du Massif Central.

Bien que né à Paris, il étudie la médecine à Montpellier, devient médecin de Louis XV et intendant des eaux de Vichy. Il publie un *Traité des eaux minérales, bains et douches de Vichy* en 1734 qui en vante les mérites. Mais, à cette période, les médecins s'occupent surtout de la composition des eaux, de leur classification thérapeutique et peu de leurs effets sur l'organisme, plus délicats à prouver.

Progressivement, on constate une lente démocratisation du thermalisme, renforcée par les soins aux blessés de la Grande Guerre, ainsi qu'une fréquentation accrue après la mise en place de la Sécurité sociale en octobre 1945.

La ville de Vichy doit beaucoup à ces efforts, car progressivement, sous la responsabilité médicale, le thermalisme devient un traitement prépondérant dans bon nombre d'affections, mais cependant encore largement réservé aux plus fortunés… A une certaine période, les eaux thermales ont servi à traiter indifféremment les affections digestives, cutanées, mais aussi articulaires et musculaires, dont la place est grandissante.

Vichy devient une vitrine des stations thermales, pour les équipements médicaux novateurs et aussi pour les loisirs, fort prisés à cette époque. Ainsi, parmi les personnalités soignées, on trouve Napoléon III, mais aussi des nobles, telles Adélaïde (1732-1800) et Victoire de France (1733-1799), filles de Louis XV, la duchesse d'Angoulême (1778-1851), la reine Victoria (1819-1901). Leur influence est perceptible aussi au travers des décisions prises concernant l'administration des traitements et sur l'organisation et le fonctionnement des établissements d'accueil.

Dès lors, un partage des villes thermales s'opère. Vichy possède le bâtiment du Roi, alors que Catherine de Médicis et Louis XIV fréquentent Bourbon-Lancy… A Aix-les-Bains, Victor-Amédée III (1726-1796), duc de Savoie, prince de Piémont et roi de Sardaigne est à l'origine, en 1775, des plans du futur établissement thermal, tel que nous le connaissons aujourd'hui. D'autres villes thermales présentent une évolution comparable, parfois à des degrés divers. Entre 1804 et 1809, l'Impératrice Joséphine séjourne à Plombières à plusieurs reprises, afin de lutter contre sa stérilité. En 1831, le Roi Louis Philippe (1773-1850) demande que les bains de Luxeuil soient désormais appelés *Bains d'Orléans*. La création de la commune d'Eugénie-les-Bains, dont la marraine est Eugénie de Montijo (1826-1920), épouse de Napoléon III, illustre une forme d'exercice du pouvoir. La réunification de certains quartiers de villages avoisinants, concrétisée par la loi du 13 mai 1861, reconnait la création de la commune d'Eugénie-les-Bains.

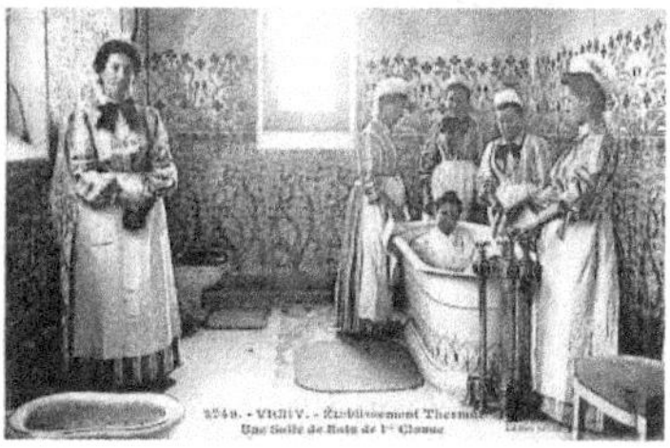

Autant de situations qui ont pour effet, entre autres, de contribuer à la notoriété de la ville et d'améliorer les différents traitements en usage, servis par du personnel plus nombreux et dont la qualification est progressivement appréciée.

A toutes les époques, les populations locales, moins aisées que la bourgeoisie, peuvent profiter des bienfaits des eaux et des boues thermales ; c'est le cas du *Trou des pauvres* à Dax, situé dans l'allée des Baignots, sur les rives de l'Adour, un des lieux principaux de formation des boues médicinales. On trouve aussi le *bain des pauvres*, appelé initialement *bain des lépreux*, à Plombières vers 1700 et la *source des pauvres* à Vals-les-Bains. Cependant, à Cauterets, les indigents n'ont accès aux bains qu'entre 2 et 5 heures du matin, tradition évoquée à Plombières avec le bain des pauvres et le bain des riches, en 1748…

Les hôpitaux envoient des patients dans ces établissements thermaux dont la gratuité est réservée aux indigents. Il en est de même pour les militaires selon l'arrêté du 23 vendémiaire an VI et ultérieurement durant la Première Guerre mondiale. Jusqu'au grade de capitaine, de retour d'Afrique et des colonies, ils fréquentent les bains thermaux, à partir de 1843, et les soldats du rang y sont progressivement admis ; à Bourbonne-les-Bains, ils sont acceptés à partir de 1727.

Des indications plus précises

En 1840, la population nationale des curistes est estimée à 2000 et en 1865, elle passe à 20 000 ; les bains passent de 140 000 en 1855 à 180 000, en 1863 ! Les pratiques thermales se développent et ses indications s'affinent. C'est le cas de l'absorption de l'eau, dont les vertus sont liées à l'identification de ses composants. Il en est de même pour la balnéothérapie et l'hydrothérapie dont la température d'utilisation de l'eau est d'une extrême précision, tout comme la durée.

Les frictions sont codifiées, de même pour la gymnastique encore sous influence militaire, autant de pratiques propres à améliorer le fonctionnement général des organismes fatigués, malades ou blessés lors de guerre, et qui présentent fractures, paralysies ou vieillissement. Ainsi, cet ensemble de nouveautés s'inscrit-il de façon durable dans le paysage quotidien de ces établissements thermaux.

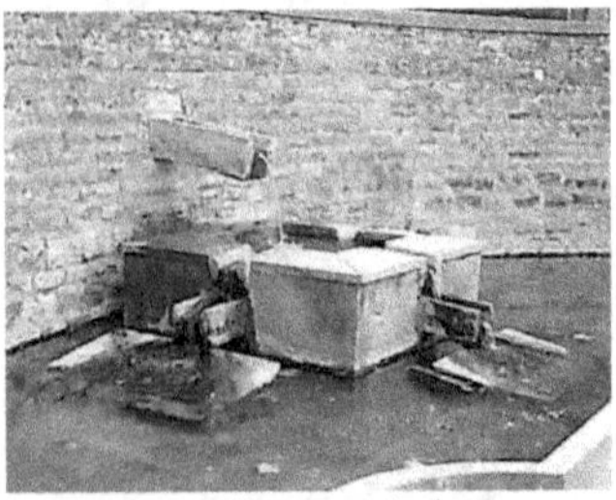
Source d'eau et de boues thermales, le Trou des pauvres, Dax

Cependant, le vocabulaire n'est pas encore maitrisé par tous. L'appellation *hydrothérapie* reste générique, puisqu'elle englobe une grande variété de pratiques, y compris les bains, utilisées contre les fièvres intermittentes, les ankyloses[9], les engorgements, les déviations de la matrice, les névralgies, la

> **Les militaires blessés au service de la patrie, et les indigents munis de certificats des autorités qui les auront adressés, constatant leurs blessures ou infirmités, recevront gratuitement les secours des eaux minérales.**

Arrêté du 23 vendémiaire an VI

chlorose, les rhumatismes musculaires, l'anémie et même la psychiatrie[10] pour laquelle elle est souvent le seul traitement, sous forme de bains, de douches ou de jets… Quant aux frictions, elles sont assimilées au massage médical.

Cette longue liste montre l'engouement des médecins pour cette forme de traitement. Mais surtout, elle a permis de développer de nombreuses applications avec un matériel qui évolue et se diversifie avec lenteur. On assiste alors à une réorganisation importante de ces pratiques. Des salles dédiées et des professionnels attitrés s'adressent à un public de plus en plus nombreux et exigeant.

Des hospices, des hôpitaux et des instituts

A la fin du Moyen-Age, l'hospice qui joue aussi le rôle d'hôpital au sens actuel, garde sa vocation d'institution charitable, car il accueille gratuitement, toute personne sans ressources, même malade. Vers les années 1830, les hôpitaux se sont structurellement orientés vers les soins médicaux et ont contribué à de nombreuses initiatives thérapeutiques, ainsi qu'à la progression des connaissances dans l'application des soins physiques, déjà utilisés dans les établissements thermaux.

La loi du 30 juin 1838 sur les aliénés crée un établissement par département, prévoit les frais d'hébergement, de traitement et ce dernier repose essentiellement sur l'hydrothérapie. De surcroît, elle ne néglige pas l'exercice d'un travail, parfois obligatoire, pour les patients hospitalisés.

L'ordonnance royale portant règlement des établissements publics et privés consacrés aux aliénés du 18 décembre 1839 précise dans son article 15 que : « Dans tous les établissements publics où le travail des aliénés sera introduit comme moyen curatif, l'emploi du produit de ce travail sera déterminé par le règlement intérieur de ces établissements ».

Cette disposition marque les prémices d'une ergothérapie en devenir, dans lequel le travail exécuté est considéré comme agent de rééducation[11], mais cette fois devenu professionnel, évoqué par CJ. Tissot, en 1782 : « Oui, telle est la dépendance étroite qui se trouve entre le physique et le moral de l'homme, que des mains savantes et habiles peuvent tour à tour se servir du premier pour aider le second et du second pour secourir le premier et que tout dépend quelques fois de l'usage et de la combinaison qu'un praticien sage et instruit peut faire des deux pour la guérison ou la conservation de l'homme. »

Enfin, la reconnaissance des asiles d'aliénés, publics et privés, par cette loi de juin 1838 entraine dans son sillage une opportunité de créations, tremplin important pour certaines pratiques corporelles, parmi lesquelles les bains, les douches, les vapeurs, le massage, la gymnastique et plus tardivement l'électrothérapie.

Bien plus tard, l'ergothérapie passive, administrée sous forme d'exercices musculaires électriquement provoqués, s'adresse à de nombreux patients atteints d'obésité, de diabète, de goutte, de rhumatisme chronique, de lithiase, de névralgie, de neurasthénie.

A l'hôpital, la médicalisation[12] qui s'installe passe par l'observation clinique ; en parallèle, la loi du 7 août 1851 sur la création de l'assistance médicale gratuite, réaffirmée par la loi du 15 juillet 1893 apporte un afflux important de patients, dont certains sont des mendiants, des personnes âgées ou en situation de handicap, qui viennent se faire soigner, en consultation externe. De ce fait, le changement de vocation de l'hôpital se caractérise par une demande forte en soins médicaux et surtout en balnéothérapie, traitement aux vertus universelles.

Dans ce cadre, les médecins ont la possibilité d'attribuer un *Bon de bains* et un *Bon d'appareils*, souvent sans autre précision, à l'origine de traitements connus, mais pas toujours aisément accessibles, en raison de leur popularité, à telle enseigne que la fraude apparaît.

A la fin du XIXe siècle, les établissements privés sont de plus

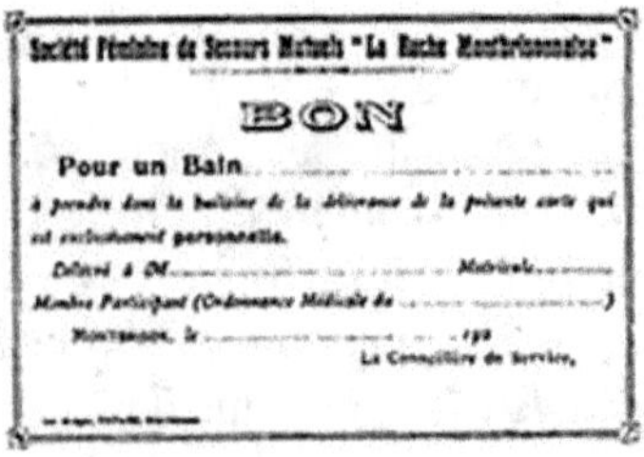
BON

Pour un Bain

La Conseillère de Service,

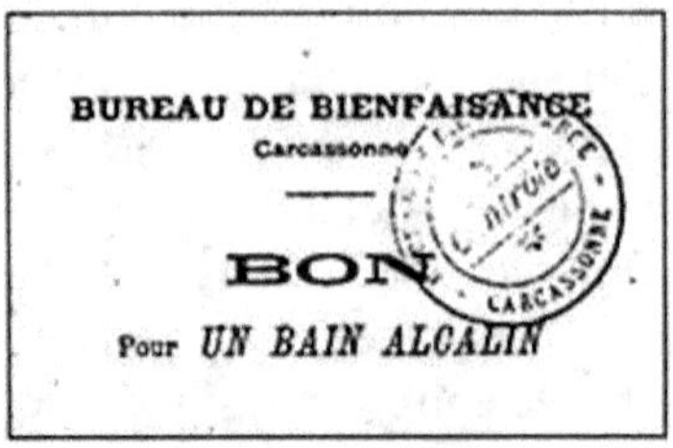
BUREAU DE BIENFAISANCE

Carcassonne

BON

Pour UN BAIN ALCALIN

en plus nombreux et à la pointe du progrès médical. Dès lors, de nombreux médecins vont choisir ce secteur d'exercice, en créant des établissements, toujours novateurs et rapidement florissants. Ils sont à l'origine d'innovations thérapeutiques importantes et prennent alors le nom d'Institut, plus rarement de Clinique ou d'Etablissement.

C'est le cas de l'Institut orthopédique et pneumatique Bellevue à Lyon (1835), de l'Institut hydrothérapique de Pont à Mousson (1845), de la Clinique d'hydrothérapique Longchamp, à Bordeaux (1860), de l'Etablissement de bains de vapeur à Toulouse (1862), de la Clinique d'hydrothérapie de Plessis-Lalande, à Villiers sur Marne (1866). Certains instituts proposent une scolarisation des enfants, selon la durée des traitements. Les dépliants, à caractère publicitaire, insistent sur les mérites d'une gymnastique adaptée, corrective et surveillée médicalement.

Les effets thérapeutiques du massage et de l'hydrothérapie s'appuient sur des découvertes et sur des expérimentations récentes à caractère scientifique, parfois d'inspiration étrangère, qui diffusent chez les médecins. Et la douche devient un outil caractéristique spécifique de l'hydrothérapie, largement utilisée.

D'autres raisons ont favorisé ces créations à caractère privé. A partir des années 1880, beaucoup d'hôpitaux ne peuvent pas offrir les traitements dans leur ensemble, en raison de l'absence d'équipements, mais aussi de médecins formés en nombre suffisant, car ils exercent à la demi-journée et en libéral l'après-midi.

INSTITUT ORTHOPEDIQUE ET PNEUMATIQUE DE LYON

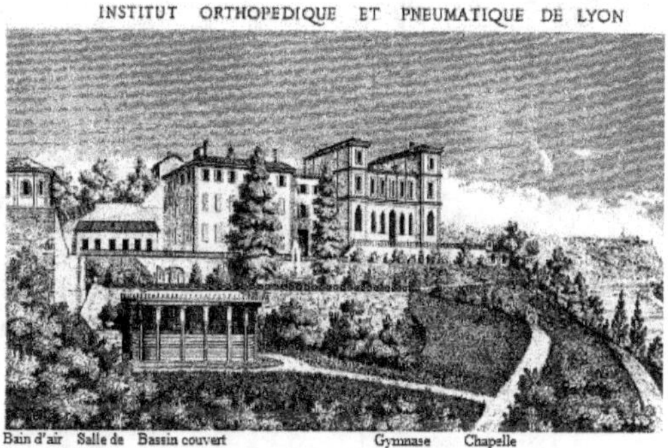

1838

Les patients relevant de l'orthopédie, de la traumatologie ou de la neurologie sont majoritairement concernés. Les installations d'hydrothérapie proposent une large gamme de matériels. L'établissement du docteur Descamps, installé depuis 1903 à Argelès-de-Bigorre, offre des bains de 6° à 50°C, selon la maladie et le tempérament du malade.

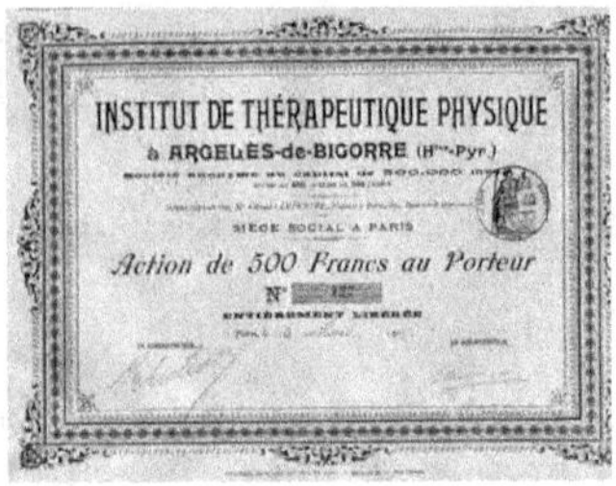

Les bains secs, de vapeur ou de siège sont utilisés pour leurs vertus sédatives sur le système nerveux. Une hydrothérapie avec douches percutantes, plus stimulantes, complète la gamme. En complément, l'électrothérapie, dernière innovation médicale,

Maladies chroniques les plus fréquentes et eaux thermales, P. Patissier, 1839

	NOMS DES MALADIES.	INDICATIONS CURATIVES.	DÉSIGNATION DES EAUX MINÉRALES appropriées à la maladie.
MALADIES CHIRURGICALES.	Raideur, contractur. des membres à la suite des fractures, des luxations, des entorses, des contusions ; amaigrissement, commencement d'atrophie des membres ; hydarthroses, ankiloses incomplèt.		Boues de Saint-Amand, de Barbotan et toutes les sources thermales. On ne doit y envoyer les convalescents de fractures que six mois après la consolidation du cal, parce que plusieurs de ces sources ayant la propriété de ramollir le tissu osseux, la fracture pourrait se renouveler.
	Tumeur blanche.	Lorsque la tumeur blanche est de nature rhumatismale, sous inflammation:	La plupart des eaux thermales en bains, douches en arrosoir.
MALADIES CHIRURGICALES.	Tumeur blanche. (Suite.)	Si l'engorgement articulaire est entretenu par le vice strumeux:	Eaux sulfureuses, ferrugineuses en boisson, bains, douches.
	Accidents consécutifs aux plaies d'armes à feu, ulcères fistuleux, carie des os.		Eaux de Barèges, d'Aix en Savoie, Bagnères de Luchon, Bourbonne, Balaruc, Bourbon-l'Archambault, etc., en bains, et surtout en douches ; bains de mer.

propose les courants galvaniques, faradiques, de haute fréquence, ainsi que les bains hydro-électriques.

Une salle est réservée à la mécanothérapie, au massage vibratoire, encore appelé sismothérapie, néologisme créé par Jayle, un gynécologue réputé. Produit par un diapason mu par un moteur électrique, cet appareil délivre des vibrations transmises à l'aide d'une tige munie d'une boule.

Le massage peut être aussi effectué à la main, mais demande une expérience particulière, ce qui justifie le recours à des appareils électriques qui sont utilisés par des infirmières.

Les patients justiciables de l'hydrothérapie et de l'électrothérapie présentent une large variété de troubles, souvent à caractère neurologique et neuropsychique, comme l'hystérie, la neurasthénie, l'épilepsie, les troubles vésaniques (délires divers, folie, hallucinations), les tics, l'asthme nerveux, les névralgies, la maladie de Basedow, les malades atteints de chorée ou danse de saint Guy, chez qui la gymnastique a fait ses preuves, y compris chez les enfants.

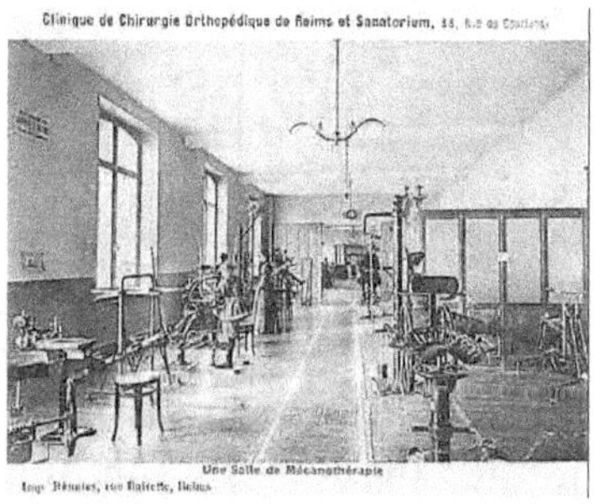

Clinique L. Mencière, Reims, ca 1900

D'autres établissements, comme celui de Bellevue à Sainte Foy-les-Lyon, celui d'Argelès ou la clinique du docteur Mencièrc, à Reims se sont orientés vers le redressement des courbures vertébrales et des déformations des membres, soit une normalisation des corps, en regroupant chirurgie, moulage pour appareillage, fabrication de prothèses et rééducation avec mécanothérapie.

On soigne aussi les sciatiques, les névralgies, les crampes, les traumatismes anciens, les œdèmes post-traumatiques, à l'aide de prothèses et d'appareils orthopédiques correcteurs fabriqués sur place, donc sur mesures.

Après les travaux d'Andry de Boisregard, en 1741, les chirurgiens complètent ces traitements avec des mesures d'hygiène, similaires à la thérapeutique, en proposant bains froids, bains de mer, massage, frictions sèches ou alcooliques et camphrées sur tout le corps. Quelques années plus tard, en 1772, T. Levacher de la Feutrie (1738-1790) aborde, la déformation corporelle et le rôle des muscles avec les outils mécaniques de traitement, dont le corset qui a fait sa réputation.

Les élongations sont évoquées, dans leur responsabilité des accidents d'élongations non contrôlées de la moelle épinière susceptibles d'apparaître lors des secousses de traction par suspension et les publications médicales sur les traitements mécaniques similaires se multiplient vers 1830.

Ces apports sont suffisamment détaillés pour établir des comparaisons, afin d'étayer les choix de traitements. Ils servent aussi de supports publicitaires pour ces établissements de soins. On apprend par exemple que les traitements sont quasi permanents : « … pendant dix-sept à dix-huit heures les jeunes personnes sont dans le lit mécanique, que le reste du temps est consacré aux bains et douches de vapeur ou à la promenade et qu'enfin pendant les repas et les récréations, on lutte encore à l'aide des béquilles contre la maladie. Ce n'est en effet, que par le concours de tous ces moyens qu'on peut espérer des résultats avantageux[13]. »

Durant la Guerre de 14-18, beaucoup de villes thermales accueillent les blessés, en raison des résultats encourageants obtenus. C'est le cas d'Aix-les-Bains, La Bourboule, Contrexéville, Néris-les-Bains, Vichy, où dans cette dernière plus de 140 000 soldats y sont soignés …Mais, l'hydrothérapie a ses détracteurs qui contestent la suprématie de cette méthode simple qui gagne pourtant en notoriété. C'est le cas de Engel qui introduit l'hydrothérapie de Priessnitz en France : « …Jusqu'à ce que toutes ces choses aient été faites, notre conscience nous fait un devoir de repousser l'hydrothérapie comme une erreur qui pourrait devenir dangereuse, si le ridicule ne devait en faire bientôt justice. L'hydrothérapie considérée comme méthode générale de traitement est dangereuse[14]. »

Le traitement thermal… à l'hôpital

L'engouement, rapidement installé lors de l'apparition des bains et de l'hydrothérapie dans les hôpitaux, est marqué par le courant hygiéniste et de salubrité qui a débuté dans les années 1820.

Cependant, les bains destinés à l'hygiène corporelle se sont développés rapidement en raison de l'arrêté du 21 septembre 1803 du Conseil général des hospices, qui oblige le personnel à laver et à baigner les malades lors de leur entrée à l'hôpital. Ainsi, en 1831, près de 295 000 bains, dits simples, ont ainsi bénéficié aux patients. Cette même année, 255 000 bains médicinaux sont donnés dans cinq hôpitaux de Paris et il apparaît que les bains hygiéniques sont en nombre supérieur aux bains simples.

Créé en 1816, le service des bains de l'hôpital Saint Louis administre 2000 douches et 50 000 bains en 1852, contre plus de 453 000 bains en 1862 ! Les besoins deviennent très importants en raison des améliorations constatées avec l'administration des bains internes en faveur des patients hospitalisés et les bains externes réservés aux consultants. En comparaison, à l'hôpital Saint Anne, à Paris, le service d'hydrothérapie fonctionne depuis 1869 et l'hôpital de la Salpêtrière ouvre un service de bains et d'hydrothérapie en 1883 qui ferme dans les années 1960. Le recours à ces traitements à l'hôpital ou hors l'établissement thermal connaît donc une fulgurante expansion.

L'eau thermale fait la preuve de ses bienfaits dorénavant répandus et reconnus. L'efficacité de l'eau de mer est confortée par la composition chimique connue de façon précise, depuis le début du XIXe siècle.

A des proportions différentes, elles contiennent du bicarbonate de soude, du sel, du calcium, du chlore. Après absorption, on évalue l'alcalinité des urines et les différents éléments éliminés. On note alors que la force musculaire est affaiblie après les bains, alors que le système nerveux se trouve excité et les douleurs abdominales se calment. En conséquence, elles sont recommandées contre le rachitisme, les atteintes scrofuleuses, la chlorose, les affections utérines, la stérilité, les céphalées, les douleurs intestinales et de la vessie, la goutte, les maladies

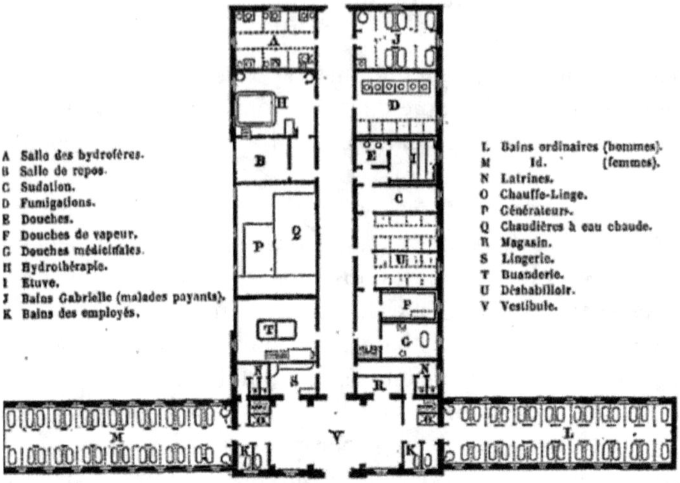

BAINS INTERNES DE L'HÔPITAL SAINT-LOUIS.

rénales, articulaires, neurologiques, autant d'indications qui sont enrichies par des études sur des animaux qui montrent des modifications importantes sur la digestion.

Face à cet engouement, afin d'obtenir un effet maximal et d'éviter les abus, on réglemente les douches d'eau de mer qui doivent se pratiquer dorénavant exclusivement… au bord de la mer !

Des initiatives privées à l'étranger

L'héritage hippocratique, qui a longtemps prévalu, a régulièrement réaffirmé les principes du recours à la nature et d'une vie sans excès, en complément. Mais, l'emballement, lié au thermalisme, qui s'en inspire largement, ne suscite pas toujours le consensus ; beaucoup de médecins sont souvent dubitatifs quant à ses vertus thérapeutiques. Cependant, si le public est séduit, toute la population ne peut accéder à cette forme de traitement et un courant naturiste émerge en provenance de l'étranger. En France, Sebastian Kneipp (1821-1897), un prêtre né à Stephansried, en Bavière, développe une forme de soins

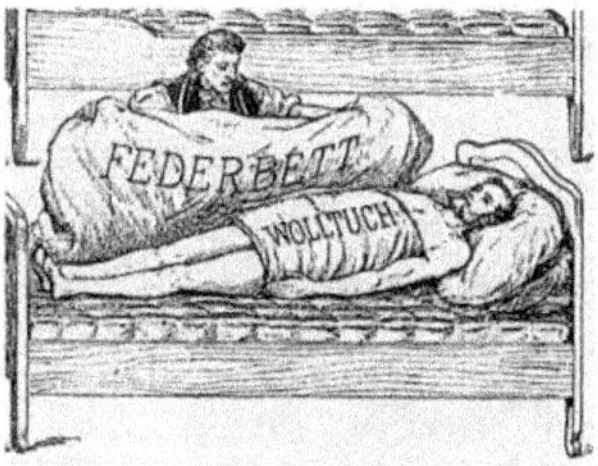

Enveloppement des jambes mouillées, Priessnitz, 1898

naturels. Connue en France sous l'appellation de la *Cure Kneipp,* elle associe le recours à l'eau froide, aux plantes et aux exercices physiques, dont ce religieux tire les bienfaits, suite à une tuberculose. Il fonde en 1880, un établissement de bains à Bad Wörishofen, à l'ouest de Münich où l'on dispense les méthodes qu'il a valorisées, vers 1830. Son influence est telle que fort de ses résultats, il édite un bimensuel, intitulé *L'Echo Kneipp*, en 1893.

Il affirme dans sa méthode que l'eau guérit les maladies généralement *guérissables*, car elle est capable d'extirper les racines de la maladie et de fortifier l'organisme affaibli (1892).

Quelques années auparavant, Vincenz Priessnitz (1799-1851), né à Gräfenberg, en Bavière, est un adepte de l'hydrothérapie froide. Il acquiert une expérience dans le traitement en faveur des animaux et il applique ce traitement à lui-même, après s'être fracturé des côtes. Pour calmer la fièvre, il propose d'envelopper le patient dans un drap mouillé d'eau froide et aspergé de façon régulière. Sa méthode empirique est complétée par un régime alimentaire, des exercices physiques, la sudation, l'absorption et l'application d'eau froide sur le corps.

Sa réputation grandissante, il attise les jalousies. Accusé d'exercice illégal de la médecine, les juges déclarent que conseiller un malade pour la transpiration, l'eau froide, le régime et l'exercice n'est point pratiquer la médecine ; il est finalement autorisé par le gouvernement autrichien à recevoir des patients à Gräfenberg…

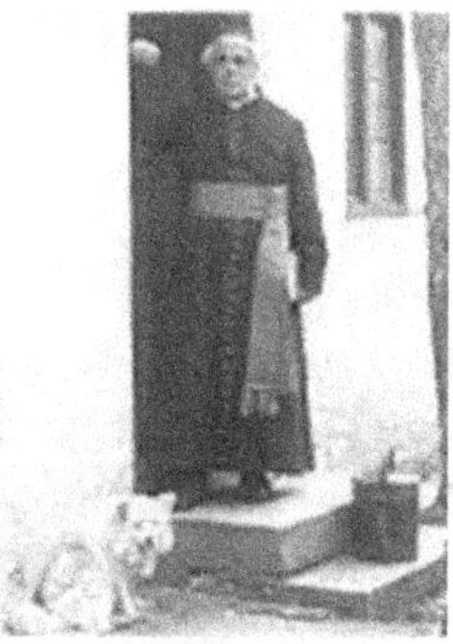

Abbé Kneipp

La méthode fait un adepte en France. Le docteur Eudore Baldou (1813-1886) essaie aussi sur lui-même ce traitement, puis séjourne quatre mois auprès de Priessnitz. A son retour à Paris, convaincu des bienfaits de la méthode, il fonde un institut d'hydrothérapie, 16, rue de la Victoire, à Paris en 1909.

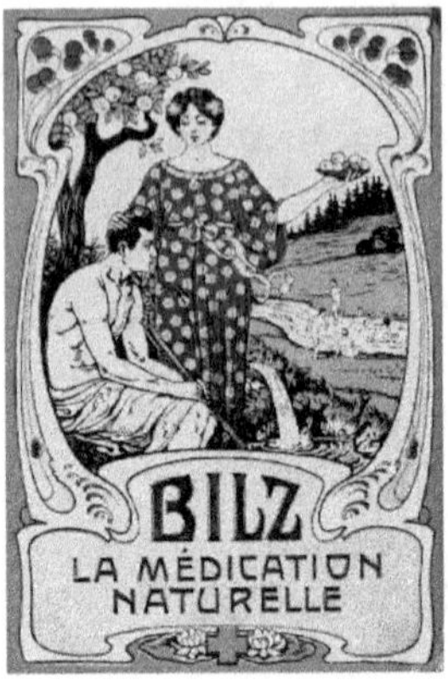

Quelques années plus tard, en Allemagne, Friedrich Eduard Bilz (1842-1922), un naturopathe originaire d'Arnsdorf dans le royaume de Saxe, a réussi, lui-aussi, dans le domaine du respect des lois de la nature, en faveur des maladies chroniques qui exigent beaucoup de temps guérir.

Grâce à une vulgarisation de leur méthode, Priessnitz, Kneipp et Bilz prônent de la sorte un retour aux ressources issues de la nature, telles que proposées par la médecine ancienne. Une forme d'automédication est dénoncée plus tard, car elle est porteuse de pratiques contestées par certains médecins.

Pour traiter la tuberculose, dont la découverte du bacille date de 1882, ceux-ci s'inspirent néanmoins de ces pratiques naturelles et utilisent, en 1899, l'air frais renouvelé, la lumière, l'hydrothérapie et la gymnastique médicale respiratoire. Un domaine de soins prometteur.

Une extrême variété de douches

La douche est l'un des dispositifs les plus anciens avec la baignoire, pour l'administration de l'eau. Selon les affections à traiter et selon les époques, la douche peut durer entre 3 et 20 minutes, une à deux fois par jour et de façon consécutive jusqu'à 15 jours d'affilée, avec des températures très variées. Elle est utilisée dans les affections cutanées, contre les atteintes musculaires ou articulaires et sa durée d'application est fixée par le médecin. Le docteur J. Brousses affirmait, en 1892 : « Le doucheur doit savoir qu'une douche trop courte n'a jamais d'inconvénients, qu'une douche trop longue est toujours dangereuse », elle est cependant devenue un outil spécifique de l'hydrothérapie.

Mais ses vertus sont encore diversement appréciées, car à la prison de Sing Sing, aux Etats-Unis, la douche est utilisée comme torture et relatée en 1860 comme punition chez les prisonniers indisciplinés. Dans ce cas, elle se pratique à jet brisé à 30-32°C, sur tout le corps durant 2 à 3 minutes, mais reste peu utilisée en Allemagne. Chez les aliénés le bain-surprise, très froid est employé à l'insu du patient. Il engendre un changement de température créant un choc thermique et il est utilisé jusqu'à la fin des années 1920, dans un but sédatif, tonique, mais aussi punitif.

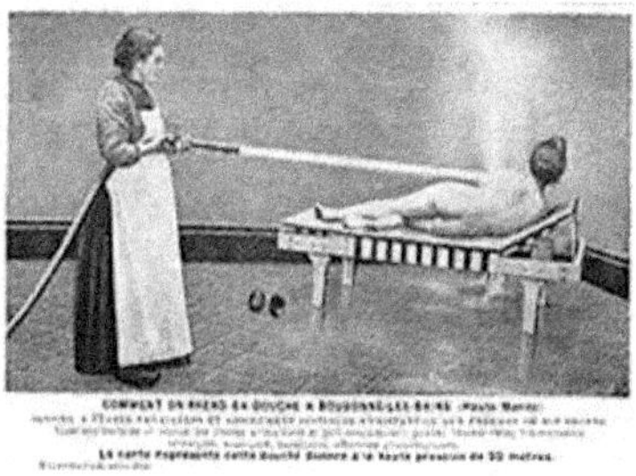

La douche en pluie

Ancienne dans sa conception, cette forme de douche sert à l'hydrothérapie et à l'hygiène corporelle, toutes deux réalisables à domicile, après aménagement des locaux et installation des équipements. Grâce à un dispositif à colonne droite ou à colonne oblique, la douche en pluie se présente en *pluie d'orage* ou en *poussière oblique* et différents modes d'utilisation sont employés, selon les maladies à traiter.

La température est froide, tiède ou chaude ; le froid est toujours utilisé à des fins de traitement et au XIXe siècle une grande liberté a prédominé quant à l'alternance du chaud et du froid. Lors du premier contact, la durée ne doit pas excéder une demi-minute, afin de vérifier la tolérance du patient. Par la suite, la durée d'application est en moyenne de 5 à 6 minutes et la douche à colonne ne doit pas être utilisée sur la tête, ni sur la poitrine, ni sur l'abdomen. Reste donc les membres et le dos…

Pour une diffusion plus puissante, on adapte une cloche, ce qui permet de casser les bulles ou de diffuser en nappe.

Les douches en pluie sont alors indiquées dans de nombreuses affections organiques, digestives, intestinales, articulaires, mais aussi chez les malades mentaux, afin de diminuer les douleurs des névralgies faciales ou en préparation à la douche au jet sur l'ensemble du corps et se terminent par un massage.

La douche au jet

C'est la percussion sur le corps qui en est le principal intérêt ; elle se pratique, encore de nos jours à différentes températures suivant la nature de la maladie à traiter. Elle peut être ascendante, descendante ou latérale suivant les régions du corps à traiter.

Lors de son application, la surveillance est rigoureuse. En effet, en présence d'une rougeur ou d'une pâleur cutanée, le jet est plus ou moins fort, la durée variable selon les patients, à la recherche d'une coloration inverse à celle observée. Depuis fort longtemps, les douches froides sont utilisées dans le traitement des atteintes nerveuses, comme la folie ou la mélancolie, pour leurs vertus, tantôt excitantes, tantôt apaisantes. On les applique aussi dans les rhumatismes, les traumatismes, les névralgies, les paralysies, mais aussi les maladies des organes abdominaux, soit un très grand nombre, d'affections articulaires et viscérales.

La douche à lames

Elle est obtenue par une pomme d'arrosoir, dont les orifices circulaires sont remplacés par des buses, à fentes circulaires, disposées en forme d'éventail, concentriques de 1 à 1,5 mm d'ouverture ; de fait, elle est moins percutante que la douche en pluie. Ces douches peuvent être ascendantes, descendantes ou latérales et la forme du jet, qui simule les vagues, varie suivant la maladie à traiter. On l'emploie lorsque les autres douches provoquent une excitation du patient.

La douche en cercle

Celle que les patients appellent douche en *crinoline,* dans les années 1840, est le principal dispositif des salles d'hydrothérapie.

L'appareil est composé de 6, 8 ou 10 cercles, espacés d'environ 15 centimètres et alimentés par une colonne d'eau centrale. Chaque tuyau en cercle est percé d'une centaine de trous de 0,5 millimètre, afin de laisser jaillir l'eau horizontalement ou en biais. Ces douches sont, pour la plupart, commandées depuis un pupitre installé sur une estrade, à partir duquel on a la possibilité de supprimer certains jets pour ne conserver que ceux de la région concernée. Utilisées chez les asthéniques et les lymphatiques, certains dispositifs équipés d'une boule, au bas de la colonne, permettent de réaliser une douche périnéale. Révulsive, excitante, elle est toujours de courte durée contre les maladies chroniques.

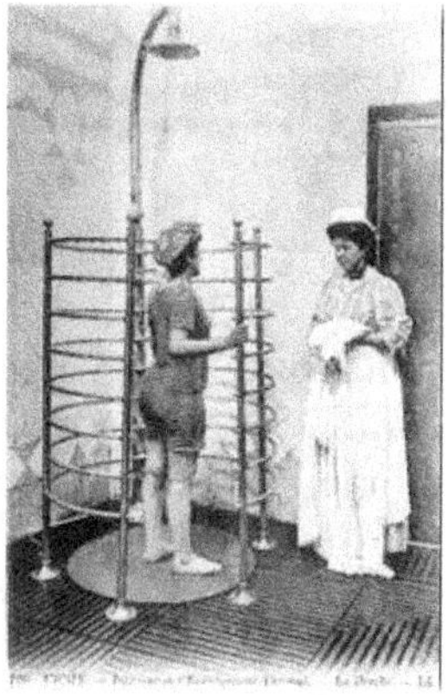

La douche localisée

Elle se pratique à l'aide d'un tuyau de petit diamètre dont l'eau est appliquée sur la région à traiter, le reste du membre est protégé par un écran en bois. Ce dispositif permet une utilisation plus longue que lors de l'administration des douches complètes. Selon la localisation, elle est hépatique, articulaire ou épigastrique.

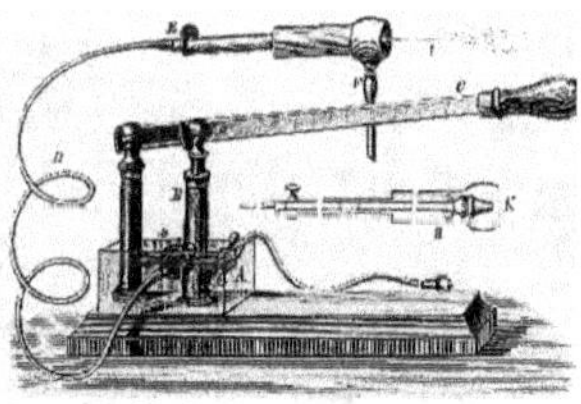

Appareil de Lauré pour douche filiforme, 1876

La douche de vapeur

Elle est administrée dans des cabines fermées emplies de vapeur d'eau. François Lapeyronie (1678-1747), médecin de Louis XV, préconise de chauffer des galets au rouge et de laisser tomber dessus du vinaigre à proximité des lésions cutanées à traiter, car la douche de vapeur provoque une sudation abondante. Dans les années 1840, elle est utilisée contre les névralgies, les atrophies musculaires, les engorgements articulaires chroniques, les paralysies et certaines affections de la peau. Sa température habituelle est comprise entre 30° et 35°C, mais peut atteindre 70°C. Le traitement s'étale sur plusieurs semaines. Cette pratique se développe avec succès dans les hôpitaux de Paris et en particulier au sein de la caserne Charras de Courbevoie transformée en hôpital pour soldats russes convalescents en 1914, d'où parfois son appellation de bain russe.

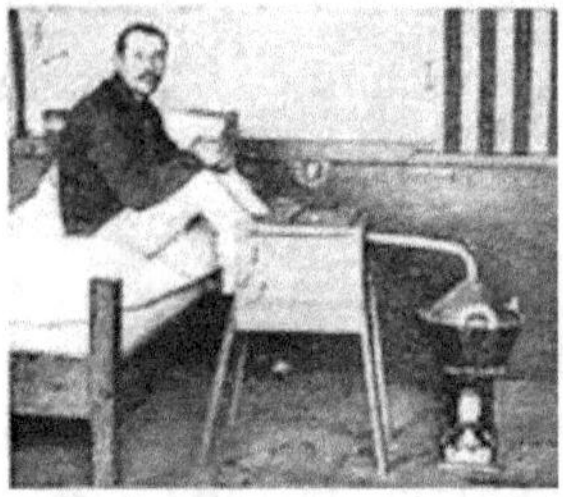
Bain de vapeur pour les pieds, Salignat, 1917

L'étuve de Berthollet

Du nom d'un chimiste savoyard, né à Talloire, le bain de Claude-Louis Berthollet (1748-1822), est un dispositif fermé qui dispense un bain de vapeur à partir de chaleur humide. L'étuve est composée d'une enceinte close en bois, laissant la tête libre et permettant la fumigation jusqu'à 70°C. Elle est administrée parfois de façon localisée sur une partie d'un membre et elle est destinée aux maladies de la peau, mais aussi aux troubles de la circulation sanguine. A Aix-les-Bains, on lui associe des jets d'eau. Cependant, ce traitement présente des inconvénients, en particulier l'apparition de maux de tête et de palpitations cardiaques.

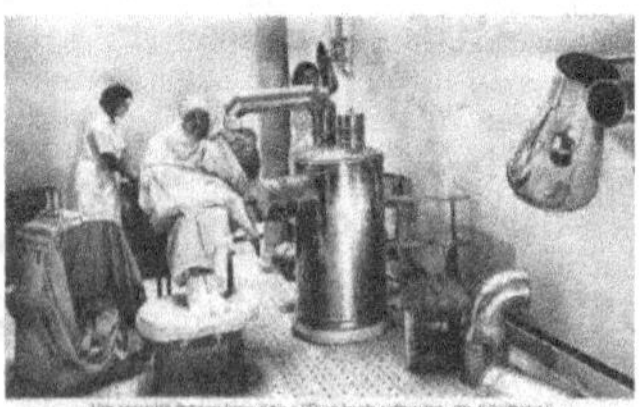
Bain de vapeur de Berthollet

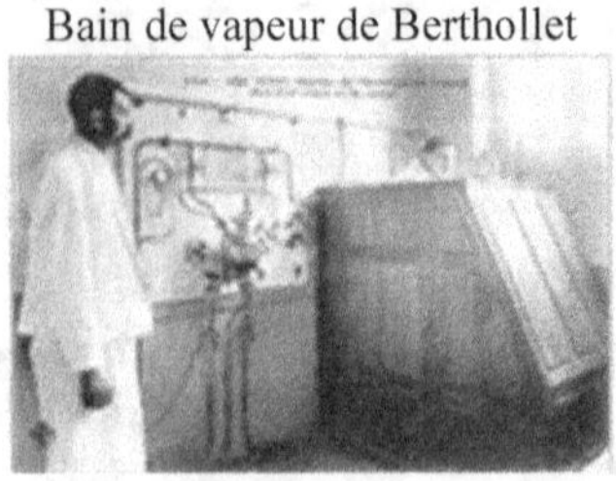

La douche écossaise

Voisine de la douche alternative, sa durée totale est de 4 à 5 minutes pour une eau chauffée de 35° à 55°C, suivie d'une douche froide de courte durée. La douche écossaise est utilisée dans toutes les maladies graves, car elle permet de vérifier les forces du patient, mais aussi son état nerveux, sa tolérance à la douche froide et peut même être utilisée avec l'eau de mer. De surcroît, elle est utile comme technique préparatoire pour envisager d'autres traitements hydrothérapiques. En comparaison, la douche alternative est une douche à température chaude, puis froide, de courte durée et toutes deux sont stimulantes.

La douche-massage

Proposée en 1889, elle tient sa dénomination du docteur Henri Forestier (1861-1945), mais elle semble exister depuis 1799. Elle devient une spécialité, mondialement connue, de l'établissement thermal d'Aix-les-Bains et quelques années plus tard, à Vichy, elle est employée depuis 1896.

La douche-massage consiste en une douche d'eau chaude à grand débit et exige la présence de deux masseurs. Initialement, ce sont des doucheurs, formés localement par les médecins thermaux, qui sont les meilleurs du monde, selon le docteur A. Garrod (1857-1936), en 1890.

La température de l'eau est de 35 à 38°C et la durée de 10 à 15 minutes[15]. La chaleur permet la dilatation des vaisseaux et le massage favorise la pénétration de la peau. Un passage en étuve de 3 à 10 mn, à 40-42°C est souvent réalisé, au préalable. Outre l'apport en minéraux contenus dans l'eau thermale, cette pratique augmente les effets bienfaisants de la douche, y compris par les éliminations urinaires.

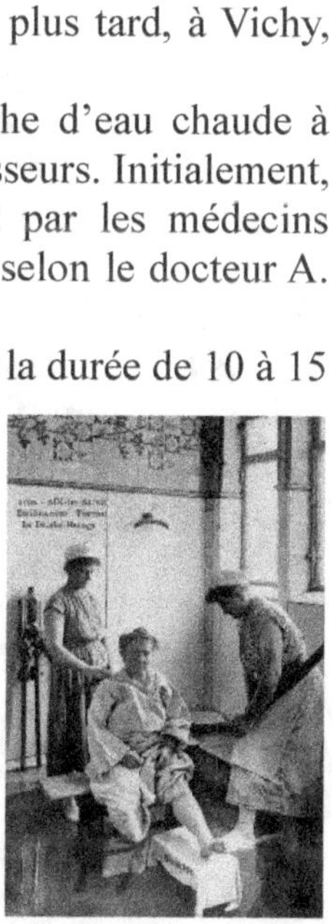

L'action de la douche-massage est l'objet d'une étude réalisée par H. Forestier en

1891 qui montre une baisse très importante de l'acidité et une chute du glucose dans les urines. Face à ces résultats positifs, cette méthode de traitement est copiée dans de nombreux établissements.

La douche composée

Evoquée en 1784 dans le *Journal encyclopédique adressé au Duc de Bouillon*, la douche composée utilise l'eau naturelle avec l'adjonction d'additifs médicamenteux réputés excitants, tels que, vin, vinaigre, éther, alcool, émollients. Les décoctions de mauve, de guimauve, de pariétaire et de plantes mucilagineuses ou aromatiques, comme la lavande, le thym, le serpolet, le romarin, l'hysope, le girofle, le camphre, sont proposées par tous les hôpitaux.

On a recours aussi aux douches simples qui utilisent uniquement les propriétés de l'eau au contact de la peau. La température ne doit pas dépasser 30° à 35°, mais rarement, elle est administrée à 50° pour une durée de 10 à 15 minutes.

Les établissements privés sont équipés de hammams, de bains et de douches, parfois présentes sur des péniches d'hydrothérapie amarrées sur les rivières traversant les grandes villes, Châlons-sur-Marne, Mantes-la-Jolie, Conflans. On y trouve une plus ou moins grande variété de matériels, souvent très récents !

Vers 1880, les sanatoriums qui accueillent des malades atteints de maladies chroniques sont équipés aussi, montrant de la sorte que les traitements par l'eau - avec ou sans bains de mer - ont des indications multiples, autres qu'hygiéniques, c'est-à-dire thérapeutiques, en faveur des tuberculeux pulmonaires. Dans les établissements pénitentiaires, lieux fermés d'expérimentation sociale, la douche hygiénique apparaît en 1872, grâce aux efforts de Delabost, médecin chef de la prison de Rouen. Mais, c'est bien plus tard que l'hydrothérapie, considérée comme une forme de traitement, est installée dans les prisons.

Les appareils de douche-bain

La théorie des humeurs qui précise les indications et qui organise l'administration de ces bains perd lentement son intérêt avec l'apparition de la chimie. Cependant, les traitements initialement instaurés sont toujours en vigueur. Différents dispositifs sont proposés pour le bain de vapeur et l'appareil de Duval est parmi les plus employés. Il possède l'originalité de chauffer l'eau et les additifs, grâce à une lampe à alcool à 4 becs.

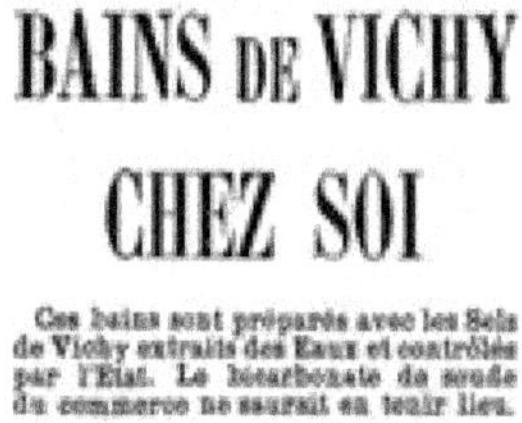

E. d'Auriac, 1866

La vapeur, dont la température est comprise entre 30 et 50° C, est projetée sous des couvertures, ce qui la différencie de la fumigation qui est une vapeur en suspension. L'appareil s'utilise au lit du patient et permet l'administration de vapeur sèche, de vapeur surchauffée ou des bains et des douches de vapeur d'eau aromatisée.

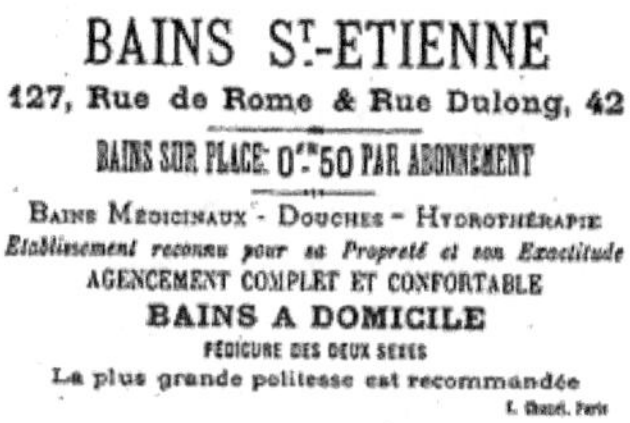

Les bains de vapeur

En 1849, le Conseil d'Hygiène publique et de salubrité de la Seine encourage les dispositifs portatifs pour les classes défavorisées, afin de leur permettre de lutter contre le choléra et l'hôpital Saint-Louis s'équipe alors, grâce aux appareils inventés par Cadet de Gassicourt (1769-1821). Les étuves humides sont utilisées dans les affections chroniques des viscères, dans certaines affections dartreuses rebelles, mais aussi pour traiter les maladies infectieuses et les rhumatismes invétérés fort nombreux. La médecine des vapeurs encore appelée atmidiatriques, surtout par Toussaint Rapou (1781-1857) en 1824, est administrée sous la forme des bains de vapeur ; elle est remplacée plus tard par les douches et les bains par immersion et présentée à l'Académie de médecine dans son *Traité de la méthode fumigatoire*, paru en 1822. De fait, les pratiques évoquées sont abandonnées progressivement au profit des maladies rhumatismales.

Les bains de tradition

Le bain est considéré, par les médecins, comme un médicament externe. Suivant les températures, il provoque ramollissement des muscles et des tendons, de la tonicité générale, sudation des parties immergées, mais il traite aussi les maladies de la peau.

Dom Calmet (1672-1748), parlant des eaux de Plombières, en 1748, affirme : « Elles méritent la préférence sur tous les genres de remèdes, c'est ce qui fait dire avec vérité, qu'il n'y a de médecine universelle que l'eau puisqu'elle échauffe, rafraichit, dessèche, humecte, qu'elle provoque, qu'elle arrête les excrétions du corps, enfin elle opère ce qu'une médecine universelle pourrait faire. »

Autrement dit, les eaux thermales de Plombières sont utiles dans de nombreuses affections, parmi lesquelles fortifier les nerfs et les os brisés ou déplacés, redresser les boiteux, guérir les rhumatismes et les sciatiques, améliorer l'ankylose et lutter contre l'atrophie des membres et les atteintes osseuses qui sont majoritaires dans ces traitements.

Selon M. Maret, chirurgien en 1767, les bains tièdes agissent par :

- la fluidité : favorise la circulation de la masse humorale,
- la pesanteur : presse la peau, affaisse les vaisseaux, refoule le sang vers le cœur,
- la fraîcheur : entraine un effet vif sur les nerfs,
- l'immensité : entraine un effroi, une horreur, des contractions nerveuses et des modifications des facultés de l'âme.

Les bains en baignoire, chez soi aussi

Chez soi, il est possible aussi de se soigner par les eaux comme dans les établissements thermaux, mais la douche n'est pas aisément réalisable, en raison de la nécessité d'un dispositif générateur de pression d'eau[16] ou d'un pompage manuel contraignant. On lui préfère donc les bains.

Ceux-ci nécessitent quelques précautions quant à la température, à la durée et aux additifs. En effet, le sulfure de potasse - utilisé initialement contre les maladies des plantes, mildiou, phylloxéra ou oïdium - et utilisé dans les bains, oblige à l'emploi de baignoires en bois ou en zinc, afin d'éviter une réaction chimique. Les bains se prennent froids ou chauds et tous les additifs naturels ou chimiques, simples ou composés sont proposés : sel, lait, ortie, gélatine, quinquina, raisin, chrysanthème, tripes, farine, mercure, ce dernier utilisé contre les maladies de peau ou certaines maladies organiques.

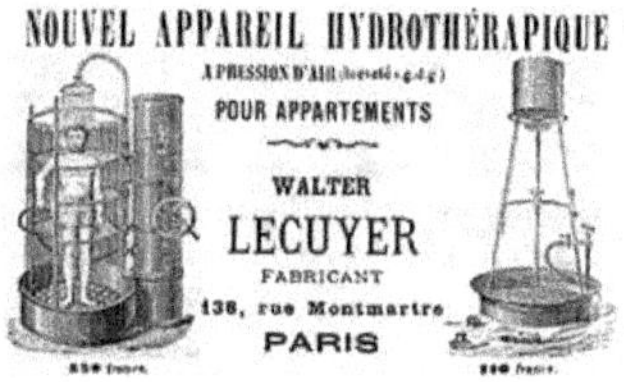

Contre les rhumatismes, on associe carbonate et arséniate de soude ; le sulfure est utilisé contre la danse de Saint Guy, en 1833. A la fin de chaque bain, le repos s'impose et le baigneur est enveloppé dans un drap. Certains médecins conseillent de lui donner un verre de vin à boire, dès le retour d'une diminution quasi syncopale de la fréquence cardiaque. Quelques rares établissements, comme celui de la Chartreuse de Saint Hugon, en Savoie, proposent des bains de petit lait pour lutter contre les maladies de peau et certaines affections nerveuses. En baignoire, la durée du bain peut atteindre une heure et quinze minutes[17] et ils sont accessibles à tous. D'autres bains existent, mais de façon éphémère, en raison de leur trop grande spécificité ou de leur difficulté de réalisation. C'est le cas du demi-bain, l'eau atteignant la ceinture ou du bain de fauteuil, à température chaude ou froide. Ces traitements font donc appel à un personnel qualifié.

En raison des succès obtenus, grâce à des installations devenues plus accessibles, la vulgarisation qui s'installe progressivement pousse les pratiques médicales à passer au rang de pratiques domestiques auto-administrées. Dès lors, hygiène et médecine, tout comme hygiène et santé apparaissent ainsi complémentaires.

Les bains de mer

A visée thérapeutique, les bains de mer sont très tôt utilisés pour les vertus du sel, de l'iode, de la température et de la densité de l'eau, qu'ils soient pris directement dans la mer ou chauffés en baignoire. L'immersion complète est très fréquente. Cependant, afin d'éviter les tromperies, l'affusion ou le versement d'une quantité insuffisante d'eau de mer sur une partie du corps est réservée aux pratiques de bord de mer !

Ces bains sont indiqués dans les fièvres, les névralgies, les

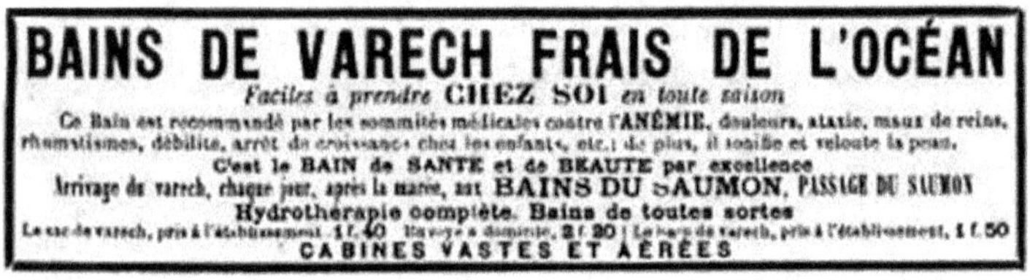

BAINS DE VARECH FRAIS DE L'OCÉAN

Faciles à prendre CHEZ SOI *en toute saison*

Ce Bain est recommandé par les sommités médicales contre l'ANÉMIE, douleurs, ataxie, maux de reins, rhumatismes, débilité, arrêt de croissance chez les enfants, etc.; de plus, il tonifie et veloute la peau.

C'est le BAIN de SANTE et de BEAUTE par excellence

Arrivage de varech, chaque jour, après la marée, aux BAINS DU SAUMON, PASSAGE DU SAUMON

Hydrothérapie complète. Bains de toutes sortes

Le sac de varech, pris à l'établissement, 1 f. 40 | Envoyé à domicile, 2 f. 20 | Le bain de varech, pris à l'établissement, 1 f. 50

CABINES VASTES ET AÉRÉES

1892

coliques, les dysenteries, l'asthénie, les affections utérines, la stérilité, les céphalées, mais aussi chez les enfants chétifs ou rachitiques.

Si tous ces traitements nécessitent un apport en eau, leur utilisation est complétée par un massage, des mouvements gymniques ou articulaires spécifiques, avant ou après leur administration. En pareille circonstance, le massage se résume à une simple évocation, sans aucune précision, car seule la technicité de la douche ou du bain à l'eau thermale, est initialement l'objet d'enjeux médicaux importants. Et la précision est de rigueur pour la durée d'application et pour la température à 0,5 degré près.

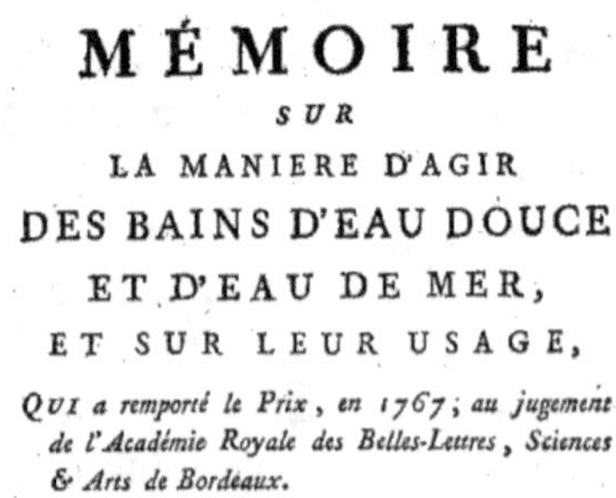

MÉMOIRE

SUR

LA MANIERE D'AGIR

DES BAINS D'EAU DOUCE

ET D'EAU DE MER,

ET SUR LEUR USAGE,

Qui a remporté le Prix, en 1767; au jugement de l'Académie Royale des Belles-Lettres, Sciences & Arts de Bordeaux.

Les applications de boues

Depuis 1739, à Saint-Amand-les-Eaux, dans le département du Nord, les soldats ont accès aux eaux thermales et aux bains de boues, encore appelée pélothérapie, pour une durée de 20 à 23 jours. Celles utilisées proviennent des régions volcaniques et sont légèrement radioactives. D'autres sont issues des rivières ou de la mer et contiennent de l'oxyde de fer, de la silice, du calcium, du sodium, du sulfure de fer lequel donne la couleur caractéristique rouge très foncé, à la terre environnante.

Lorsque le bain est pris en baignoire, à la température de 31°C à 37°C, on ajoute entre 30 et 60 kilogrammes de boues et toutes les parties externes du corps sont ainsi traitées, y compris les paupières ! Néanmoins, il peut être pris en application locale ou en immersion et de façon collective, aussi bien chez les hommes que chez les femmes, mais séparément. A Barbotan, les boues sont prises à 38°C. Chargées en anhydride sulfureux, elles sont connues depuis bien avant 1689. A Dax, elles sont réputées agir contre les rhumatismes. On les appelle aussi péloïdes et elles sont composées des limons de la rivière Adour et d'algues.

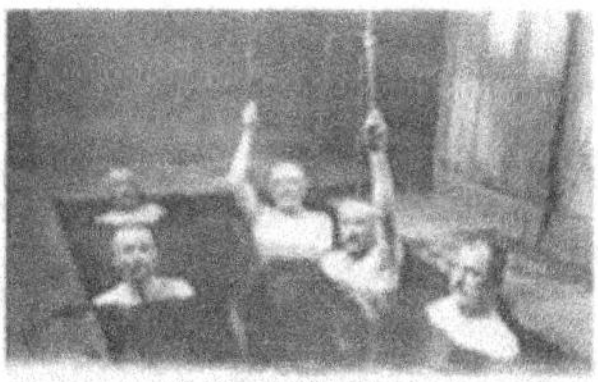

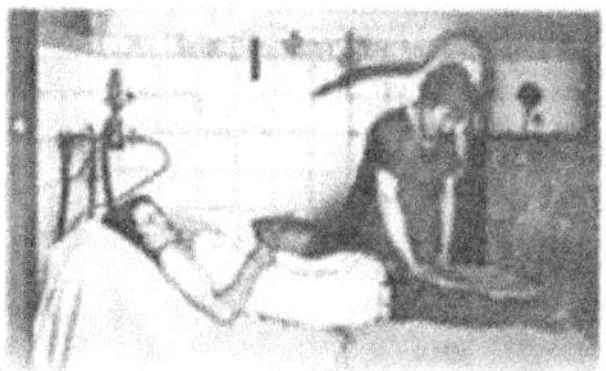

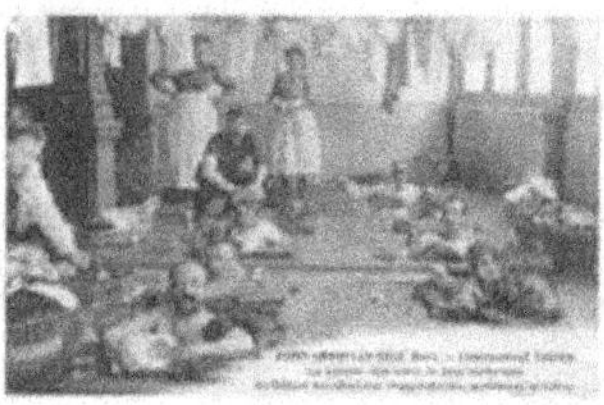

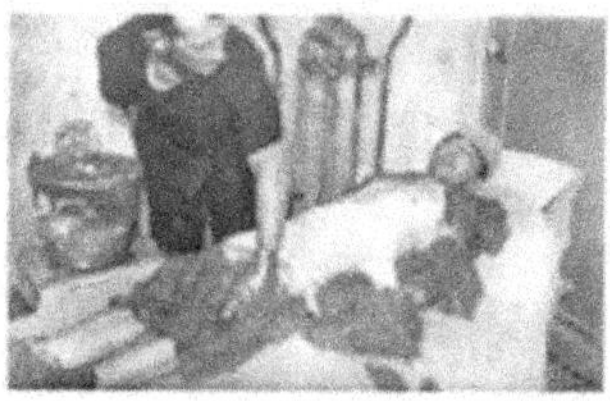

L’application de froid et de glace

Dans les années 1840, chez les patients atteints d’aliénation mentale, les médecins appliquent sur la tête des douches à eau froide à la température de 11° C. Les bains froids sont de 28 à 30°C et l’application de glace pilée sur la tête est utilisée dans les cas de catalepsie. Mais, ce n’est pas la seule indication. Afin de résorber la congestion, le recours à la glace permet d’éviter l’écoulement du sang lors d’inflammation, d’une intervention chirurgicale ou de plaies par balles. Le traitement est réalisé par l’intermédiaire d’une poche en caoutchouc, appelée vessie, appliquée de façon plus ou moins continue durant 3 jours d’affilée. Malgré son emploi délicat à maîtriser en raison de la conservation de la glace, le succès diffuse lentement. Alors que d’autres formes de traitements sont disponibles à domicile, au tout début du XIXe siècle, cette application du froid a probablement servi aussi à favoriser l’acceptation d’autres traitements médicaux. On associe aussi le massage et la gymnastique, de façon systématique. Au sein des établissements de bains-douches, municipaux ou privés, ces différents services sont proposés avec la pédicurie, grâce aux masseurs, dont certains proposent ces deux catégories de soins.

Au fil du temps, un tri s’effectue dans toutes ces procédés, selon les résultats constatés et les progrès de la médecine.

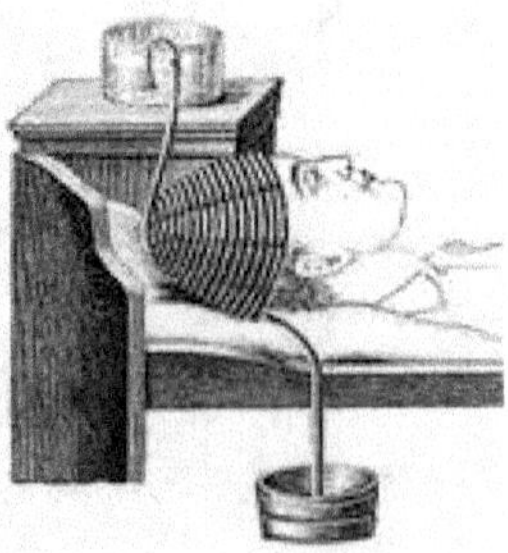

Bain au casque, Strasser, 1900

Et le massage devient médical

« Aujourd'hui, les maîtres les plus illustres accordent leur puissant patronage à cette méthode aussi vieille que le monde, mais dégagée toutefois de son escorte d'exagérations et de mensonges. Je veux parler des *frictions et du massage*, employés dans le but de guérir. »

Dr. Phélippeaux
Étude pratique sur les frictions et le massage, 1869.

De tout temps, le massage a existé ! Il est une pratique spontanée, celle qui consiste à frotter les muscles d'un membre douloureux après une contusion ou encore pour se réchauffer. Et c'est l'un des rares gestes manuels, connu, lié aux soins qui fait l'objet initialement de représentation peinte.

Cependant, le massage auto-administré ou celui exécuté, par exemple, par une mère de famille sur un de ses enfants et celui réalisé par un professionnel reste encore difficile à préciser, quant aux indications et aux gestes exécutés, malgré des similitudes. A ce titre n'est-il pas une forme de traitement ?

Le massage fait donc partie des réponses instinctives usuelles

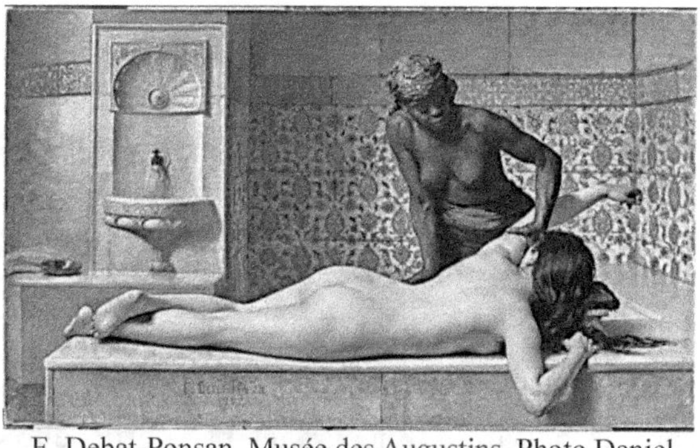

E. Debat-Ponsan, Musée des Augustins. Photo Daniel Martin, Toulouse, 1883.

avant d'aller consulter un médecin, un masseur médical, voire un rebouteux, selon les époques et les possibilités locales. Parfois, il remplace le professionnel diplômé, tel le *frotteur de blesse* aux Antilles. Mais frotter et masser sont deux choses différentes…

Des pratiques connues et reconnues

Dans les années 1820, les médecins découvrent les effets bénéfiques du massage, celui-là même pratiqué dans les établissements thermaux, par des empiriques, selon leur avis.

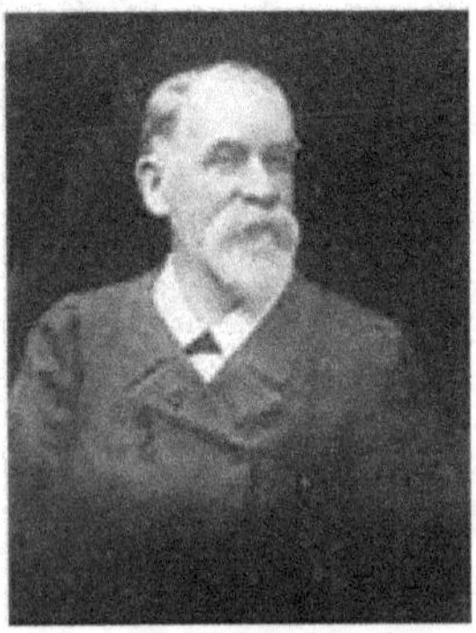

J. Lucas-Championnière
ca 1913

Sous le nom de massage médical, on doit comprendre une série de manipulations exercées sur la surface du corps, dans le but de modifier certains états pathologiques et physiologiques.

Dans la pratique courante, on se sert de divers procédés qui sont généralement laissés au tact de l'opérateur, mais celui-ci doit toujours faire de son mieux, pour obtenir le résultat qu'indique le médecin dans sa prescription.

La pratique comprend : le massage proprement dit, le pétrissage, la malaxation, l'appuyage, le tapotement, l'écrasement, la gymnastique articulaire, la friction énergique qu'on pratique dans un sens quelconque, suivant les cas, et enfin la douce friction qu'on nomme aussi l'effleurage.

Voizel, 1875

Après utilisation, souvent occasionnelle et discrètement évoquée, les médecins constatent des améliorations spectaculaires, tout comme celles obtenues par des masseurs bien avant eux et qui en maitrisent la pratique, initialement isolée. Les masseurs, puis ultérieurement et dans une moindre mesure, les professeurs de gymnastique érigent une nouvelle discipline dédiée au corps.

Depuis cette période, les médecins utilisent le massage de façon occasionnelle, surtout lors de traumatismes ou après les interventions en chirurgie. Encouragés par l'efficacité obtenue, ils cherchent à comprendre ce qui fait son succès. Après observation, ils décrivent la position de la main, le placement des doigts, la durée et l'orientation du mouvement, selon les pathologies, exceptionnellement selon la tolérance du patient.

> **La sensation qu'éprouve le baigneur durant le travail du massage est difficile à définir : c'est une prostration voisine de l'anéantissement, produite par l'influence énervante de la vapeur, mais à laquelle se mêle un sentiment de bien-être réel, une sorte de béatitude ineffable due peut-être à la présence du fluide magnétique que dégagent les tractions et les passes du masseur.**
>
> L. Curmer, 1842

Les territoires concernés, des plus variés et des plus connus, sont précisés, tels que les paupières, la prostate, le massage gynécologique, dans les entorses de la cheville, le lumbago.

En 1895, Just Lucas-Championnière (1843-1913), chirurgien de l'hôpital Hôtel-Dieu, président de la Société de Chirurgie en 1895, à Paris reprend la classification détaillée d'Estradère (1833-1919), restée sans suite, et les recommandations pertinentes d'Amédée Bonnet (1809-1858), à Lyon pour servir de bases à ses études.

De nombreux auteurs ont proposé, sans succès, des classifications, assorties de dénominations très personnelles, parfois mystérieuses et difficiles à repérer dans ce panorama, voire à caractériser. C'est le cas de Alexandre Rivière (1859-1946), vers 1900, qui tente d'imposer l'appellation *physicothérapie* à la place de physiothérapie, dans son établissement de Saint-Cloud ! Il publie plusieurs ouvrages qui aborde ce sujet et il fonde en 1901 les Annales de physicothérapie, dont il est le rédacteur en chef. Partisan des traitements physiques, il s'oriente rapidement vers la radiologie et la radiothérapie.

Nombreux sont les médecins qui cherchent la justification médicale scientifique du massage, dans les années 1850, tout et plus tardivement appartenant à des spécialités comme la gynécologie, l'oto-rhino-laryngologie, la chirurgie et qui expérimentent cette forme de traitement.

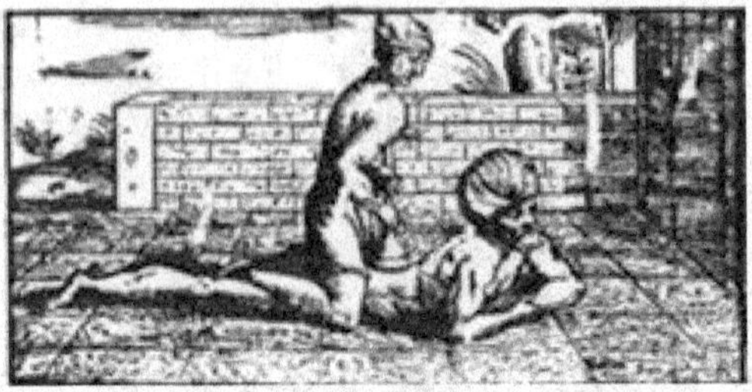

Avicenae. Arabum medicorum principis, massage à la ventouse, 1608

Depuis 1900 et jusqu'au début de la Première Guerre mondiale, ces médecins proposent une terminologie imagée des gestes de massage, mais peu utilisée, malgré des tentatives d'enrichissement.

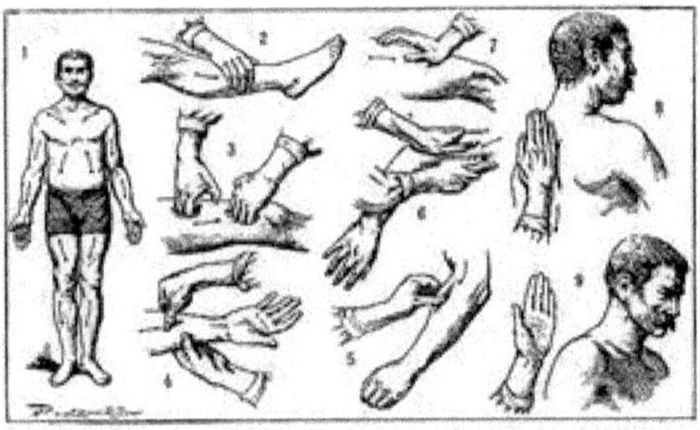

Massage : 1. Direction des massages; 2. Effleurage; 3. Pression avec les poings; 4. Pression avec les pouces; 5. Pincement; 6. Pétrissage; 7. Friction; 8. Hachure; 9. Claquement.

Nouveau Larousse illustré, 1898

A partir d'observations et fondées sur les effets attendus, seulement cinq manœuvres de base sont retenues par J. Brousses, en 1892 : effleurage, pression, pétrissage, pincement, percussion. Mais, en 1937, lors du 1er Congrès international du massage, à Paris, les masseurs médicaux se réapproprient leurs propres pratiques. Certaines appellations sont modifiées, précisées et certaines apparaissent très proches des autres.

A partir d'observations et fondées sur les effets attendus, seulement cinq manœuvres de base sont retenues par J. Brousses, en 1892 : effleurage, pression, pétrissage, pincement, percussion.

Il ne reste de cette classification que six grandes catégories de ces manœuvres utilisées : effleurage, pression, pétrissage, percussion et friction, vibration. Toujours d'actualité.

Dans les établissements thermaux, on trouve le massage toujours associé à l'hydrothérapie ou à la douche et dont Aix-les-Bains s'est fait une spécialité, grâce au docteur H. Forestier, en 1889.

Cette association est le point de départ d'une utilisation conjointe plus large avec d'autres gestes techniques, tels que mobilisation et massage, thermothérapie et massage.

Mais c'est de l'étranger que viennent les études expérimentales probantes, qui ont le mérite d'étudier de façon isolée chacune de ces pratiques. En Allemagne, le massage est testé chez le lapin et le chien, afin de montrer ses effets sur la quantité des urines, leur composition, le débit sanguin et la modification des tissus musculaires. D'autres études confirment ces travaux, y compris en France. Dès lors, les bases physiologiques sont posées et les médecins précisent aussi les répercussions de ce massage, dont on attend beaucoup, précisément dans les affections qui relèvent de la chirurgie osseuse.

Des techniques innovantes...

La période de médicalisation est l'objet d'innovations débridées, sous la forme de nouvelles techniques d'application du massage, dont la plupart sont vite abandonnées, en raison d'une justification peu étayées et d'une tradition peu compatible. Certaines sont soit auto-administrées manuellement, soit font appel à un instrument intermédiaire, parfois électrique. On trouve aussi des ustensiles utilisés de façon ancestrale. Et de nombreux brevets sont déposés, protégeant des inventions en France et à l'étranger, y compris aux Etats-Unis…

Au IXe Congrès d'hydrologie de Madrid, en 1913, le docteur E. Boyer présente une étude critique du traitement hydrominéral en abordant des associations thermales spécifiques : massage sous l'eau, douche-massage, masso-lavage du colon, bain d'eau colorée lumineux inspiré des travaux du docteur M. Dupont en

Inventaire des pratiques de massage, en 1863

Matériel utilisé	Gestes techniques
Brosse en chiendent, laine,	Frictions douces à modérées
Gant en poil de chameau	Frictions toniques
Strigile ou raclette en buis	Grattage de la peau
Roulette en buis à 8 éléments	Massage profond
Palette, tapette, férule, battoir	Percussions
Balayette en bouleau	Effleurage vif
Onguents, pommades, huiles	Glissement de la main

1907, douche hydro-électrique, douche et gymnastique. Perçue comme une curiosité, ces formes de traitement restent sans suite.

Une influence venue de l'étranger

Cependant, la France est loin d'être un pays précurseur et persuasif dans ce domaine, en raison de dissensions d'origine médicale. Si la mécanothérapie de Zander (1835-1920) apparue vers 1857 s'installe, mais lentement, d'autres inventions n'ont pas le même succès. C'est le cas de l'appareil de massage de l'abdomen[18] du suédois Johansen en 1905, du rameur du fabricant Hellas, à Berlin. Des concurrents de Zander n'ont pas le même succès, y compris en France.

Mais, la prudence domine, car le massage est susceptible de servir de justification à des pratiques non autorisées et largement contestées par les médecins. C'est le cas du reboutage, bien qu'en usage initialement chez Galien, Hippocrate et A. Paré, car les médecins souhaitent s'en réserver l'usage et protéger la population.

A l'étranger comme en France, le manque de recrutement de masseurs, trop souvent décrié, et le manque d'appareils de substitution onéreux poussent à l'auto-massage[19]... Dans les hôpitaux, le massage est pratiqué par les médecins vers 1830 et les masseurs hommes apparaissent plus nombreux dès 1850, car les femmes ne sont pas encore reconnues pour cette forme d'exercice. Ceci a aussi pour effet d'encourager de nombreuses personnes à pratiquer le massage, de façon plus ou moins officielle, suivant les époques et à défaut, les appareils se multiplient, y compris chez les masseurs.

Le docteur Bergonié, de Bordeaux propose une forme de traitement collectif avec la pneumo-rééducation sur banc, issue des traitements appliqués durant la Première Guerre mondiale. Certains gestes techniques novateurs, avec ou sans appareils, font leur apparition, suscitant contestation, puisqu'en 1895, Lucas-Championnière montre que certaines contre-indications au massage sont en réalité des indications !

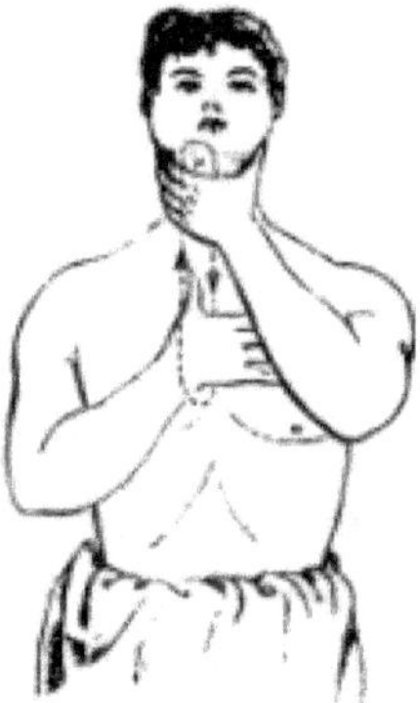

Auto-massage du cou, 1888

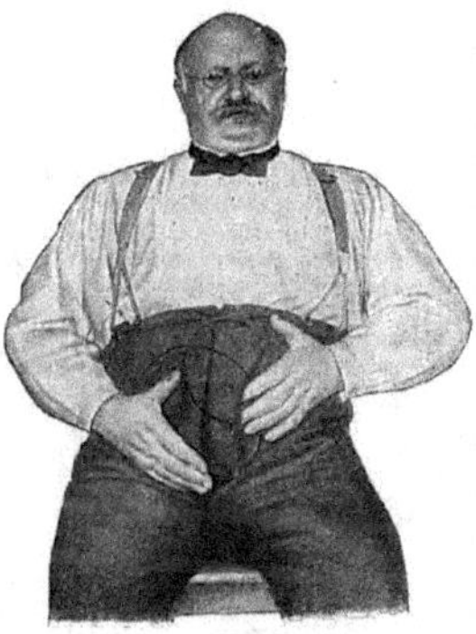

Auto-massage abdominal, 1917

Et tout devient justiciable du massage ! Tous les organes sont l'objet de ce traitement : articulations, foie, vessie, périnée, cornée, hernies, paupières, membres, dos... L'emploi du massage, au début des années 1870 est perçu comme une panacée, mais c'est, de loin, l'entorse de cheville qui sert de modèle et de démonstration, sans doute en raison de sa fréquence justifiant un recours au médecin.

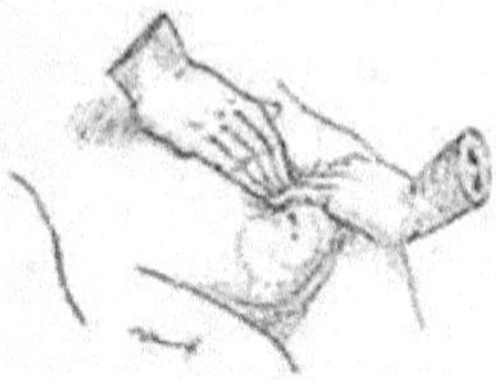

Massage de l'appendice de
T. Brandt, 1898

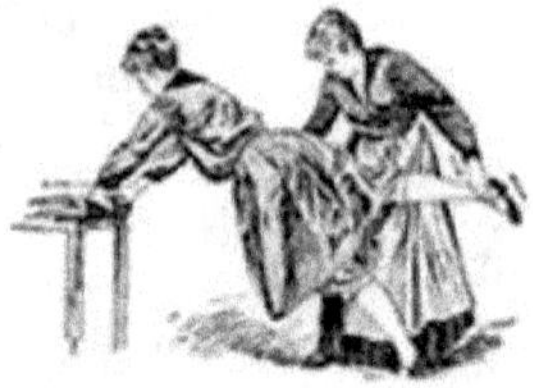

Massage gynécologique de
T. Brandt, 1893

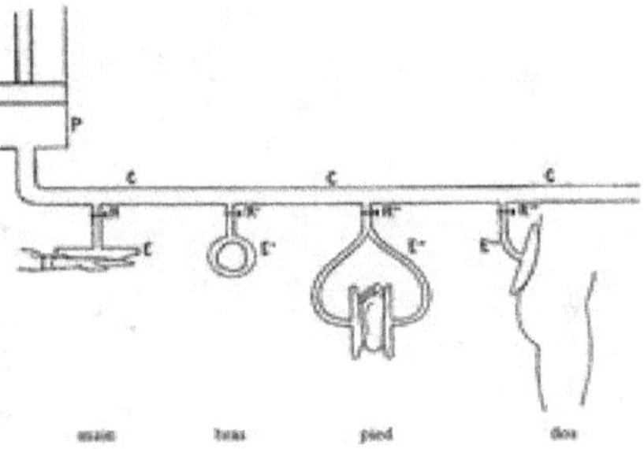

Massage pulsatoire de Bergonié, 1915

Néanmoins, le consensus est loin d'être établi et les dérives constatées sont dénoncées régulièrement dans les années 1890.

A cette période, on doit à Thure Brandt (1819-1895), sergent major de l'armée suédoise, de proposer la gymnastique médicale et le massage pour traiter les affections utérines et les prolapsus (1864), car depuis Hippocrate, les affections utérines sont traitées par des éponges imprégnées de vin. Puis, ultérieurement, il soigne la prostate, mais aussi la crise d'appendicite. Bien que non-médecin, après sa formation militaire, Brandt, devient spécialiste en gymnastique, dont le massage est une partie intégrante, tout comme le reboutage D'autres pratiques thérapeutiques sont contestées. Elles concernent l'utérus, les organes génitaux, les ovaires qui sont rendus responsable de troubles généraux.

Les premiers écrits concernant le massage gynécologique, en 1864, sont l'œuvre de Thure Brandt, instructeur militaire d'éducation physique, qui soigne un prolapsus utérin en 1861 et qui propose, à partir de 1868, le massage qu'il appelle la double pression, interne et externe. Il est attaqué par ses confrères, traité de charlatan et les contestataires dénoncent l'atteinte à la pudeur et son manque de culture médicale.

Le traitement salvateur repose - semble-t-il - sur le massage vaginal, du col de l'utérus ou du clitoris, préconisés par Récamier[20] et d'autres médecins encore. En France, l'hystérie, maladie étiquetée spécifiquement féminine est la cause de nombreux désordres de santé et la théorie acceptée des besoins génitaux non satisfaits s'appuie sur une conception toujours en vigueur en cette première moitié du XIXe siècle. Outre une opposition morale forte de certains médecins, la propagation de la blennorragie et de la syphilis reste un obstacle majeur redouté. Mais, l'efficacité l'emporte, malgré la rédaction de rapports négatifs.

A cette même période, malgré une percée encore marginale, l'adjonction du mot *magnétique* à celui de massage par Henri Durville (1849-1923), est largement contestée par les médecins.

Parmi les nouvelles indications, beaucoup disparaissent faute d'avoir réussi à emporter la conviction des médecins qui remettent en cause le mode d'action, tout comme l'efficacité. D'autres sont abandonnées progressivement en raison de l'apparition des traitements d'origine chimique. Les pratiques sont identifiées de façon variable et les délais d'intervention, ou la durée du massage ne sont pas encore fixés. En 1931, le massage est utilisé aussi pour fragmenter le caillot artériel dans les obstructions fémorales des membres inférieurs, puis déconseillé en raison des risques d'embolie pulmonaire…

> **Le syndicat des masseurs nous paraît tomber dans une exagération regrettable lorsqu'il affirme que les médecins n'apprécient pas le massage à sa juste valeur. C'était vrai, il y a quelques années : cela ne l'est plus, on est même allé trop loin dans cette voie féconde et le massage de l'utérus a donné lieu à de joyeuses révélations.**
>
> 1897

Cependant, dans les pays plus orientés vers les médecines naturelles, certaines pratiques en lien sont toujours présentes, comme en Allemagne, en Autriche, en Suède, au Luxembourg ou en Hollande. En France, le massage est l'objet de critiques, ce qui suscite la protestation discrète des masseurs médicaux, mais les accessoires utilisés renforcent son intérêt.

Des appareils très spécifiques

Les appareils médicaux s'inspirent souvent d'instruments utilisés au quotidien, comme le vélo en mécanothérapie de fortune, le sèche-cheveux contre les rhumatismes ou la lumière pour lutter contre les plaies, les ulcères, les rhumatismes, voire contre les douleurs chroniques, le diapason en musique pour soigner certaines maladies neurologiques. A ces traitements sont associés massage et gymnastique. En 1878, le docteur R. Vigouroux (1831-1895), chef du service d'électroradiologie de la Salpêtrière, affirme que l'utilisation du diapason présente les mêmes propriétés que les métaux, les aimants et l'électricité statique... Ainsi, les médecins et les fabricants d'appareils médicaux travaillent-ils de concert dans bon nombre de situations à des fins d'adaptation à une indication médicale spécifique.

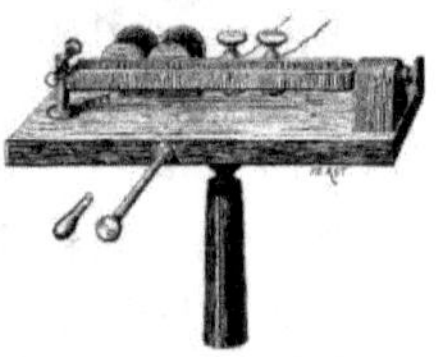

Diapason de Boudet de Pâris, 1880

La médecine vibratoire de Jean-Martin Charcot (1825-1893) en 1892 est l'objet d'innovations. Le docteur Boudet de Pâris construit un instrument avec un diapason et un électro-aimant alimenté par une pile, le faisant vibrer en continu de 30 à 600 fois par minute.

Parallèlement, il s'intéresse aussi à l'effet de la chaleur et du froid sur le muscle. L'application du diapason sur des régions douloureuses ou sur la tête, lors de névralgies et de migraines, apparaît comme un équivalent au *massage vibratoire*.

Dans le service de Gilles de la Tourette (1857-1904), à la Salpêtrière, on a recours au fauteuil vibrant ou *trémoussoir* à

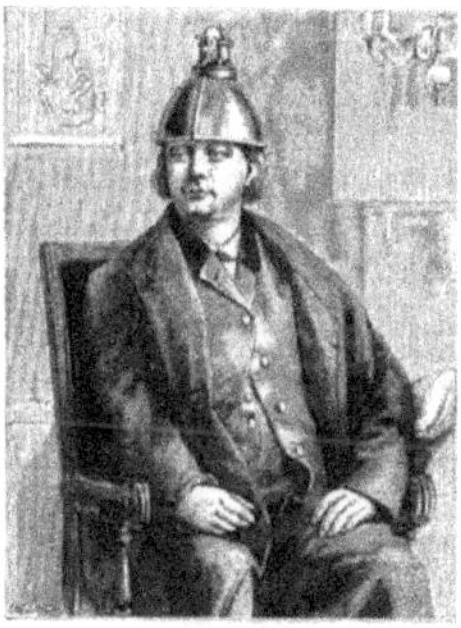

Casque vibrant de Gaiffe, 1892

trépidations, pour traiter les patients atteints de la maladie de Parkinson. Celui-ci, inventé par l'Abbé de Saint Pierre (1658-1743) en décembre 1734, est issu initialement de l'amélioration obtenue chez certains patients atteints de cette maladie et ayant recours au transport par une chaise de poste[21]. Bien plus tard, après application de vibrations, le docteur Vigouroux, constate une disparition durable des tremblements chez les passagers en voiture ou en train, encourageant de ce fait la rééducation motrice expérimentale de la main, mais aussi à la marche, s'ajoutant alors au massage et aux exercices déjà codifiés[22].

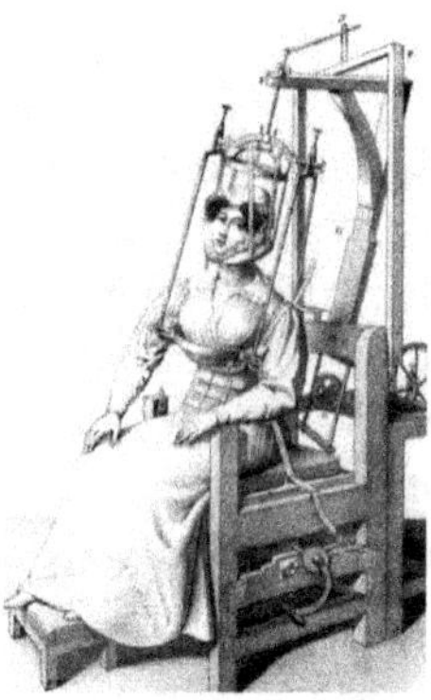

Fauteuil contre la scoliose, G. Jalade-Lafond, 1827

Charcot rapporte l'expérience de Gilles de la Tourette : « Aussitôt descendu du fauteuil trépidant, le malade se sent plus léger, il semble que sa raideur ait disparu, il marche mieux qu'avant. Phénomène presque constant, les nuits deviennent bonnes, le malade qui s'agitait sans cesse péniblement dans son lit dort d'un sommeil calme qui lui procure un grand soulagement. » Le fauteuil utilisé durant au moins 10 minutes vise la décontraction musculaire, la sédation de la douleur et facilite la résorption des écoulements.

Le casque vibrant qui agit directement sur le cerveau est aussi un outil thérapeutique. Imaginé et utilisé par Larat et Gautier, construit par Gaiffe, il est indiqué contre les migraines, les céphalées, la neurasthénie, les vertiges, la faiblesse des membres inférieurs, l'impuissance sexuelle, mais il est peu utilisé.

Mais un massage non protégé

Nombreux sont les médecins séduits par cette nouvelle pratique qui va bouleverser les traitements médicaux. Qu'on en juge : une pratique ancestrale, connue de tous, aisément accessible, réalisable spontanément en toutes circonstances, acquiert des preuves validées d'efficacité par la science, auprès des médecins qui la pratiquent, mais écartant les masseurs. Ils lui donnent un caractère médical en fixant des limites et qui lui trouvent alors de très nombreuses vertus ! Ainsi, le massage trouve grâce aux yeux de tous. Cependant, on observe que lorsqu'une pratique populaire est médicalisée, elle perd tout ce qui fait son attrait et de la sorte, le patient reporte son intérêt sur une autre pratique non encore médicalisée.

Et un massage toujours médical…

Le massage médical est très tôt l'objet d'une tentative de contrôle par les médecins. Pour le réserver aux patients, ceux-ci cherchent à justifier son emploi par des études initiées en France, mais aussi à l'étranger, grâce à des expérimentations animales. Différents paramètres sont mesurés, fréquences respiratoire et cardiaque, pression artérielle, température, gaz expirés, résorption lymphatique, composition des urines, sans oublier les études au microscope de prélèvements musculaires, nerveux et vasculaires.

Le docteur L. Colombani innove, en 1913, avec la *méthode indirecte* de massage qui repose surtout sur les lois d'association et de déplacement, selon son auteur. Il s'appuie sur les principes de Ling qu'il modifie avantageusement, en faisant travailler méthodiquement les parties voisines ou éloignées de l'organe malade. Il a recours à des manœuvres actives pour augmenter l'action des zones distantes de l'organe malade et passives, douces, pour augmenter le travail d'absorption des parties voisines atteintes. Il est possible de traiter ainsi tous les problèmes articulaires, musculaires, neurologiques et gynécologiques.

A cette époque, la plupart des maladies sont justiciables du massage, mais, nul professionnel ne peut s'en réclamer, car il n'existe toujours pas de diplôme délivré et la pratique reste spontanée et personnelle, mais réservée aux médecins ! De fait, le massage n'appartient à personne...et les abus sont donc redoutés. Les différentes sortes de manœuvres manuelles utilisées sont un exemple de cette liberté laissée à tous, les médecin établissant surtout des protocoles d'application.

La création de la première école de massage privée fondée en 1883, n'a pas assuré la protection juridique indispensable aux néo-diplômés, tout au plus, a-t-elle cherché à donner une caution médicale aux pratiques enseignées et utilisées. Malgré la présence de plusieurs écoles, en 1900, les médecins marquent toujours la différence avec leurs propres pratiques. Ils s'en approprient d'autorité certaines, éliminant les autres. C'est le cas du docteur G. Dagron (1861-19?), collaborateur de J. Lucas-Championnière, qui publie lors du Congrès International de Médecine Professionnelle et de Déontologie Médicale en 1900, un texte dont le titre est très évocateur : « Le massage et la massothérapie. Les frictions aux masseurs, la massothérapie aux médecins. » Cette distinction n'est pas encore formelle, car l'appellation *friction* résume souvent le massage et elle est en général administrée par un masseur ou plus souvent par le patient.

Les masseurs se trouvent alors dépossédés médicalement de leurs pratiques, un temps en infraction avec la loi du 30 novembre 1892 pour exercice illégal de la médecine, malgré la prescription médicale conseillée et largement répandue, mais, ils sont privés des pratiques qu'ils réalisent au quotidien.

Il faut attendre le 10 mai 1905 pour que le Tribunal correctionnel de la Seine valide le rôle légal de responsabilité médicale de cette prescription. Après quelques délibérations judiciaires, progressivement les masseurs médicaux deviennent plus tardivement des auxiliaires, cette fois, légitimes, mais en déficit de crédibilité et donc encore insuffisamment recherchés. De surcroît, ils sont confrontés à un exercice illégal de leurs pratiques, en particulier portée par une publicité licencieuse.

Très tôt les masseurs ont tenté de défendre leurs pratiques et leur ténacité a créé des oppositions. Accusé d'agir par psychothérapie durant la Guerre de 14-18, le massage est réputé brutal, donc inefficace lorsque pratiqué par les masseurs, encore après 1946, mais par contre, il est bénéfique lorsqu'il est réalisé par un médecin…

Il faut attendre 1922 pour que le massage en tant que pratique médicale, soit reconnu et que l'on donne satisfaction à ceux et celles qui le pratiquent déjà, c'est-à-dire les infirmiers et les infirmières, puis attribué aux infirmières sous forme d'une option, lors de la délivrance du diplôme.

De la sorte, médecins-masseurs, sages-femmes, masseurs diplômés ou non, infirmières peuvent alors exercer officiellement cette pratique partagée. Mais, confronté à une vulgarisation en marche, le public peut ainsi choisir un traitement oscillant entre soins et confort, beauté et esthétique, finalement ouvert à tous, tant qu'il n'empiète pas sur les prérogatives médicales ! Dès lors, la défense du massage s'impose.

La lutte en faveur de la moralité s'intensifie avec l'aide très active de quelques médecins, impliqués essentiellement dans la formation ou en politique. Et c'est l'un des combats menés en 1936 par la Société Française de Kinésithérapie et les syndicats de masseurs, afin de faire interdire toutes les incitations qui ne laissent aucune ambiguïté sur la nature des massages proposés. Avec succès !

Les masseurs militaires

En 1896, trois hôpitaux militaires, à Paris, à Lyon et à Alger[23] forment des infirmiers, afin de leur assurer un enseignement de masseur, en 6 semaines !

Durant la Guerre de 14-18, les médecins sont vite débordés par l'afflux de blessés qu'il faut soigner pour les renvoyer au front. De ce fait, ils ne peuvent plus réellement pratiquer le massage, ni la rééducation, dont les effets positifs sont dorénavant bien connus, devenus indispensables et soutenus par le Ministère des Armées. Et c'est parmi les blessés, les plus adroits et les plus disciplinés, c'est-à-dire les plus *dociles* selon les propos des médecins, que l'armée recrute des masseurs non diplômés, certains exerçant déjà dans la vie civile. D'autres sont choisis parmi les soldats ayant des affinités pour le corps humain et l'empathie nécessaire, tels que professeurs de gymnastique, de dessin, instituteurs… ou aveugles, blessés de guerre, y compris des ecclésiastiques versés de droit dans le service de santé[24]. Et, dans les années 1925, on trouve encore des personnes pratiquant sans aucune formation, ni diplôme, mais fortes de leur expérience !

De nombreux masseurs diplômés en France ou à l'étranger, tous bénévoles, quittent leur emploi ou leur cabinet, pour rejoindre les hôpitaux militaires dès le début de la guerre, en octobre 1914. A cette même période, une école de massage éphémère, de référence, est créée à l'hôpital du Grand Palais, à Paris, au sein du Service de physiothérapie. Les soldats volontaires, puis choisis par les médecins, vont alors bénéficier d'une formation en rééducation de deux à trois semaines, afin d'exercer dans cet hôpital où 80 000 blessés sont traités durant la guerre

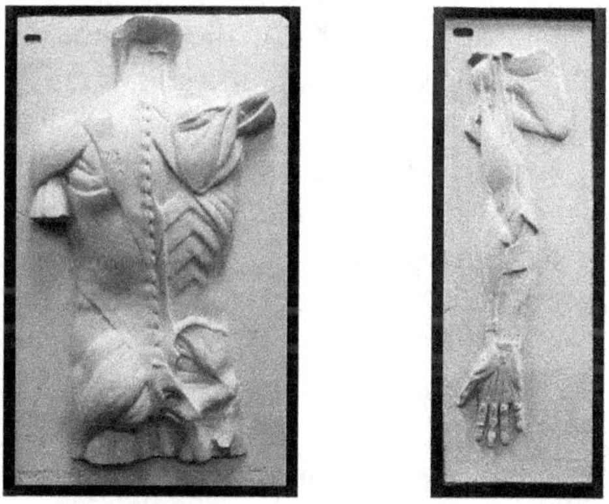

Planches anatomiques du Grand Palais, Paris,
1914

Les médecins organisent les traitements massage, gymnastique sportive, mouvements articulaires, chaleur, hydrothérapie, mécanothérapie, électrothérapie. La confrontation des résultats dans les publications montre alors des résultats très positifs en termes de récupération fonctionnelle.

Un massage sans frontière

Les pratiques orientales rapportées par des aventuriers, des écrivains et plus simplement par des voyageurs, séduisent la clientèle. En 1864, le régisseur des thermes de Luxeuil-les-Bains demande les services d'un masseur mozabite, Abd-el-Kadour, rencontré lors d'un voyage à Constantine, afin de pratiquer le massage oriental des anciens, inconnu semble-t-il des masseurs en France. Cette population originaire d'Algérie a le monopole des bains maures.

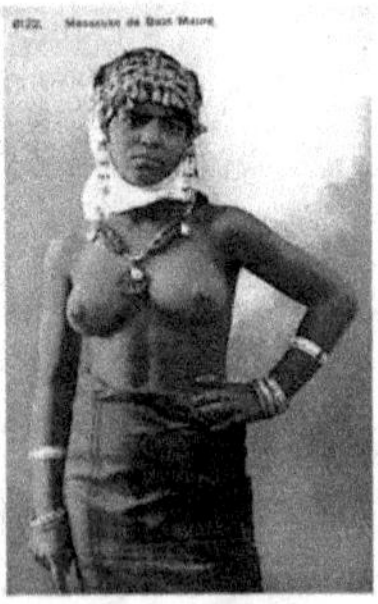

La distinction entre les pratiques médicales et celles de confort n'est pas évoquée et ne semble donc pas un frein aux pratiques thermales. Dans les établissements thermaux, les masseurs étrangers sont originaires de Turquie, du Maroc, de Tunisie, plus dociles, selon les médecins, alors qu'en France, depuis 1883, des écoles forment des masseurs médicaux diplômés, de qualité et particulièrement habiles, toujours selon le vocabulaire en usage chez la plupart des médecins. Jusque dans les années 1920, alors que les pratiques empiriques séduisent toujours autant, de nombreuses études, d'origine française et étrangère confortent les recherches sur le massage.

Et, les rares descriptions montrent qu'elles sont globalement identiques d'un pays à l'autre. Néanmoins, certains aspects techniques ne sont pas pris en compte. C'est le cas de l'opinion du patient, jamais évoquée, de la force d'application manuelle relatée pour la première fois par von Mosengeil en 1876 « Lors de la pression, on n'exerce pas une pression continue de même intensité, mais on laisse l'intensité croître et, lorsque l'action est atteinte, on la laisse se relâcher. La pression doit être réduite au fur et à mesure que l'on atteint l'intensité maximale. » Elle est aussi évoquée par Reibmayr en 1885. En 1870, JL. Pichery évoque cette intensité que le masseur apprécie par habitude et qui constitue le côté artistique de sa profession.

Dans le Caucase, on utilise le massage lors d'un bain au soufre, tout comme on le pratique déjà en 1803, à Barèges !

Les gestes de reboutage, qui font craquer les articulations, sont l'objet de témoignages, mais très sommaires et seul le bruit engendré est évoqué. En raison d'un manque de contrôle, les médecins acceptent ces gestes articulaires de la part des masseurs qu'ils ne contrôlent pas et les rejettent lorsqu'ils sont pratiqués par les masseurs thermaux. Cependant, le massage volontiers acrobatique est pratiqué surtout en Europe Centrale et en Asie et les images laissent penser que les articulations sont l'objet de mobilisations forcées.

Quant au massage qui vise l'allongement postérieur des crânes des nouveau-nés, par compression mécanique, il est pratiqué au Pérou, en Mongolie, mais aussi dans la région de Toulouse, jusqu'à la fin du XIXe s, et semble motivé par la recherche d'un rang social ou pour des raisons esthétiques et ne relève pas de la thérapeutique.

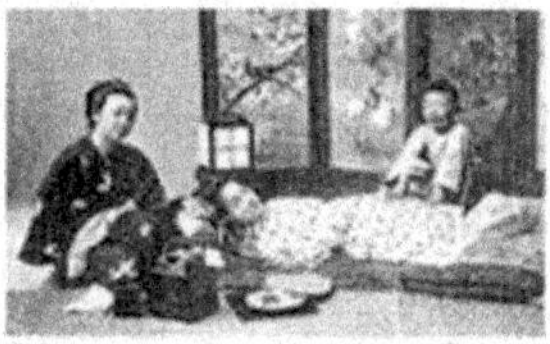

Massage par un aveugle au Japon, 1904

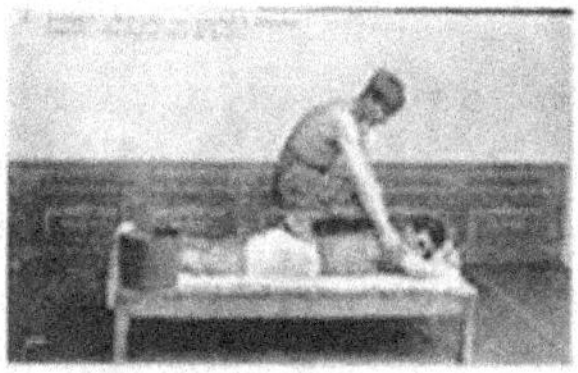

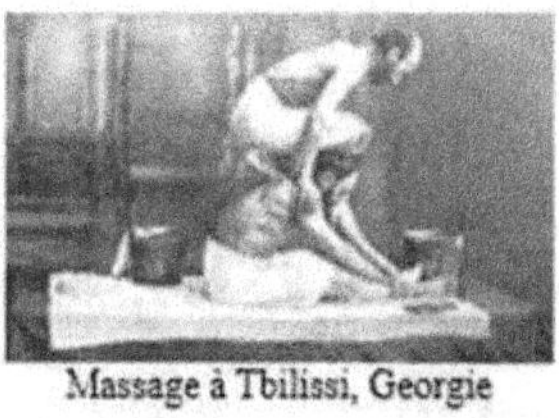

Massage à Tbilissi, Georgie

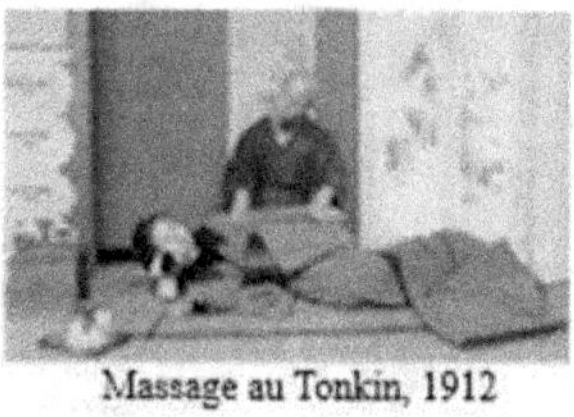

Massage au Tonkin, 1912

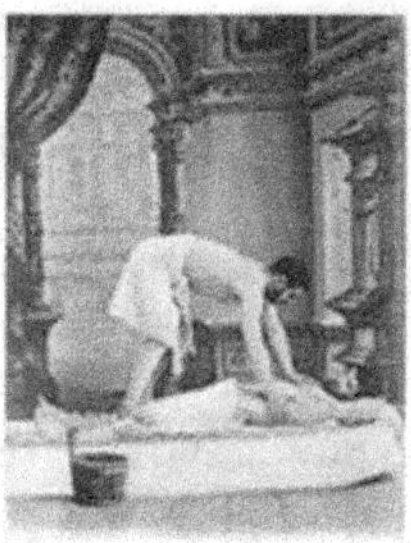

Un massage humoristique

En raison d'une pratique intemporelle, de surcroît non encadrée officiellement avant 1946, il n'existe pas de pratique aussi répandue, ni aussi populaire qui ne fait autant l'objet de marques d'humour, ni de caricatures ! C'est que le massage se prête à cette situation, car pratiqué par tous, il concerne la nudité des corps, par nécessité, voire l'intimité et surtout les comportements individuels ou de groupe pour la gymnastique. Cette nudité si caractéristique des statues grecques n'est pas tout-à-fait le reflet du quotidien chez le masseur. Cependant, par comparaison, elle renvoie à la perception de son propre corps, même en présence de la souffrance à laquelle l'assimilation est fréquente. L'aspect thérapeutique est masqué bien souvent par une brutalité apparente des gestes appliqués, perçue souvent comme excessive. Quant à l'appellation masseur, elle joue sur une ambiguité phonétique que les chansonniers ont utilisée et que seule l'orthographe peut départager d'un lien familial.

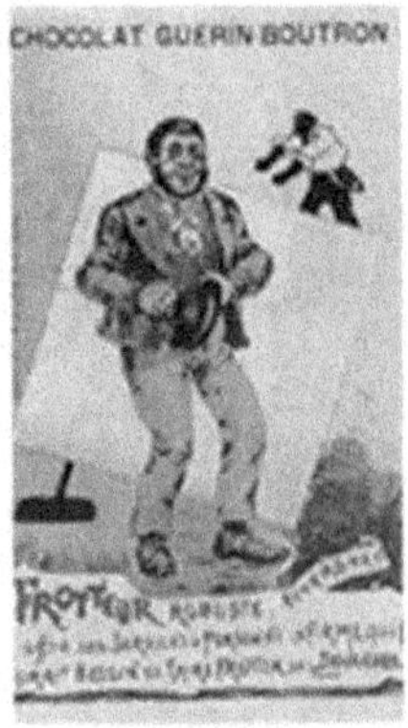

De nos jours, la liberté d'exposition attribuée au corps nu rend plus difficile une lecture humoristique de la représentation de certaines pratiques corporelles. La sensualité n'est pas absente, affichée ou suggérée, chez l'homme ou chez la femme, elle reste l'essence du message véhiculé.

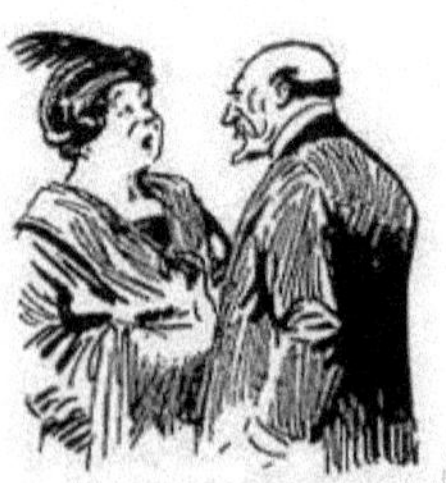

— Je vous avais recommandé un massage continu et régulier...
— Eh bien !... mais, docteur, je prends trois fois par jour le métro !

Dans le dictionnaire humoristique de A. Decourcelle (1821-1892), paru en 1868, et intitulé *Les formules du docteur Grégoire,* le massage est étiqueté *raclée hygiénique*. Un fait relevé devant le tribunal[25], en 1877 : « …c'est qu'un jour le masseur frotta tout le corps de sa patiente qui ambitionnait la diaphanéité de Mlle Sarah-Bernhardt, d'une espèce de pommade jaune, qui produisit un tel effet que toute la peau de Mlle Montalant la quitta comme un gant et que les voisins l'entendirent s'écrier avec angoisse *Il me pèle le ventre.* »

Le parler argotique s'empare très modestement de cette pratique. En 1875, le dictionnaire d'argot de L. Rigaud mentionne le mot *masser* comme ayant le sens de *travailler consciencieusement* ou *travailler, peiner ferme,* comme le précise C. Virmaître, en 1894. Le masseur est donc un ouvrier laborieux, selon A. Delvau, en 1866. Une situation qui reflète bien la réalité, si on en juge de par les témoignages médicaux.

Les accessoires du massage

Peu avant la Guerre de 14-18, après l'emploi du massage par les médecins et alors que celui-ci a obtenu des preuves scientifiques de son efficacité, il est délaissé progressivement au profit des masseurs chez qui il retourne, car les études scientifiques ont précisé les indications et les limites de son utilisation par des non-médecins. C'est le cas du massage gynécologique, du tympan, de la phlébite.

Le manque de professionnels favorise le développement des appareils destinés à aider, voire à supplanter la réalisation d'exercices gymniques, de corrections de posture ou du massage, plus nombreux pour ce dernier, sans l'avis médical. C'est surtout dans le domaine des accessoires qu'un processus de diffusion se met en place. Ils viennent aider à la réalisation du massage, surtout dans le domaine de l'esthétique, lequel est lié aux gestes de drainage des vaisseaux, y compris lymphatiques.

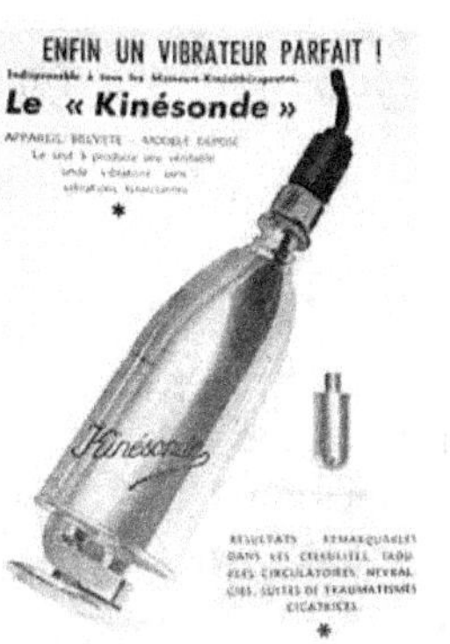

Appareil de Morice, 1936

Une campagne publicitaire faite pour le Point Roller est l'objet de compliments par la revue *La Publicité* parue en janvier 1934, pour son titre explicite : « Pour ne pas vieillir. »

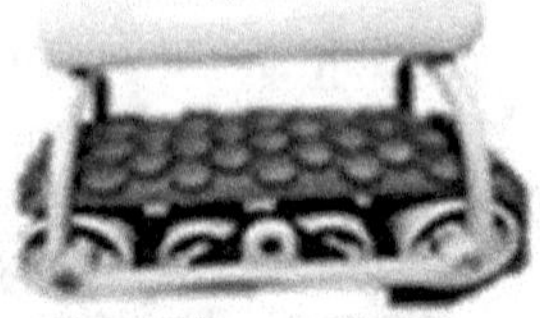

Tank Spirex®, 1930

La publicité des quotidiens présente des pages entières d'appareils mécaniques aux vertus miraculeuses, inventés et diffusés sans contrôle, malgré les alertes des médecins. La pratique auto-administrée se renforce. Elle vise à substituer l'intervention d'un professionnel chez soi ou en cabinet. En parallèle, les appareils électriques font rapidement leur apparition et supplantent partiellement les outils du professionnel, qui apprécie travailler avec ses mains.

Le massage électrique accessible à tous s'est vulgarisé dans les années 1920, dans la mesure où l'électrothérapie est vendue en magasin, y compris par correspondance et les publicités dans la presse quotidienne.

Les Etats-Unis et l'Allemagne, en pointe dans ce domaine, ont proposé des appareils de massage ou producteurs de courants électriques, pour lutter contre les effets du vieillissement et qui visent, aussi, l'amélioration des fonctions sexuelles. De nombreux appareils d'électrothérapie sont le fait d'inventeurs américains qui portent le qualificatif de *docteur* . C'est la cas du Vigorator®, de la ceinture de Sanden® ou du Pulvermacher® qui sont mis sur le marché en raison de leur innocuité apparente, de leurs indications multiples et surtout de l'absence de réglementation. Parmi ces appareils, le Pulsocon® est un petit appareil de massage vibratoire inventé vers 1910 par Macaura, lequel se prétend docteur à Chicago.

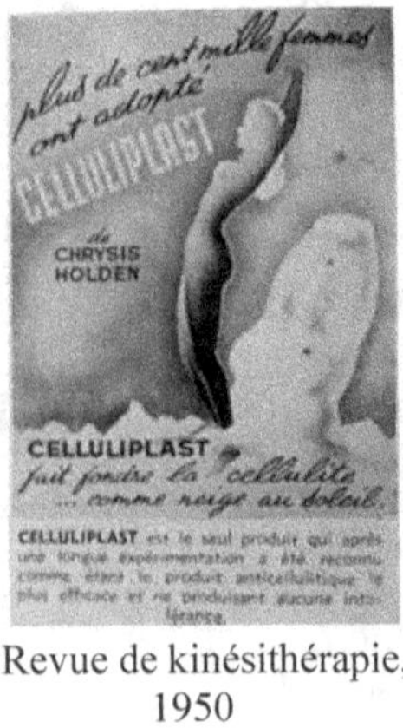

Revue de kinésithérapie, 1950

Il est destiné à lutter contre une grande variété de maladies, telles que anémie, bronchite, lombalgie, hémiplégie, goutte... Accusé d'exercice illégal de la médecine en 1912, Macaura est probablement masseur aux Etats-Unis ! A Paris, en 1915, cet appareil est au centre d'une expertise judiciaire, par le docteur Thoinot, afin de vérifier les assertions de son inventeur. Avec six médecins de son

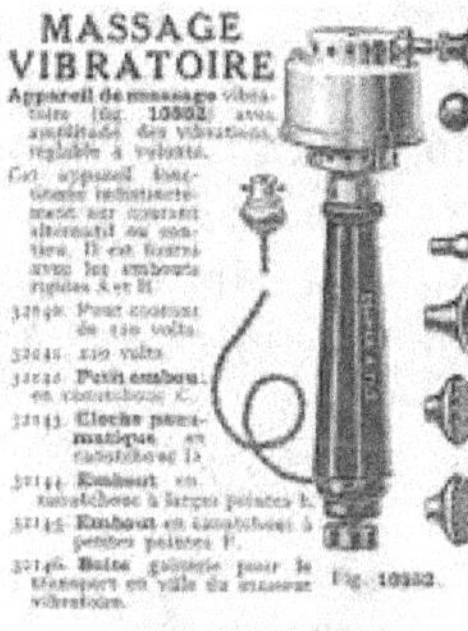

Drapier, 1924

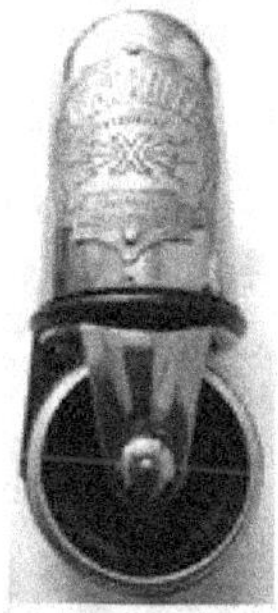

Pulsoconn®, Photo Petitdant 1930

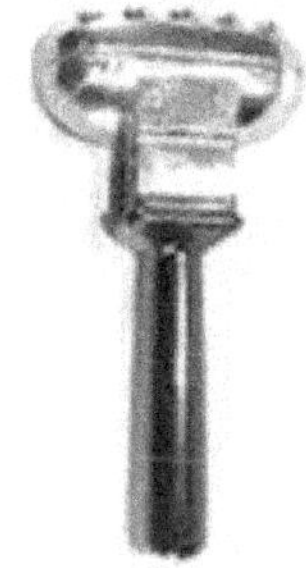

Thermoroller® Siemens, 1930

institut situé boulevard Haussmann, à Paris, il tombe sous le coup de l'article 16 de la loi du 30 novembre 1892 qui précise les personnes en situation d'exercice illégal de la médecine.

Les traitements par les métaux ou la métallothérapie externe par le port de bagues, de plaques ou de médailles ont un succès modeste, malgré l'utilisation d'objets métalliques de luxe magnétisés et la fascination exercée par les courants électriques, à l'aide d'une forte publicité. J. Baille, scientifique et industriel, exprime déjà sa prudence en 1868 : « Pour toutes les maladies, toutes les affections, de quelque nature qu'elles fussent, on se faisail élcctriser. Aujourd'hui encore, à chaque instant, apparaissent des inventions de ce genre. Ici on proclame des chaînes galvaniques ; là, des bagues électriques ; plus loin, des buses galvaniques, des ceintures, des brosses, des cravates, des sachets, doués des plus merveilleuses propriétés. Ce sont là des prétentions exagérées. »

Autant de situations qui poussent à se demander lequel des deux, l'appareil ou l'application relève du charlatanisme…

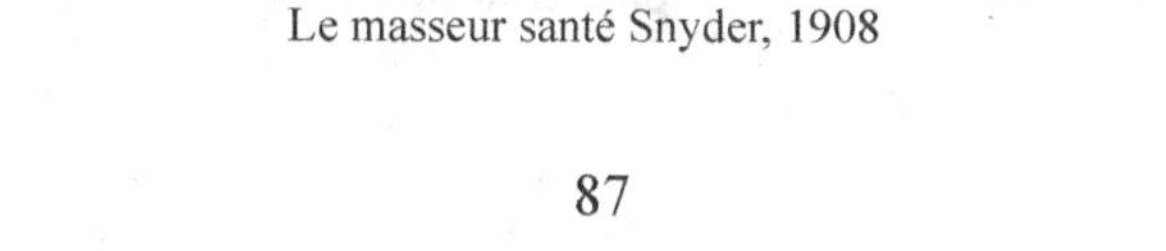

Le masseur santé Snyder, 1908

La vulgarisation s'empare facilement de ce qui est étiqueté massage, gymnastique, pourvu que la pratique soit autonome et qu'elle s'accompagne de la vente d'un appareil ! L'impuissance, l'obésité, la corrections des difformités sont des indications fréquemment rencontrées. L'allongement de la taille est aussi un domaine exploré, grâce à des appareils multiples trop séduisants.

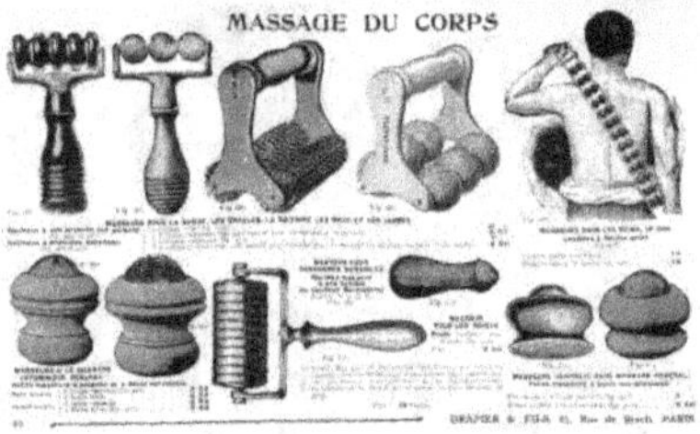

Drapier, 1911

Les appareils de mesure

Conjointement à l'évolution des nouveaux moyens de traitements, on assiste à un développement des appareils de mesures. Ce ne sont pas les effets immédiats du massage qui sont mesurés, mais l'évolution fonctionnelle engendrée et observée à long terme. Dans le domaine des traitements physiques, tels qu'ils sont pratiqués, la mécanique du vivant envahit les connaissances médicales, chez l'animal et chez l'humain, en toutes situations et en toutes circonstances. S'appuyant sur les travaux de Borelli (1608-1679), et en particulier sur son œuvre posthume de 1680, *De motu animalium*, de nombreux physiologistes et médecins étudient et mesurent les fonctions motrices dans des laboratoires où tout reste à faire.

Trois domaines sont à explorer : le déroulement du mouvement, la force musculaire et les amplitudes articulaires. L'industrie naissante permet de nouvelles créations techniques ; ainsi, le dynamomètre de W. Burq (1822-1884) est largement utilisé pour mesurer la force et accessoirement pour dépister les simulateurs.

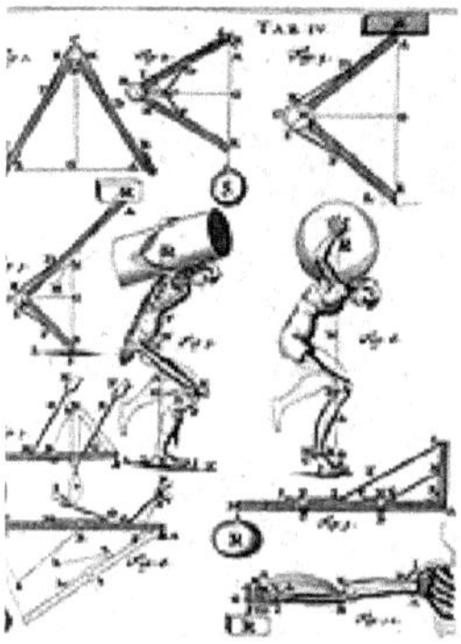

Borelli, 1685

Le goniomètre à branches, initialement utilisé chez les lapidaires pour mesurer les angles des cristaux s'adapte aisément à la mesure des amplitudes articulaires. Il est conçu comme un rapporteur, soit un demi-disque gradué en degrés, et dont l'invention est attribuée à Philippe Danfrie (1504-1606). Le docteur J. Camus, du service de physiothérapie du Grand Palais développe aussi son propre dynamomètre[26], utilisé outre-Manche.

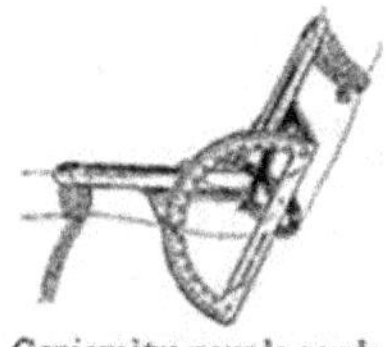

Goniomètre pour le coude, Grand Palais, 1917

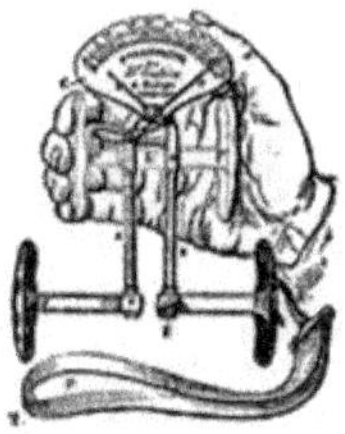

Dynamomètre de Duchenne, 1863

Quant au spiromètre, il est utilisé dans les écoles primaires et chez l'adulte pour dépister les anomalies du souffle, après les pleurésies, la tuberculose, les scolioses, le rachitisme, les paralysies respiratoires causées par la poliomyélite et surtout observées peu après la Deuxième Guerre mondiale. Plusieurs modèles de spiromètres apparaissent parmi lesquels celui, de Verdin, en 1880 ou le spiroscope de Pescher. Ils sont à l'origine de spiromètres-exerciseurs permettant la rééducation respiratoire, comme celui du docteur LG. Roy, celui de Pescher, de Bert, de Boulitte, de Tissot ou le pneumodynamomètre de Mathieu. En parallèle, la loi de 1898 sur les responsabilités des accidents du travail a renforcé le recours aux instruments de mesure d'amplitudes articulaires et de la force, utilisés cette fois par des non-médecins.

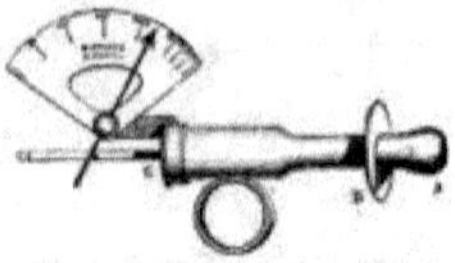

Pneumodynamomètre de Mathieu, 1873

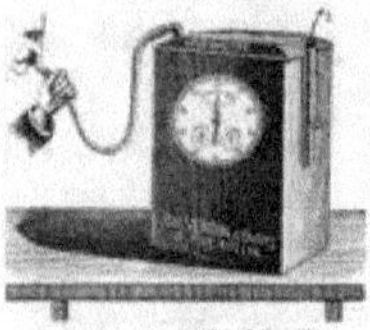

Spiromètre de Verdin, 1880

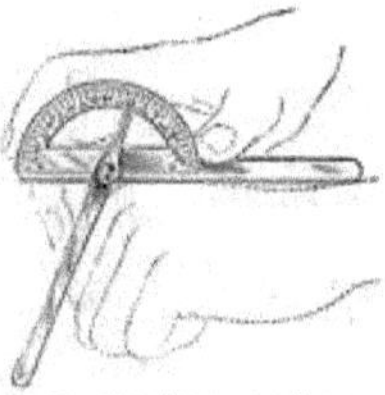

Goniomètre pour les doigts. Grand Palais. 1917

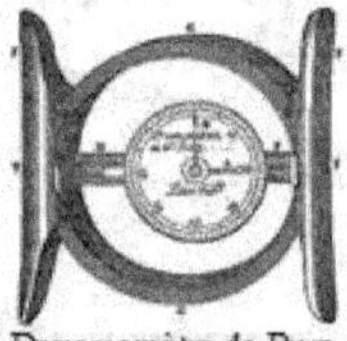

Dynamomètre de Burq, 1853

C'est en 1929 que l'on s'intéresse à la dextérité grâce à Moede ; mais ce sont surtout les psychologues qui utilisent son appareil, afin de tester la dextérité ou l'habileté gestuelle, grâce à d*es rondelles* enfilées sur un fil de fer tordu dans les trois dimensions.

Les deux lois de 1831, destinées aux blessés de la Guerre, ont permis d'établir l'échelle de gravité des infirmités de 1887 et d'élaborer le barème de 1915, modifié par celui de 1919.

Les préoccupations résident dans l'évaluation des progrès, avant et après traitement, mais aussi dans la fixation d'un montant d'indemnisation permettant d'apprécier les répercussions sur la vie sociale, afin de mieux orienter le blessé vers une rééducation professionnelle. Ainsi, en juin 1919, la perte d'un œil par blessure de guerre est évaluée à 25%, la perte de la force et une raideur articulaire[27] de 5 à 30%.

La gymnastique médicale

« Mais comment décider l'homme à faire de l'exercice ? Il n'y a pas seulement dans l'acte de marcher, de monter à cheval, de nager ou de ramer un effort physique considérable ; il y a aussi et surtout un effort moral. C'est l'esprit qui décide, entraîne et soutient le corps. Les hommes d'énergie sont des hommes de mouvement ! »

Guy de Maupassant,
Mont-Oriol, 1887.

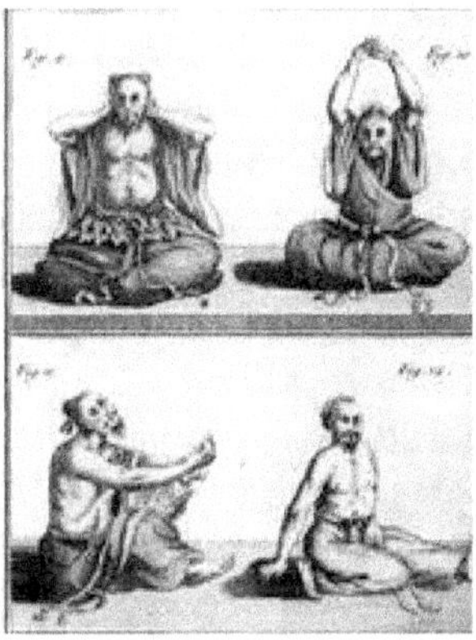

La tradition chinoise évoquée par le Père Joseph-Marie Amiot (1718-1793) en 1779 n'a qu'un succès modeste. Emanant d'une autre conception de la vie, les exercices du Cong Fou évoqués sont exécutés à titre préventif, assortis de l'énumération des maladies qu'ils guérissent, alors qu'en France, les traitements curatifs sont beaucoup plus prisés, jusque dans la fin du XIXe siècle.

Les premiers ouvrages sur la gymnastique médicale organisée apparaissent vers les années 1740. Malgré la nouveauté, peu de médecins suivent cette voie en raison d'un public peu réceptif et de faible effectif.

Une mécanique humaine

Deux médecins grecs, Hérodicos (Ve siècle avant JC) et son élève Hippocrate, ont précisé l'application de la mécanique humaine qui inspire bien plus tard bon nombre de médecins. C'est au XVIIIe siècle que Nicolas Andry de Boisregard (1658-1742), un médecin alors âgé de 83 ans, publie dans ce domaine un ouvrage novateur. En 1741, il propose un des moyens pour traiter les anomalies constitutionnelles des enfants. Son originalité est d'avoir pris en compte la correction des difformités et leur prévention, et pas seulement le maintien de la santé. Bien plus tard, en 1780, il est suivi par CJ. Tissot (1747-1826), qui se tourne vers la gymnastique dorénavant étiquetée *médicale*.

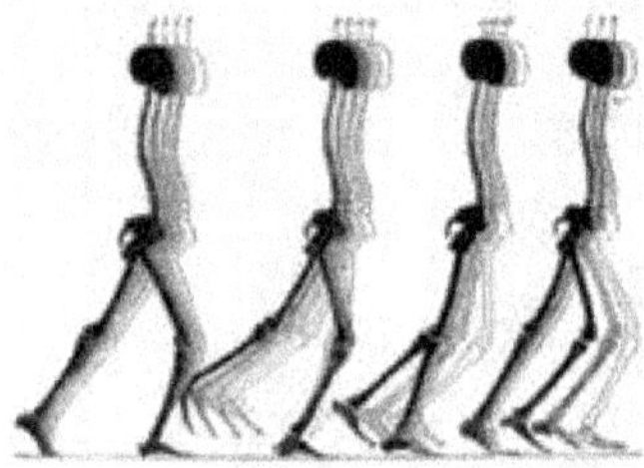

Muller, 1851

Mais, c'est un espagnol naturalisé français, Francisco Amorós (1770-1848) qui vulgarise une gymnastique très militaire, à la recherche d'une performance physique, reposant sur l'autorité du commandement et des exercices mécaniques. Pour ce faire, il ouvre un petit gymnase, rue d'Orléans, à Paris, peu avant 1814. Il accède, ultérieurement, à un plus grand local destiné cette fois aux sapeurs-pompiers de Paris. Son activité suscite des vocations et la conception de sa gymnastique, reconnue d'une grande utilité, gagne en popularité.

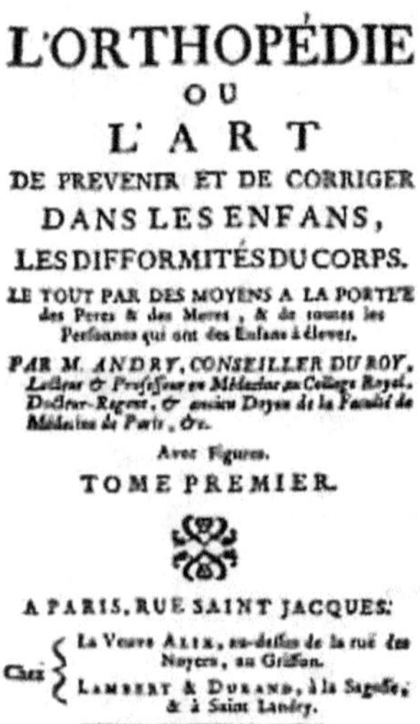

L'ORTHOPÉDIE
OU
L'ART
DE PREVENIR ET DE CORRIGER
DANS LES ENFANS,
LES DIFFORMITÉS DU CORPS.
LE TOUT PAR DES MOYENS A LA PORTÉE des Peres & des Meres, & de toutes les Personnes qui ont des Enfans à élever.
PAR M. ANDRY, CONSEILLER DU ROY, *Lecteur & Professeur en Médecine au College Royal, Docteur-Regent, & ancien Doyen de la Faculté de Médecine de Paris, &c.*
Avec Figures.
TOME PREMIER.
A PARIS, RUE SAINT JACQUES:
Chez La Veuve Alix, au-dessus de la ruë des Noyers, au Griffon.
Lambert & Durand, à la Sagesse, & à Saint Landry.
M. DCC. XLI.
AVEC APPROBATIONS ET PRIVILEGE DU ROY

Mais la gymnastique peine à s'installer en France. Elle est surtout utilisée pour fortifier les soldats, mais aussi les jeunes enfants et ainsi encourager l'éclosion des pratiques sportives volontaires en faveur de cette gymnastique médicale.

C'est dans ce sillage, que sont créées les sociétés de gymnastique, peu après 1850, comme la *Germania,* en 1865, à Reims - connue comme le berceau de la gymnastique - à l'initiative de membres suisses et allemands de l'industrie et du commerce local.

A cette même période, les médecins s'intéressent à l'hygiène des ouvriers dans les usines. Un nouveau champ de pratiques apparaît avec des ouvrages de physiologie concernant le travail musculaire, l'effort à fournir suivant les tâches à accomplir, l'exercice physique. Grâce aux travaux de J. Marey (1830-1904), professeur au Collège de France, de G. Demenÿ (1850-1917), préparateur à la station physiologie du Collège de France et de F. Lagrange, médecin thermal à Vichy, les conséquences de certaines pathologies sont évoquées avec précision. Les applications présentées sont nombreuses et l'impact sur la santé séduit d'autant plus que les moyens à mettre en œuvre sont simples et facilement réalisables.

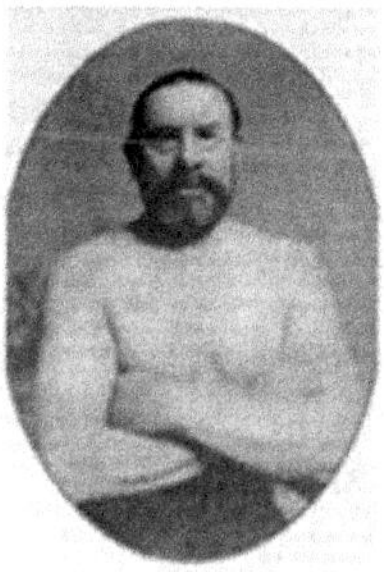

N. Laisné, à 75 ans
1909

Secondairement, ces études permettent d'envisager le traitement des déficits constatés, y compris chez l'enfant. En mai 1906, la commission interministérielle de gymnastique aborde *l'effet correctif* qui est obtenu grâce aux attitudes actives de redressement visant les muscles du dos et de l'abdomen et corrigeant les mauvaises habitudes scolaires[28].

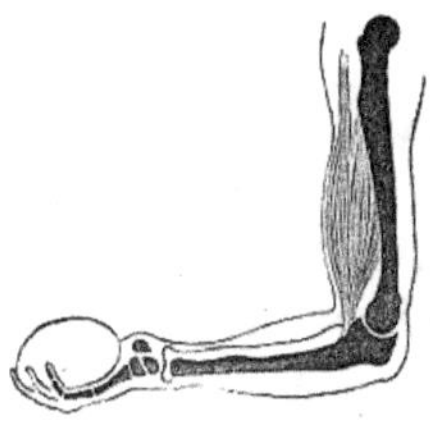

Dalton, 1875

Une gymnastique militaire et médicale

Nicolas Andry est sans aucun doute un précurseur en proposant une gymnastique préventive et curative, donc adaptée aux situations médicales, tout en fixant des limites.

Mais faute d'avoir convaincu ses confrères réticents aux progrès scientifiques dans ce domaine, c'est seulement dans les années 1840 que réapparaît la gymnastique, de façon codifiée et avec des indications plus précises, à visée médicale.

Et on doit à un professeur de gymnastique, Napoléon Laisné (1810-1896), l'initiative d'une gymnastique à l'hôpital, orientée vers la maladie neurologique. Toujours très militaire dans son commandement et ses exercices, elle est destinée initialement aux jeunes filles choréiques. Il construit le gymnase de l'hôpital de la Salpêtrière (1849), celui des Enfants-Malades, en 1851, avec l'aide de ces patientes et pousse à la création dans plusieurs hôpitaux, Bicêtre (1854), les Enfants-Assistés (1861), devenu en 1942, l'hôpital Saint-Vincent de Paul.

Il emprunte les principes gymniques de Ling (1776-1839), un gymnaste suédois, qui marque une coupure avec la gymnastique d'Amoros (1770-1848) et il s'inspire aussi des études réalisées en 1846, par Récamier (1774-1852). Pour faire la preuve de l'efficacité de la gymnastique, le docteur Germain Sée (1818-1896), membre de l'Académie de médecine, compare alors le traitement par la gymnastique seule avec celui qui associe les bains de strychnine. Il constate la supériorité des exercices physiques, avec des effets durables. C'est l'une des rares études de cette pratique dans ce domaine.

Dans cet élan des nouveautés thérapeutiques apparues, de nombreuses thèses de médecine sont soutenues sur ce sujet, à cette période, mettant en évidence les bienfaits constatés sous la forme de bilan.

Le courant médical qui s'installe ne laisse pas indifférent les philosophes qui s'emparent timidement de cette gymnastique, objet d'étude, sur lequel Bergson écrit en 1900 : « Les attitudes, gestes et mouvements du corps humain sont risibles dans l'exacte mesure où ce corps nous fait penser à une simple mécanique. »

Rodolphe Trachet (1881- ?) débute en tant que professeur et instructeur à l'école de gymnastique du docteur Desbonnet, (1868-1953), en 1901. Puis, il exerce à Angers en 1912, à la demande d'un industriel qui souhaite lutter contre l'alcoolisme et la tuberculose de ses employés. Blessé lors de la Première Guerre mondiale, Trachet intègre alors le centre de physiothérapie du Grand Palais. Ses compétences reconnues sont alors mises à contribution. Sa contribution à la gymnastique médicale le pousse à la confection de moulages anatomiques réalisés aussi par quelques-uns des 40 masseurs en activité[29]. Ils s'accompagnent de planches d'exercices réalisées avec l'aide de Gabriel Maucurier (1882-1953), lesquelles sont destinées à assurer la formation des masseurs pour élaborer les traitements proposés aux blessés. En 1917, il propose un programme d’entrainement physique à l’usage des soldats de la classe 17 et en octobre 1918, démobilisé il devient directeur de la salle de culture physique du Ministère de la Guerre, rue Saint-Dominique, à Paris. Après la Guerre de 14-18, R. Trachet reprend ses activités et achève sa carrière comme inspecteur de l’éducation physique dans les écoles de la ville de Paris, à partir de 1931. Quant à G. Maucurier, il est fait chevalier de la Légion d’honneur en janvier 1935 pour services militaires et civils.

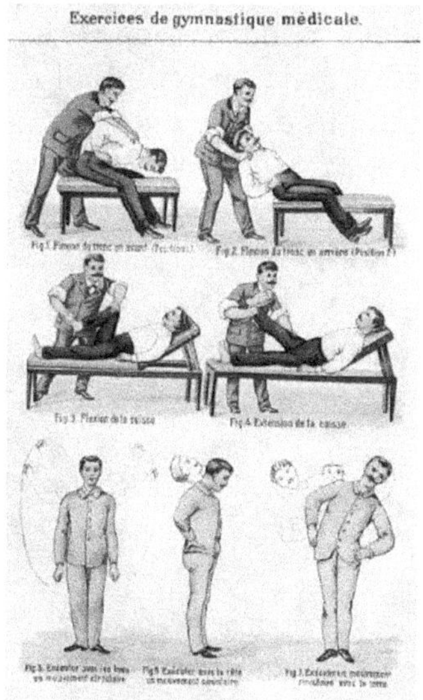

Mais, gymnastique médicale et mobilisation articulaire sont souvent interchangeables dans l’exécution, au point de voir l’une ou l’autre réalisée par des infirmières et/ou des religieuses faisant fonction et le plus souvent sans distinction dans les écrits médicaux. Cependant, ces pratiques se démarquent lentement de l’aspect militaire connu, en raison de la rudesse des exercices, malgré des vertus bienfaisantes, appréciées dans les lycées.

Les gymnases connaissent une période d’évolution marquée, grâce aux choix des méthodes, au contrôle médical, à la préparation physique et à la gymnastique scolaire obligatoire qui se diversifie. Elle devient alors successivement *médicinale*, *médicale*, *chirurgicale*, *rationnelle*, *raisonnée*, *hygiénique*, suivant les époques et les publics auxquels elle s’adresse, puis

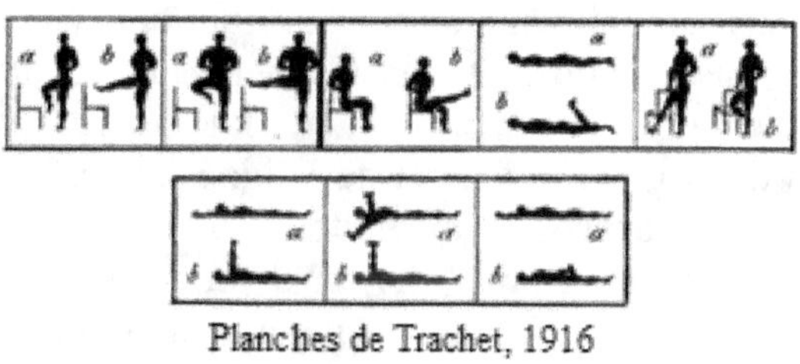

Planches de Trachet, 1916

plus tard *scientifique*. Mais, elle est aussi *de chambre*, *athlétique*, *militaire* ou *esthétique*. La gymnastique à visée corrective, dont l'application remonte au milieu du XIXe s, se concrétise en 1947, lorsque l'enseignement est confié initialement aux professeurs d'éducation physique[30]. Une spécialisation de cette gymnastique s'est donc opérée au fil du temps, à la recherche de nouveaux champs de pratique.

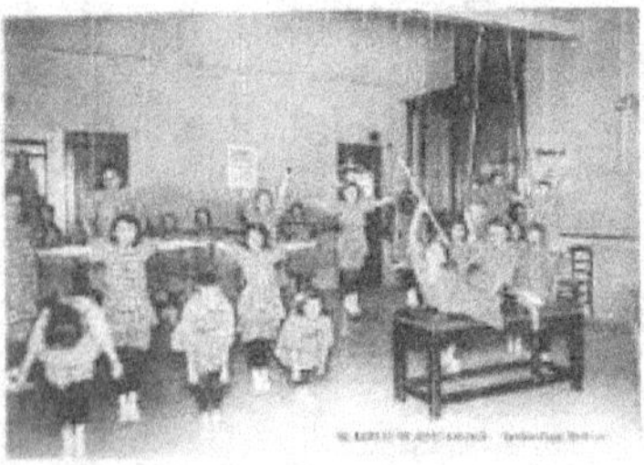

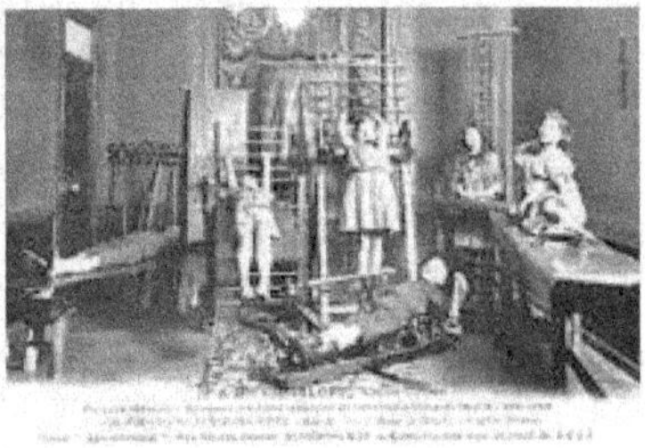

Elle est destinée à améliorer les facultés intellectuelles chez des enfants admis en institut et étiquetés *convalescents ou faibles*. La prise en charge des malformations de naissance ou de croissance devient rapidement un nouveau centre d'intérêt, car elle permet de limiter l'importance des séquelles à l'âge adulte.

De la sorte, les déviations de la colonne vertébrale, les malformations des membres, les pieds bots bénéficient des soins des masseurs, qui ont recours au massage, aux mouvements articulaires, aux appareils de correction, avant et après les interventions chirurgicales.

Les professeurs d'éducation physique lorgnent du côté de cette gymnastique médicale. Leur formation supérieure - ils sont titulaires du baccalauréat ou du brevet supérieur - les avantagent très nettement, au regard des masseurs, mais ils refusent la tutelle médicale, bien qu'empiétant sur les attributions historiques des masseurs médicaux et des gymnastes médicaux. En 1936, à leur initiative, ces professeurs envisagent une réorganisation des formations de la gymnastique et de la kinésithérapie, déjà ainsi nommée, avec un accès à l'université.

Destinée à lutter contre l'oisiveté, proposée dans un but d'amélioration de la performance humaine, mais aussi dans un

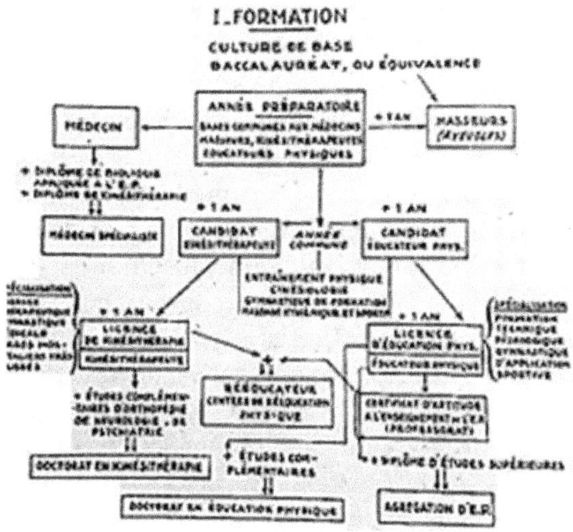

but esthétique, la gymnastique a permis, très tôt, la reconnaissance de l'homme en santé. Les innovations vont jusqu'à montrer les effets mesurés par une échelle graphique fixée au mur et la publicité fait appel au comparatif « avant/après », non encore réglementée. Bien que convoitée par plusieurs groupes de professionnels, cette gymnastique est l'objet d'enjeux

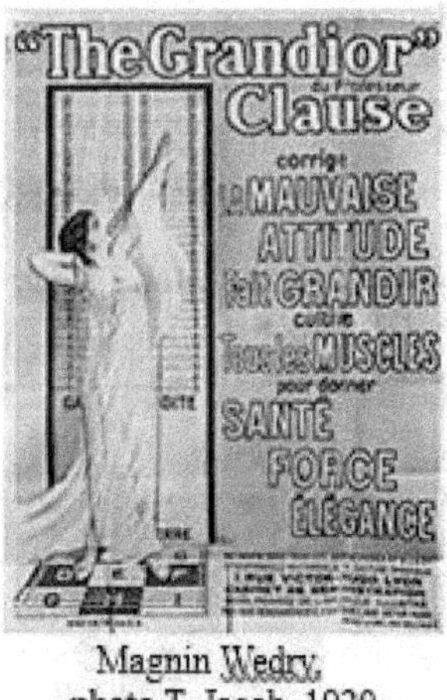
"The Grandior"
Clause
corrige
la MAUVAISE
ATTITUDE
fait GRANDIR
cultive
Tous les MUSCLES
pour donner
SANTÉ
FORCE
ÉLÉGANCE

Magnin Wedry,
photo T. Jacob, 1920

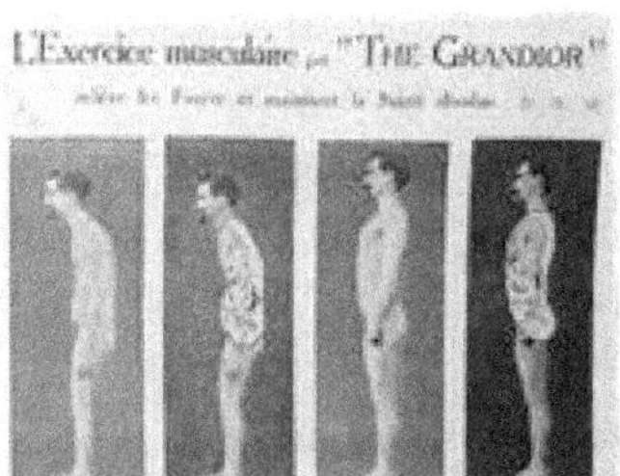

médicaux, sociétaux et politiques, mais aussi honorifiques, à différentes époques.

Les médecins s'emparent officiellement de la gymnastique et cherchent à contrôler celle enseignée, y compris chez les sportifs toujours à des fins de médicalisation. De la sorte, ils contrôlent les pratiques dévolues aux masseurs médicaux, aux moniteurs et aux professeurs d'éducation physique et ils sont alors les seuls à publier leurs travaux dans ce domaine, jusqu'en 1936.

Les objectifs visés se proposent de développer les faibles, de corriger les déformés, d'améliorer les fonctions vitales, dans une démarche curative et préventive. Jusque dans les années 1940, la mobilisation articulaire active est associée, à la gymnastique médicale et parfois confondue.

Cependant, lorsque le patient ne peut pas effectuer seul le mouvement, une aide est la bienvenue. Et ce sont les masseurs et les infirmières qui s'acquittent de cette tâche, en toute légitimité comme le permet officiellement le décret de 1922 qui crée le diplôme d'infirmière.

On s'intéresse alors à l'attitude corporelle, aux muscles, à la souplesse et à la force, qui génère la santé, sans oublier l'élégance. Quant à la gymnastique respiratoire, dont l'intérêt croît, à l'issue du Congrès international de l'éducation physique de mars 1913, la position du docteur G. Rosenthal, Président de la Société de Kinésithérapie, est claire : « A la phase d'éducation, tant que le sujet commet des fautes quantitatives et qualitatives de physiologie respiratoire, la main est au médecin et uniquement au médecin ; cela est évident. A la phase de maintien, le sujet pourra exécuter lui-même les exercices déterminés par le médecin, avec ou sans aide d'un instructeur. La surveillance médicale persistera comme contrôle, à intervalles déterminé par le médecin. » La gymnastique médicale auto-pratiquée est officialisée, sans tenir compte des freins liés à son application, c'est-à-dire sa nouveauté dans le champ des pratiques, l'auto-correction qui suppose des connaissances en anatomie et en physiologie, sans oublier la motivation dont on ne sait rien.

L'introduction du spiromètre, diffusé par Hutchinson en 1845 et du dynamomètre, inventé par Régnier en 1798, donnent un caractère médical à cette gymnastique dorénavant inscrite dans les programmes à l'école, au collège et au lycée et renforcent ainsi l'action médicale au sein des associations sportives. Le dépistage des déviations vertébrales est l'objet d'une fiche d'évaluation destinée à apprécier l'efficacité des exercices.

Ainsi, la présence du médecin dans les activités sportives scolaires est marquée dans la prise en compte des fonctions vitales de base et par la publication d'ouvrages, qui font le lien entre médecine et sport : « La respiration dans les sports » par le docteur M. Bellin du Coteau (1883-1938), « Du rôle du médecin dans l'éducation gymnastique de l'enfant et comment l'y préparer », par le docteur Chauvois. La prise en compte de la pédagogie n'est pas absente non plus « De l'enseignement de la gymnastique dans les écoles », par le docteur H. Nadaud ou « De l'éducation physique dans les écoles primaires des grandes villes » par le docteur Fouineau, médecin inspecteur des écoles de Paris.

Afin de marquer la partition entre ces différents groupes de praticiens, un professeur de gymnastique propose un modèle de formation entre médecins, masseurs, kinésithérapeutes, dont la filière s'achève par un doctorat et pour les éducateurs physiques, par une agrégation.

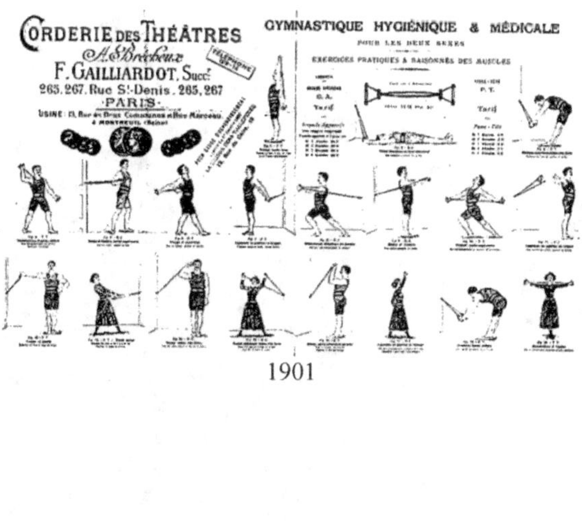

1901

La mécanothérapie

« Il ouvrit une porte qui donnait sur une vaste salle où étaient alignés des instruments bizarres, de grands fauteuils à jambes de bois, des chevaux grossiers, en sapin, des planchettes articulées, des barres mobiles tendues devant des chaises fixées au sol. Et tous ces objets étaient armés d'engrenages compliqués que faisaient mouvoir des manivelles ».

G de Maupassant,
Mont-Oriol, 1887.

Des pratiques issues de l'industrie ?

Et tout devient mécanique ! Témoin de son temps, narrateur soucieux du détail de la vie quotidienne, Guy de Maupassant décrit les traitements médicaux en abordant, dans le détail, cette transformation à l'origine de leur réputation et de leur succès.

La mécanothérapie est une invention novatrice qui associe les principes de la mécanique humaine et les progrès techniques encore inédits dans une société en voie de mécanisation. Actionnés par le malade lui-même, les appareils proposés permettent de recouvrer les amplitudes articulaires, d'augmenter rapidement la masse d'un muscle, son volume et sa contraction, de développer un système vasculaire adapté et d'apprécier la capacité du blessé à travailler en autonomie. L'innovation consiste dans l'assistance au mouvement d'un membre pour traiter les dysfonctionnements articulaires.

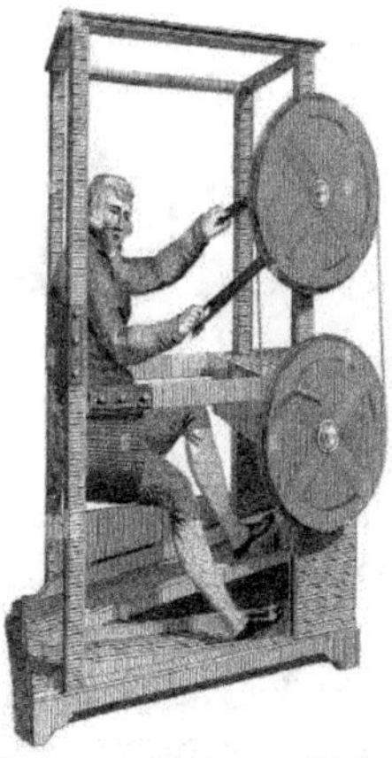

Le gymnasticon, 1781

Le travail en autonomie, parfois jugé trop important, tout comme le mouvement passif qui le caractérise, en fait un traitement universel critiqué, du moins à une certaine époque et durant quelque temps. C'est dans les années 1850 que la mécanothérapie prend place dans le processus des soins alors que l'industrialisation devient un puissant facteur d'évolution dans tous les domaines. La mécanothérapie de guerre permet son emploi dans toutes les circonstances, grâce à une construction des appareils avec des matériaux de récupération, planches, cordes, roues de vélo, sacs de sable, machines à coudre, ressorts de sommier... Si le patient s'approprie la méthode sans difficulté, c'est en raison de sa facilité d'utilisation, mais c'est dans ses principes qu'elle est contestée.

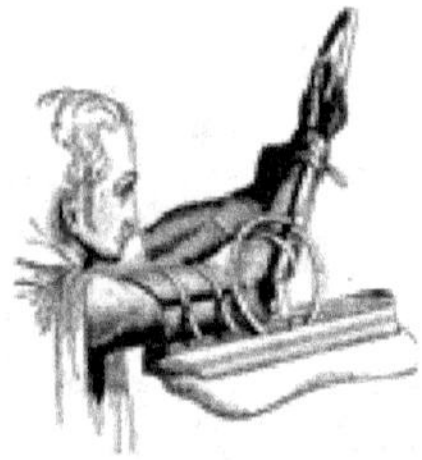

A Bonnet, 1853

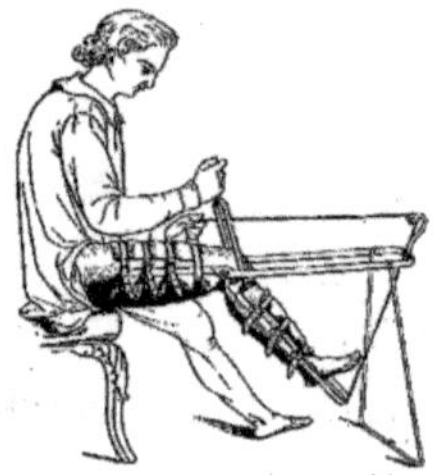

A. Bonnet, 1853

Les médecins deviennent rapidement adeptes de ce qu'ils appellent le mécanomorphisme, soit une attribution de caractéristiques mécaniques au fonctionnement de l'être humain.

L'initiateur médical en France de cette pratique devenue populaire est probablement Amédée Bonnet à Lyon. Peu avant les années 1850, ce chirurgien propose des appareils, nettement moins encombrants, d'emploi plus facile et moins onéreux que ceux en provenance de Suède, berceau reconnu de la gymnastique, y compris mécanique !

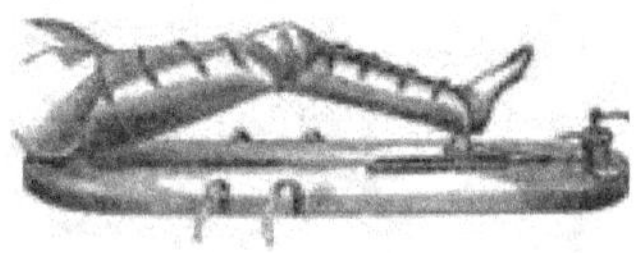

Appareil de Louvrier, 1890

En 1841, le docteur Louvrier, de Pontarlier, invente un instrument préparatoire à la mécanothérapie, c'est-à-dire un procédé de fixation mobile destiné à rompre les adhérences constatées dans l'ankylose, tout comme d'autres le proposent. Et, quelques années plus tard, le docteur A. Bonnet associe l'anesthésie dans cette forme de traitement, afin de faciliter le mouvement après le réveil. Cette méthode et les appareils se développent vers 1857, afin de rendre accessibles les traitements par le mouvement au plus grand nombre de patients, de surcroît en autonomie. Gustaf Zander, l'inventeur suédois s'installe à Stockholm en 1865 à l'Institut médico-mécanique qui sert de modèle à l'hôpital public et dans les établissements privés. En pratique, ces appareils permettent de mieux contrôler les traitements par le mouvement, car à cette époque il n'existe pas - en France - de personnels officiellement habilités, autres que les médecins, pour les appliquer…

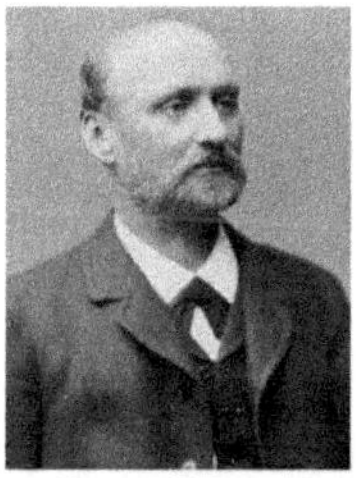
Gustaf Zander, 1890

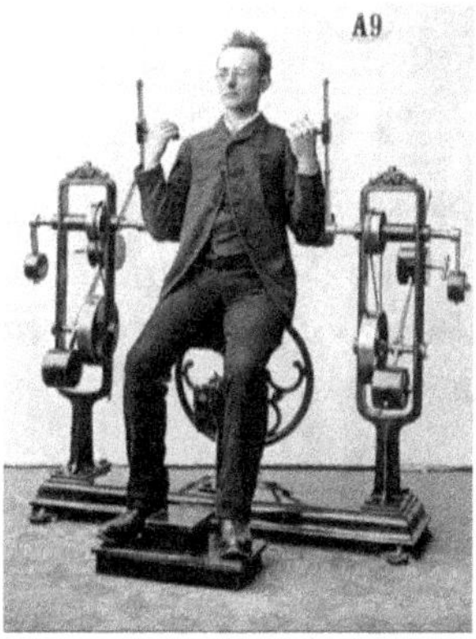

Appareil de Zander, 1875

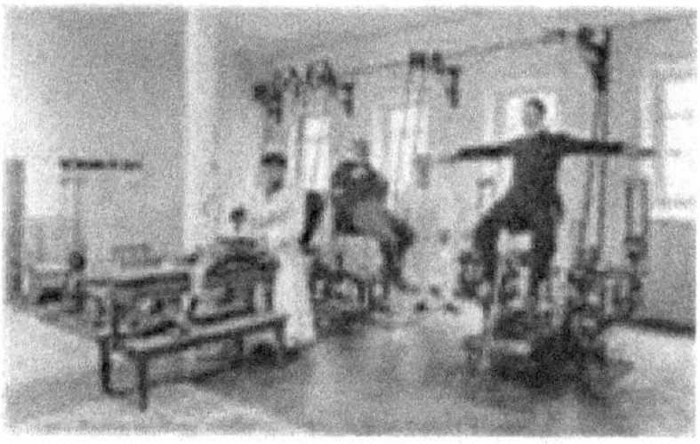

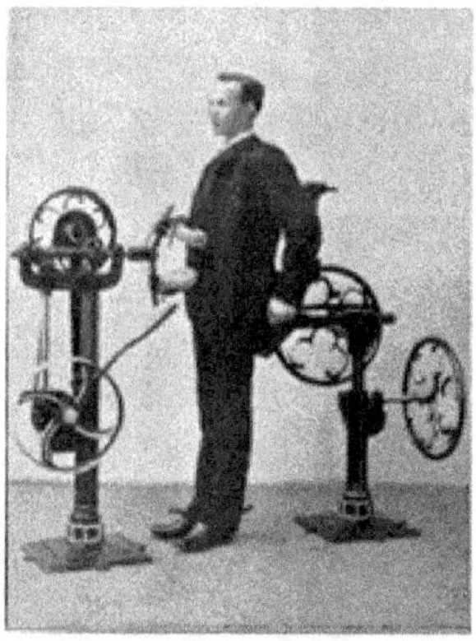

Les établissements Göranssons Mekaniska Verkstad ont le monopole de la fabrication des appareils de G. Zander et le développement de cette forme de gymnastique mécanique est l'objet d'une cotation boursière. Les concurrents apparaissent rapidement : Hellas, à Berlin, Rossel et Schwartz à Wiesbaden avec ses appareils de la série Hertz. D'autres fabricants n'ont pas le même succès commercial et leurs appareils sont proposés à la location.

Au nombre de 73, ceux de G. Zander permettent tous les mouvements des articulations, y compris les mouvements respiratoires, commandés par le malade ou provoqués de façon passive.

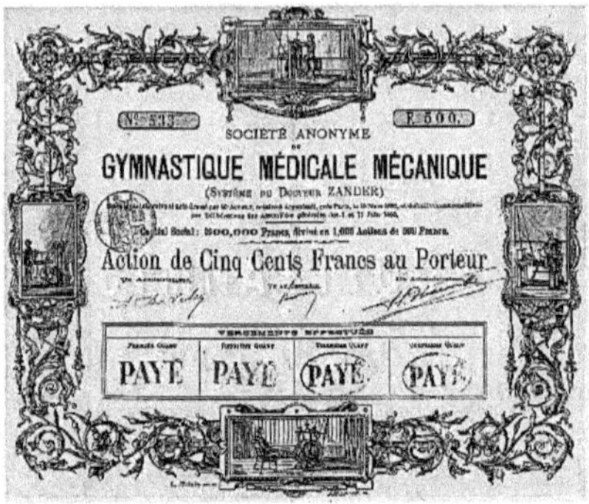

Afin de pouvoir plus facilement se repérer, les appareils associés aux mouvements sont tous référencés à l'aide de lettres et de chiffres, dédiés à un mouvement spécifique. Grâce à cette forme de rééducation, G. Zander, professeur agrégé de gymnastique médicale à Stockholm en 1880 montre l'intérêt de sa méthode et de ses appareils dans de nombreuses affections, y compris les maladies du cœur. Il affirme que ses machines peuvent remplacer le médecin et son aide…

La méthode repose sur un principe analytique qui vise à décomposer le mouvement et qui cherche à éviter les synergies, c'est-à-dire les associations de mouvements. Pour cela, il est indispensable d'empêcher le mouvement des autres articulations susceptibles de faciliter l'effet recherché. Ces compensations ou ces suppléances sont liées soit à la douleur, soit à une limitation de l'amplitude articulaire, d'où l'intérêt et le rôle d'un assistant du médecin pour assurer un exercice dans de bonnes conditions. Du fait d'un mouvement à l'aspect trop mécanique de la machine, étiqueté aussi de brutal, beaucoup de médecins préfèrent le recours à un praticien expérimenté, plus fin dans l'exécution du travail attendu.

Afin de remplacer la machine avec profit, le masseur doit être capable d'appliquer différentes formes de travail musculaire. On

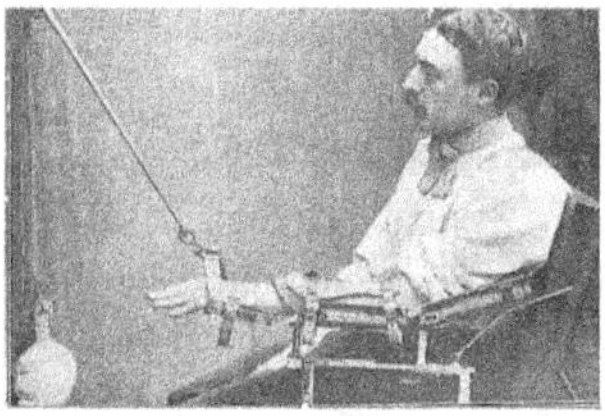

Traction de la main rétractée,
Somen, 1915

décrit alors le mouvement à employer : actif, actif avec résistance, passif encore appelé involontaire, dont l'un des aspects est la traction continue du membre, réalisée dans l'axe choisi de façon uniforme et prolongée. Une des variantes de cette méthode est le massage appelé vibratoire qui consiste en des mouvements articulaires imposés, rapides, de faible amplitude. L'originalité de cette pratique réside dans le fait qu'elle propose une forme de traitement capable de supplanter les contraintes liées à la mécanothérapie en utilisant un geste manuel codifié, dont la résistance doit être progressive et la durée inférieure à 30 minutes.

Assister ou remplacer le médecin est un débat qui alimente la critique et pose la question du pourquoi avoir recours à des machines en dehors de l'exercice physique, naturel, éventuellement aidé manuellement ?

Si G. Zander soigne les séquelles de fractures et de luxations, les entorses, les ankyloses, les scolioses et toutes les lésions qui gênent le bon fonctionnement articulaire, sa méthode lui permet aussi de développer et d'entretenir la vigueur corporelle, tout en luttant contre les infirmités. Le succès de ces appareils s'affirme, mais bien avant la Guerre de 14-18, ses détracteurs contestent cette pratique non adaptée réellement aux situations rencontrées dans les maladies articulaires, musculaires, neurologiques, cardiaques et pulmonaires qui nécessite une surveillance permanente, freinant les espoirs envisagés.

Ainsi, la mécanothérapie ne doit pas être vue comme l'ancêtre de la kinésithérapie, mais bien comme une évolution de pratiques déjà connues et implantées dans le domaine de la rééducation, compte-tenu des initiatives françaises antérieures encourageantes. Pour P. Cololian, médecin militaire, chef du Centre de physiothérapie de Versailles, parlant de la mécanothérapie, il convient de « Ne pas laisser dépendre le fonctionnement, et partant le résultat de la volonté du soldat. » Dès lors, cette tâche est dévolue à du personnel d'assistance. Trois infirmiers-masseurs traitent 800 patients, alors qu'il en faut

50 ! Seulement 40 blessés sont soignés chaque jour et il est impossible d'évaluer force, rapidité, amplitude, fatigabilité, progrès et incapacités. Néanmoins, les établissements thermaux et orthopédiques privés s'équipent poursuivant l'opportunité de regrouper les différentes formes de traitement en physiothérapie, dans un même souci d'une chaîne de traitements regroupée et d'un contrôle plus facile. A l'hôpital du Grand Palais, ainsi sont réunis en un même établissement, l'atelier des moulages, celui des appareillages, la salle de balnéothérapie, la thermothérapie, la mécanothérapie, l'électrothérapie, mais aussi le gymnase.

Dans les années 1910, les catalogues de matériel médical consacrent plusieurs pages à ces appareils mécaniques qui vont connaître une expansion considérable durant la Première Guerre mondiale.

Une mécanothérapie de guerre

En 1899, le docteur Lagrange (1845-1909), médecin à Vichy, définit la mécanothérapie comme : « ...l'art d'appliquer à la thérapeutique et à l'hygiène certaines machines destinées à provoquer des mouvements corporels méthodiques dont on a réglé d'avance la forme, l'étendue et l'énergie. »

Malgré les faveurs éprouvées pour ce matériel, les services de santé français se heurtent à un écueil important, car la fabrication de G. Zander est achetée par les Allemands peu avant la Guerre de 14-18 ; la mécanothérapie française de substitution apparaît rapidement dans les hôpitaux militaires, grâce aux appareils universels de Champtassin, agréés par le Ministère de la guerre. L'arthromoteur ainsi construit convient pour la plupart des articulations. Cette période favorise l'essor de cette innovation et sa diffusion est favorisée grâce à une demande forte, à un coût modéré, mais surtout facilement applicable. Pour limiter les conséquences de ce manque de matériel, les

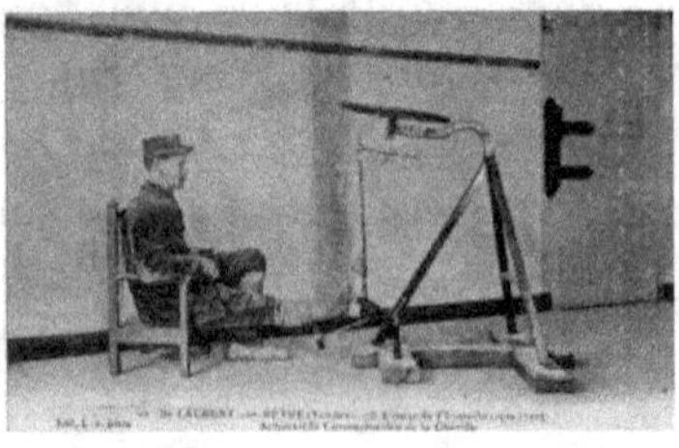

médecins doivent alors improviser par la construction parfois souvent très artisanale d'appareils confectionnés avec des matériaux de récupération. C'est en 1912, lors du 4e Congrès de physiothérapie qu'émerge le médecin-mécanothérapeute, identifié comme prescripteur et comme exécutant, lui permettant ainsi d'assurer une meilleure orientation thérapeutique des blessés. Ephémère, cette appellation disparaît en 1917.

En cette période de guerre, on s'intéresse de façon précise au corps souffrant et de façon plus importante. Désormais, mieux pris en compte, le blessé est soigné, réparé, mesuré, son corps entretenu. Cependant, il n'est pas encore totalement libéré, car les images des mouvements gymniques, exercés à visée médicale, présentent un soldat en uniforme, avec le képi ou en tenue de ville…c'est-à-dire avec un patient encore très habillé, ce qui gêne l'exécution et la surveillance des mouvements.

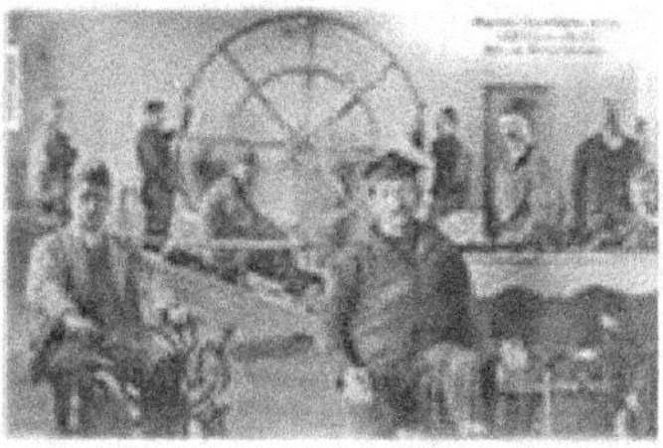

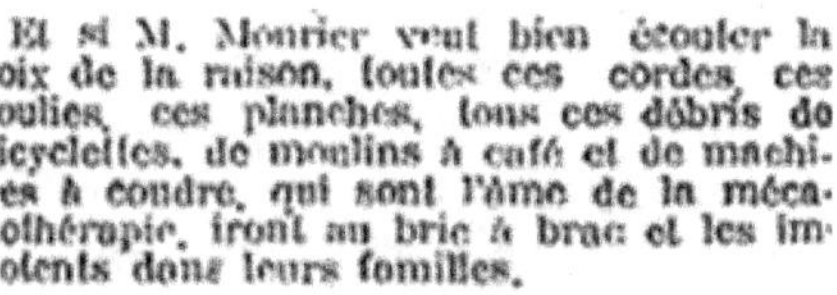

Et si M. Monrier veut bien écouter la voix de la raison, toutes ces cordes, ces poulies, ces planches, tous ces débris de bicyclettes, de moulins à café et de machines à coudre, qui sont l'âme de la mécanothérapie, iront au bric à brac et les impotents dans leurs familles.

Journal des mutilés, 1918

Il n'empêche ! Les résultats sont bien réels. En 1914, P. Cololian évalue ses résultats très bons à 50%. En 1916, J. Camus montre que 80% des blessés sont guéris, grâce à la mécanothérapie, certes associée au massage et à l'électrothérapie. Malgré les nombreux succès, concernant les blessés de la Première Guerre mondiale, la mécanothérapie est toujours contestée ! A Vichy, en 1915, le docteur Lachaud dénonce la durée insuffisante de traitement sur les appareils, fixée à 20 minutes, en raison du manque de personnel. Sur le principe, la mécanothérapie est accusée d'avoir transposé abusivement les règles de la gymnastique de Ling, car cette dernière s'adresse à des organismes sains et que son utilisation repose sur des bases physiques empiriques erronées. De fait, la biomécanique humaine fait une entrée en force dans le panorama des solutions thérapeutiques ! Dans les ankyloses, en

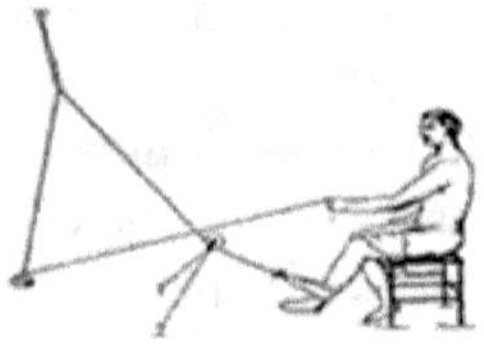

Mécanothérapie de guerre, 1915

1916, Auguste Broca (1859-1924) critique ceux qui abusent de la mécanothérapie, alors que la main permet l'appréciation du mouvement. Il en vient à méconnaître ses effets en prônant la convalescence « bien comprise » et de dénoncer les malades qui s'éternisent dans les centres de physiothérapie. J. Brousses accuse les soldats de fuir la mécanothérapie dans la crainte d'une guérison trop rapide, lesquels entretiennent la rumeur d'une perte de leur pension d'invalidité. Dans son laboratoire du Conservatoire National des Arts et Métiers, Jules Amar (1879-1935), directeur et chercheur, montre que sur des blessés de la guerre, le recours à des appareils rotatoires munis d'un régulateur de vitesse sont nettement préférables à la mécanothérapie. En 1917, Charles Nordmann (1881-1940) astronome, évoque la mécanothérapie : « L'accumulation de tous ces engins bizarres donne un peu, et bien à tort, l'impression de je ne sais quelles chambres de tortures médiévales. Qui de nous n'y a vu, admiré... et peut-être plaint un peu, nos blessés tournants et s'agitant sur place parmi ces étranges instruments, comme des écureuils dans leur cage grillagée, l'esprit et le corps tendus dans un fatigant effort ? »

Perçue initialement comme une panacée, la mécanothérapie n'est en réalité qu'une étape dans le processus de guérison. Son utilisation décroît progressivement de la fin de la Première Guerre mondiale jusque dans les années 1960, supplantée par un travail manuel réalisé par des personnels de métier, les masseurs médicaux, puis par les kinésithérapeutes, dont le nombre augmente régulièrement en raison des besoins. Une adaptation fine du mouvement est ainsi réalisée.

« Cependant, même en France, on ne méconnaît pas la puissance de la thérapeutique mécanique, mais on subit la pression de l'opinion publique ; il suffirait de la parole d'une grande autorité scientifique pour mettre fin à cette proscription. »

L. Petit. Nouvelles publications sur le massage, 1884

« A la première électrisation qui fut faite vers la mi-juin 1764, je plaçai la bouteille électrique dans l'une de ses mains ; ses doigts l'abandonnèrent à l'instant, mais ayant saisi le moment favorable pour lui donner la commotion, quoiqu'il ne put empoigner la bouteille qu'à demi, il n'en ouvrit pas moins la main , qu'on lui vit refermer tout de suite, aussi involontairement qu'il l'avoit ouverte par la violence de la commotion. »

Gardane
Conjecture sur l'électricité médicale, Journal des sçavans, février 1769.

Le recours à l'électricité dans le traitement des affections est né de l'observation de la foudre, tant redoutée et de certains animaux qui électrisent leur proie pour se nourrir. C'est le cas du poisson torpille, mais aussi du gymnote ou *electrophorus electricus* que Galien évoque contre les maux de tête et contre la goutte.

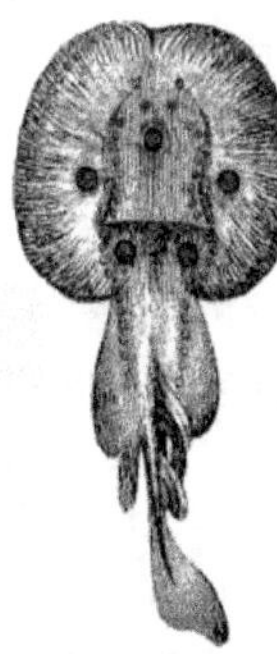

Raie torpille,
1798

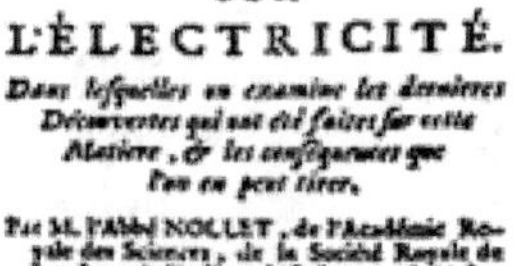

LETTRES
SUR
L'ÉLECTRICITÉ.
Dans lesquelles on examine les dernières Découvertes qui ont été faites sur cette Matière, & les conséquences que l'on en peut tirer.
Par M. l'Abbé NOLLET, de l'Académie Royale des Sciences, de la Société Royale de Londres, de l'Institut de Bologne, & Maître de Physique de Mgr. le Dauphin.

Les premières expérimentations reproductibles sont réalisées par l'abbé Nollet[31] et l'électrothérapie connaît rapidement des heures de consécration pour plusieurs raisons. D'une part, elle est

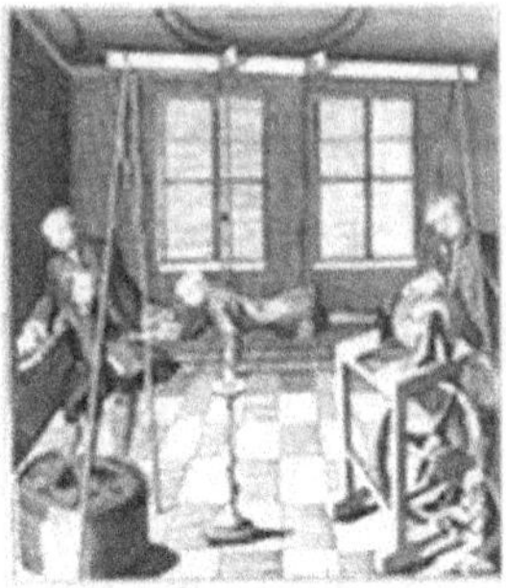

CA. Hausen, 1743

issue directement des découvertes d'esprits érudits et elle est rapidement utilisable chez l'être humain, bien que non palpable. D'autre part, ses effets instantanés spectaculaires finissent par convaincre les médecins les plus réfractaires. Enfin, le peu de progrès thérapeutiques en neurologie la considère rapidement comme une panacée, de surcroît lucrative.

Un courant mystérieux

Le système de décharges électriques de la torpille est étudié, en 1860. Les animaux familiers disponibles sont l'objet de tests et les découvreurs sont eux-mêmes, souvent sujets de leurs propres expérimentations… Cependant, on ne sait pas maîtriser cette électricité et beaucoup d'inconnues persistent sur son utilisation chez le patient, malgré de nombreuses expérimentations.

L'électrothérapie n'est pas une pratique populaire au même titre que les autres, mais elle est largement pratiquée sans contrôle par des non-médecins. C'est l'espoir fondé sur son efficacité quasi universelle, démontrée par des scientifiques et des médecins, qui a contribué à sa vulgarisation, avec l'analogie qui existe entre le fluide nerveux et le fluide électrique. Elle dépasse alors le cadre médical prescrit pour déborder sur des domaines qui associent beauté et confort, apparence et jeunesse, c'est-à-dire sur l'esthétique, la lutte contre l'obésité ou contre les rides pour améliorer la tonicité musculaire et traiter l'impuissance.

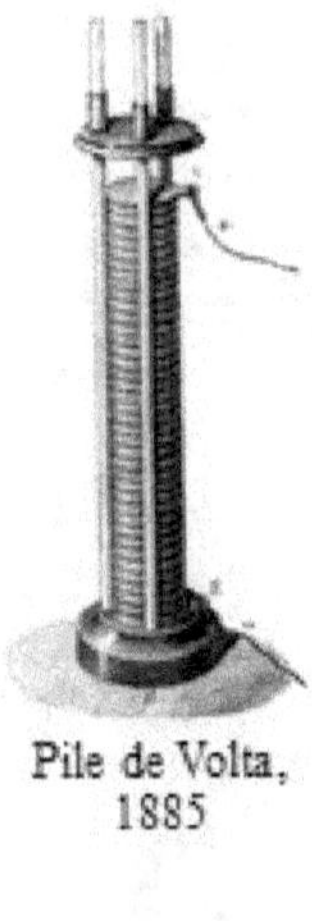

Pile de Volta, 1885

Nombreux sont ceux qui étudient les effets des courants électriques. Certains sont docteurs en médecine, comme Galvani (1737-1778), d'Arsonval (1851-1940). D'autres sont des scientifiques ou des passionnés. C'est le cas de de Hausen (1693-1743), de l'abbé Nollet (1700-1770) qui a entretenu une correspondance scientifique assidue avec le physicien suisse Jallabert (1712-1768), mais aussi de Faraday (1791-1867), de Volta (1745-1827) et bien d'autres.

Elle est l'objet très rapidement de nombreuses expérimentations sur les muscles. C'est Joannes Stephanus Deshais qui en 1749, publie le premier ses recherches médicales dans *De hemiplegia per electricitatem curanda*, soit l'hémiplégie traitée par l'électrothérapie.

Et, en 1754, à l'Hôpital des Invalides à Paris, trois expériences sont alors tentées. L'une d'entre elles échoue en raison de la gravité de la blessure ayant entrainé une paralysie de l'hémicorps droit ; les deux autres ont un succès partiel. L'un des patients reçoit une balle dans un œil qui entraine une paralysie de la main et l'autre patient est paralysé depuis 17 ans. Tous deux recouvrent une certaine fonction, grâce à Nollet qui utilise la bouteille de Leyde, reliée à la main paralysée. Le traitement par l'électricité vient de trouver sa première application et à cette époque, il existe quatre façons d'administrer les courants électriques : le bain, l'insufflation, les étincelles et la commotion ou secousse violente.

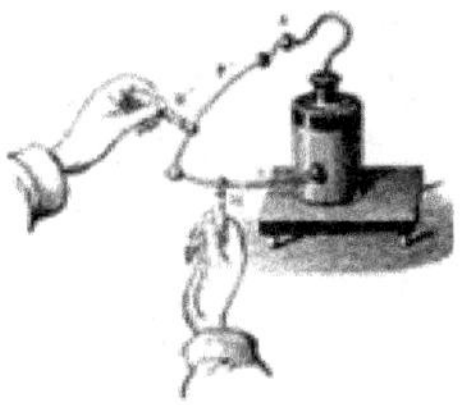

Bouteille de Leyde, 1897

En 1855, le docteur Guillaume Duchenne, encore appelé Duchenne de Boulogne (1806-1875) dénonce, en 1855, la vulgarisation de l'électrothérapie : « C'est ce procédé d'électrisation qui occasionne dans certaines conditions des accidents graves, comme je le prouverai par la suite, et qu'on permet cependant aux saltimbanques de pratiquer sur les places publiques. »

A l'aide d'un appareil de stimulation électrique, Duchenne étudie le fonctionnement physiologique des muscles du visage[32], en 1862. De ces travaux, il en tire rapidement une topographie des points à stimuler et des indications lui permettant de soigner les muscles paralysés. Ainsi, l'électrothérapie, se médicalise dès sa découverte et reste, au moins pour un temps, entre les mains des médecins.

L'expérimentation animale et humaine

Rapidement, et devant les succès constatés, l'électrothérapie envahit les cabinets médicaux et de nombreuses maladies sont ainsi traitées. Des expérimentations de galvanisation sont tentées à Paris, par Bichat (1771-1802) sur des cadavres humains, par Aldini (1762-1834) à Bologne, sur des cadavres de suppliciés. Les expériences animales, à l'aide différents courants, sont multiples et concernent cobayes, lapins, chiens, chats, grenouilles… et par Janotti, sur des cigales mortes, afin de reproduire leur chant.

En 1825, Jean-Baptiste Sarlandière (1787-1838) propose l'électropuncture, combinaison inédite des courants électriques et de l'acupuncture, qui se répand cette même année !

Contrairement aux autres pratiques physiques évoquées, l'électrothérapie est moins employée dans les établissements thermaux. Parfois utilisée « à sec » ou en association avec l'eau, les bains électriques sont administrés à l'aide de baquets, appelés cellules.

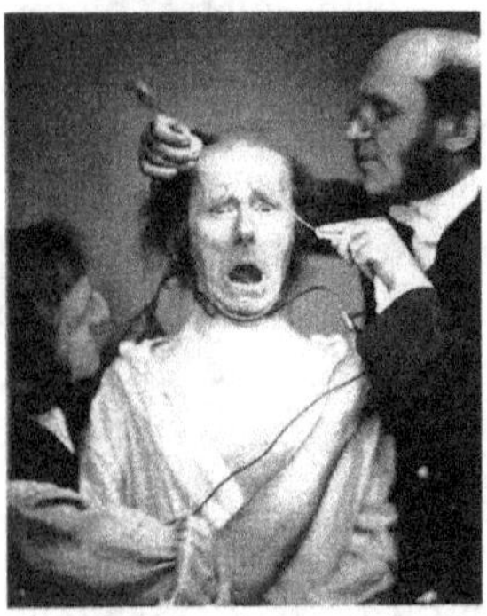

Stimulation des muscles du visage. Duchenne de Boulogne, 1862

Le vocabulaire, qui est un temps utilisé pour désigner ces pratiques, est trompeur puisqu'il emprunte à celui de l'hydrothérapie. Ainsi, douches et, bains peuvent être électriques, mais sans recours nécessairement à l'eau, soit-elle thermale…

De nombreux pays proposent l'électrothérapie et en font un traitement dominant. Jean Bergonié (1857-1925), un physicien, originaire de Bordeaux, devenu médecin, part l'étudier en Allemagne et en Autriche de 1885 à 1887 au cours de plusieurs missions. Pionnier dans ce domaine, il devient chef de service en radiothérapie de l'hôpital Saint André, à Bordeaux en 1887, service qui associe l'électrothérapie. Ses travaux permettent des progrès considérables qui génèrent un impact scientifique important. C'est le cas du perfectionnement

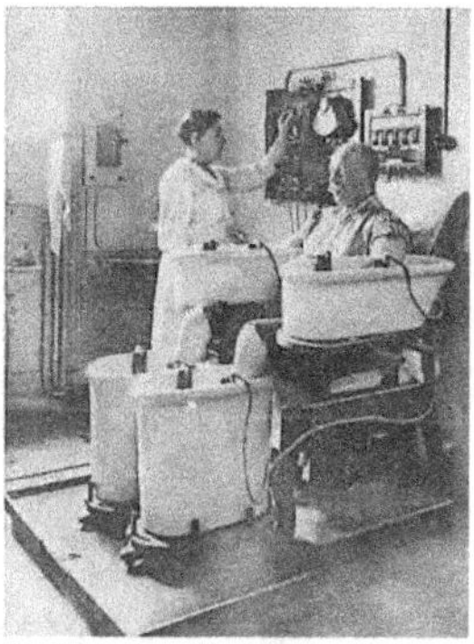

Bain à 4 cellules de Schnee, ca 1900

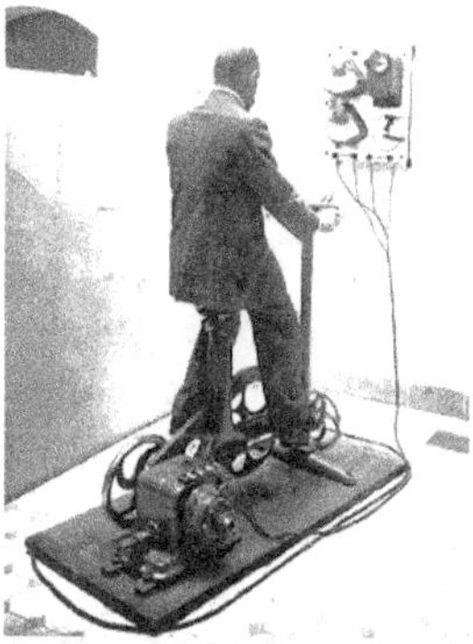

L'électrothérapie active de Bergonié, 1910

de multiples appareils, mais aussi de nouvelles applications, comme l'électrothérapie dans la scoliose (1902), le traitement de l'obésité (1909) qu'il dénomme *électrothérapie passive*, apportant ainsi des éléments de compréhension dans cette nouvelle discipline, à partir de mesures électriques. Mais, le domaine de la radiologie est vaste. Outre le repérage d'anomalies osseuses ou viscérales, cet outil permet aussi la localisation des corps étrangers métalliques par l'électro-vibreur. En 1914, on créé le service d'électrothérapie du Grand Palais, avec de multiples applications et une application à la chaine. Quant au massage pulsatoire pneumatique, en 1915, il permet de traiter 10 patients simultanément, avec un seul appareil !

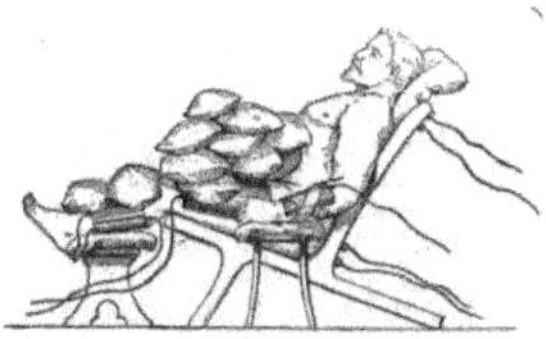

Ergothérapie passive dans l'obésité, 1913

Ce médecin prend position sur l'utilité de la physiothérapie indispensable et de la supériorité morale et psychique de la physiothérapie agricole, au grand air, comme un prolongement indispensable au devenir des mutilés. De nombreuses expérimentations sont réalisées avec l'électrothérapie. La cage d'autoconduction ou cage de d'Arsonval utilise la haute fréquence, afin de produire une dilatation des vaisseaux importante, une chute de pression sanguine et une augmentation de la combustion organique, sans engendrer d'excitabilité, faisant naître des courants d'induction capables d'allumer une ampoule ; il a ainsi prouvé que le corps humain est un mauvais conducteur électrique. Mais, ce procédé permet aussi d'atténuer ou de tuer une infection microbienne.

Grâce à quelques aménagements, ces courants servent dans les salles de spectacles, comme les effluves électriques, c'est-à-dire des étincelles, dans lesquels étonnement, mystère, et amusements sont privilégiés.

Les débuts de l'application courante et à domicile

Si l'électricité fait peur, sa maitrise fascine ! Les médecins sont rapidement confrontés à une demande sans cesse croissante, en raison du succès de cette nouvelle forme de traitement et de nombreuses indications se font jour. Dès lors, ils doivent déléguer leurs fonctions ou se faire seconder par des infirmières, souvent des religieuses, qui appliquent les traitements, dont certains sont réalisés en série. D'autre part, beaucoup considèrent les courants électriques comme une pratique extra-médicale, accessible à tous, bien que l'électricité soit un agent mystérieux, de dernier recours et dont le mode d'action reste séduisant, car il s'apparente aux effets de la nature.

Certains médecins affirment que l'électricité est le plus dangereux des excitants. Elle est un puissant sédatif, mais aussi imprévisible en raison d'une sensibilité spécifique à chaque patient, nécessitant une période d'adaptation.

Le galvanisme, très utilisé en électrothérapie, est en passe de devenir un traitement de référence qui donne lieu à une diffusion de masse, laissant la voie ouverte à la supercherie et au charlatanisme.

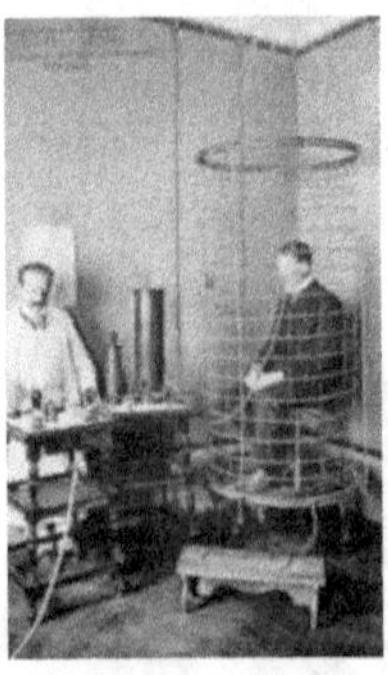

L'idée d'appliquer l'électricité de façon continue connaît rapidement des débuts prometteurs. Réputés pour traiter de nombreuses maladies, les appareils d'électrothérapie sont complétés par de nombreux accessoires qui envahissent le marché : bracelets, médailles, chaînes, aux

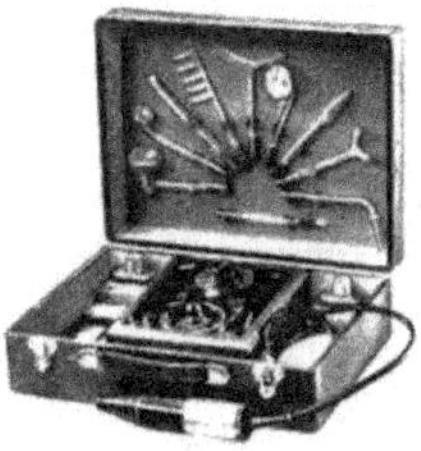
Holo-électron®, 1936

prétendues propriétés électromagnétiques. Fabriqués par des médecins à l'aide de métaux divers, tels que plomb, cuivre, laiton ou acier, ils connaissent une fulgurante progression, si on en juge de par les publicités.

Beaucoup d'appareils utilisés pour produire de l'électricité à visée médicale proviennent des Etats-Unis, car la législation y est très tolérante, voire absente dans certains états.

L'électrothérapie - non encore réglementée - se développe à l'hôpital et dans les foyers. La vulgarisation est en marche y compris dans les instituts de beauté et chez les sportifs. La vente par correspondance gagne le catalogue Manufrance®, qui paraît pour la première fois en 1885 ; il intègre rapidement les appareils d'électrothérapie, mais aussi ceux de la gymnastique individuelle, à la maison.

Faute de restrictions médicales liées à son emploi et surtout devant l'innocuité connue de l'usage des courants électriques, les fabricants de matériel dans le domaine de la santé et du bien-être s'emparent de la demande des particuliers, en proposant des appareils portatifs aux propriétés novatrices. L'électrothérapie devient un outil thérapeutique recherché, ce qui a pour effet de rendre l'invention de nombreux dispositifs, aisément accessibles.

Les manuels d'utilisation s'accompagnent d'illustrations anatomiques précises concernant le repérage aisé des masses musculaires et des trajets nerveux, déjà bien ; ils sont assortis d'explications à caractère physiologique qui permettent la

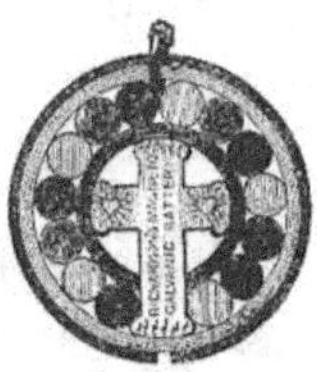
Pendentif électromagnétique de Richardson, ca 1880

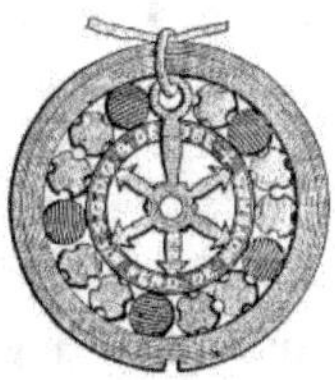
Médaille électromagnétique de Boyères, ca 1887

Exercice illégal de l'électrothérapie

l'armée omnivore des masseurs, — tous diplômés et surtout plus ou moins suédois, — infirmiers, ventouseurs, gardes-malades, pédicures, manucures, bandagistes, orthopédistes, gymnastes, demoiselles (?), opticiens, sages-femmes, tenanciers de bains et douches, directeurs d' « Instituts », vendeurs de plaques et de médailles, constructeurs plus ou moins « illuminés », professeurs de beauté, herboristes, marchands de vin, photographes, curés, bonnes sœurs, et... un vétérinaire. Eh ! oui, Messieurs, un vétérinaire : ne vous récriez pas ! Cet homme après tout est un psychologue. Il soignait des singes, il soigne des hommes; il est le médecin de la famille...

R. Marque, 1909

stimulation locale. La chaîne de Pulvermacher®, dite chaîne galvanique, repose sur le principe de la pile de Volta (1745-1827) pour dispenser une excitation électro-cutanée, afin de combattre les douleurs d'origine rhumatismale et les névralgies rebelles. Brevetée aux Etats Unis, le 1er février 1853, elle connait un large succès, beaucoup plus modeste en France, car on a reproché à son auteur d'avoir sacrifié l'aspect scientifique au nom de la publicité et de la rentabilité ainsi développées.

La diathermie utilise des courants de haute fréquence à forte intensité pour échauffer les cellules de l'organisme . On l'utilise pour provoquer un échauffement profond musculaire et ligamentaire, jusqu'à 3,5 cm dans les entorses, les luxations, les fractures, les contusions ; utilisée en début de traitement elle, prépare à la mécanothérapie. Elle est utilisée depuis les années 1880 surtout durant la Première Guerre mondiale.

En 1909, le docteur R. Marque dénonce la pratique non réglementée de l'électrothérapie par les empiriques dans une liste édifiante. Mais, il dénonce aussi les médecins qui rédige la prescription ainsi : « massage et électricité » ou encore celle d'un professeur de la Faculté, « Électrisation des plexus pulmonaires. »

Le premier certificat d'études spéciales en électroradiologie médicale est créé en 1953 et les médecins obtiennent le rattachement de l'électrothérapie, discipline, dès lors, sous tutelle.

Les équipements de l'hôpital deviennent de plus en plus volumineux, alors que ceux d'électrothérapie, en vente libre, présentent une taille de plus en plus réduite.

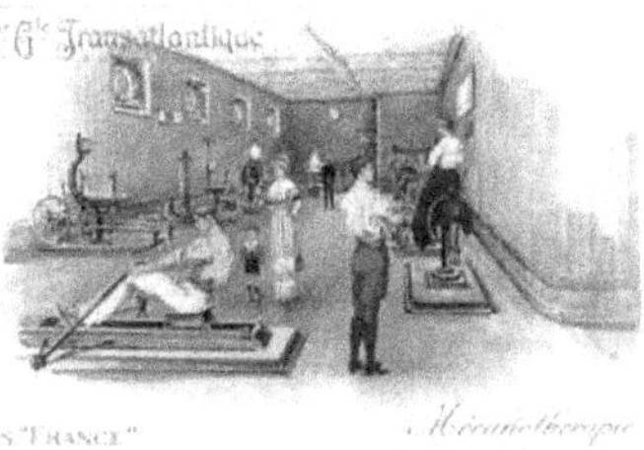

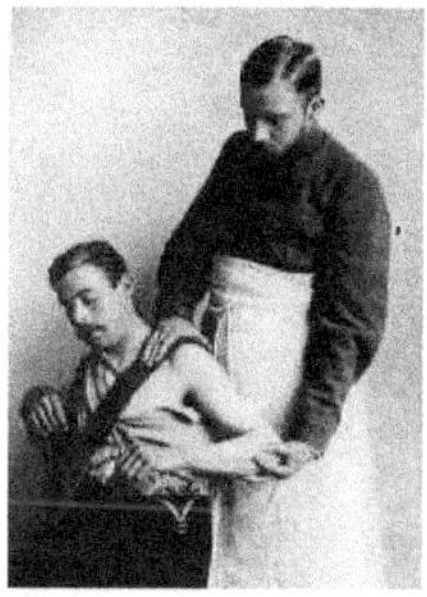

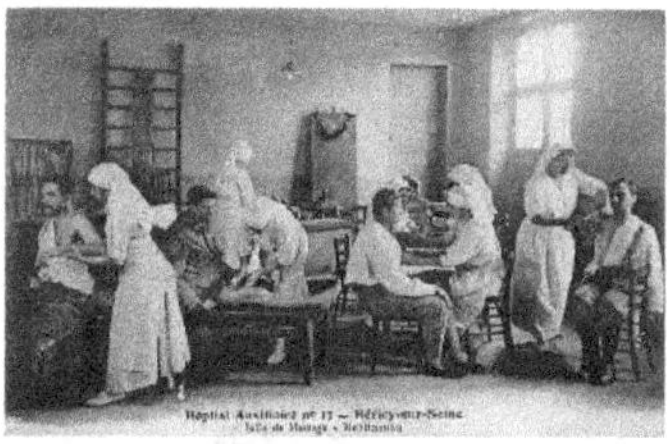

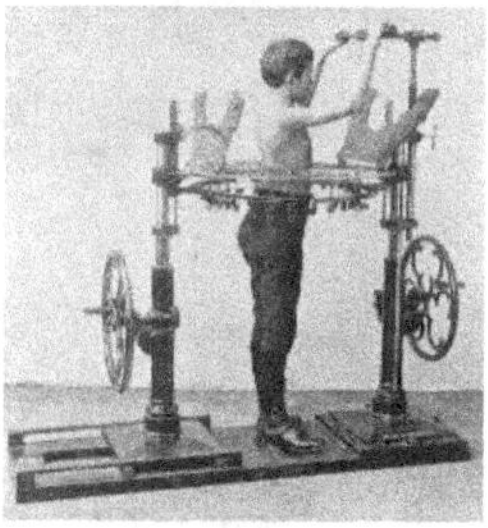

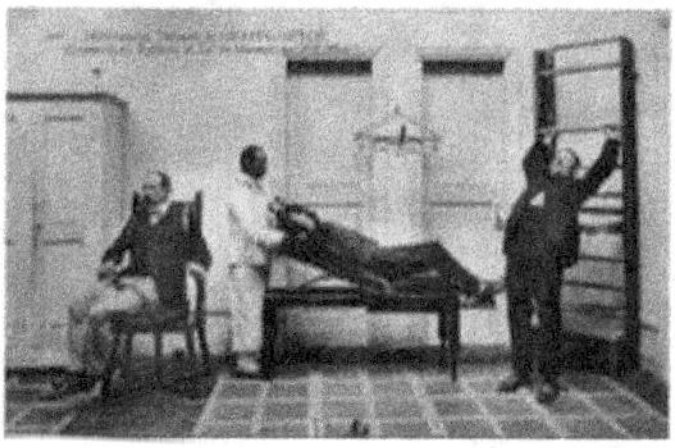

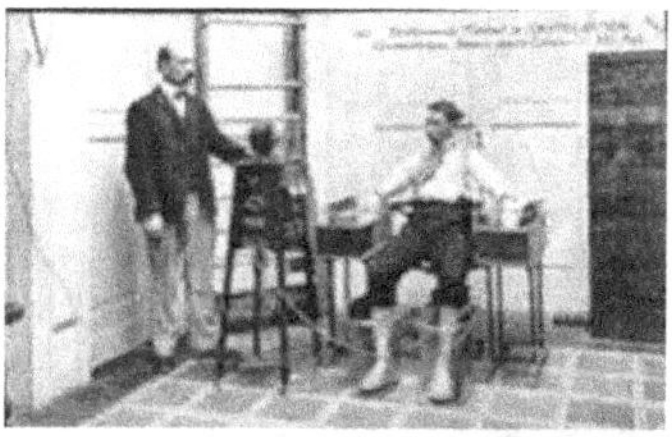

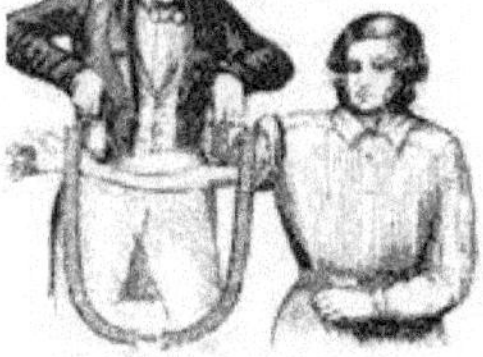

Emploi de la chaine de Pulvermacher, 1894

Grâce à la gymnastique médicale

ILS NE SERONT PAS INFIRMES

Aujourd'hui, les maîtres les plus illustres accordent leur puissant patronage à cette méthode aussi vieille que le monde, mais dégagée toutefois de son escorte d'exagérations et de mensonges. Je veux parler des *frictions et du massage*, employés dans le but de guérir.

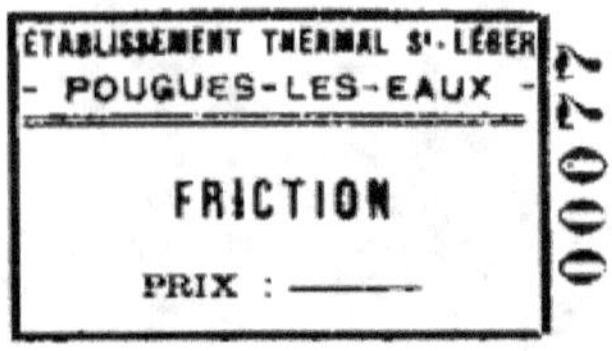

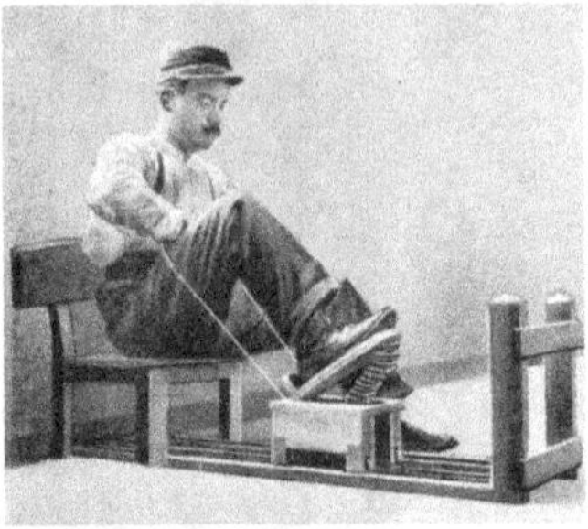

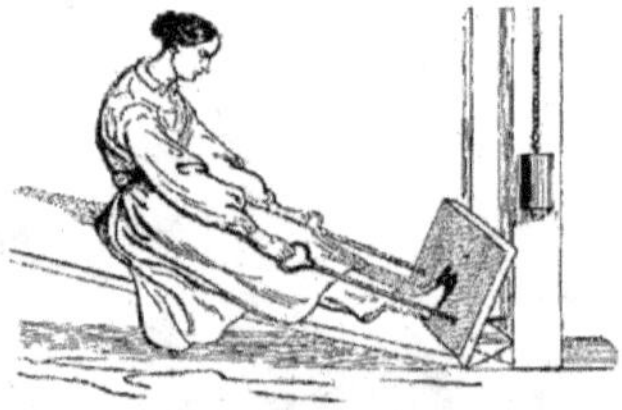

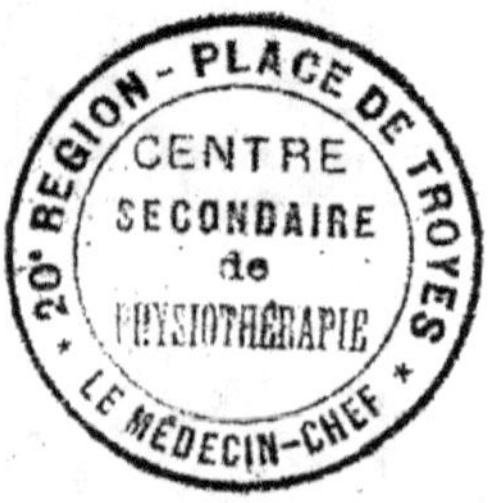

ALHAMBRA
SUR LA SCENE
NINON
VALLIN
8 Bredwins Ariani Loyal
SUR L'ECRAN
MARIE DRESSLER DANS
MA SŒUR
MASSEUSE

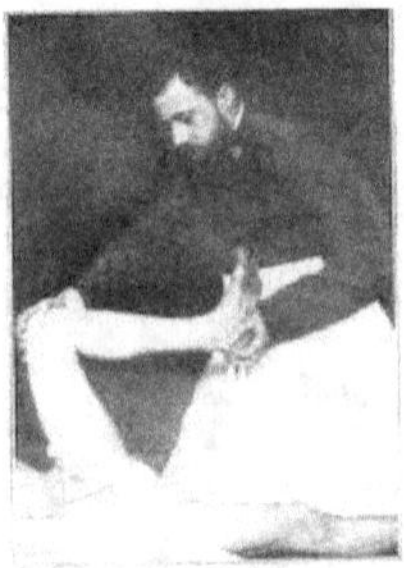

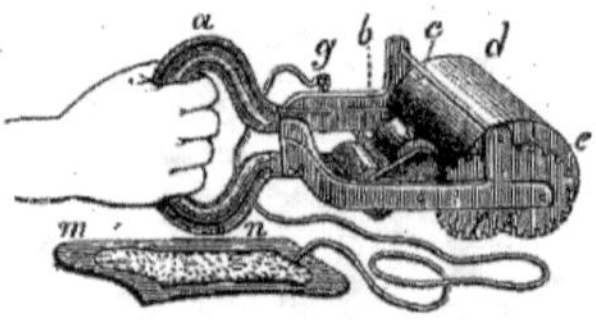

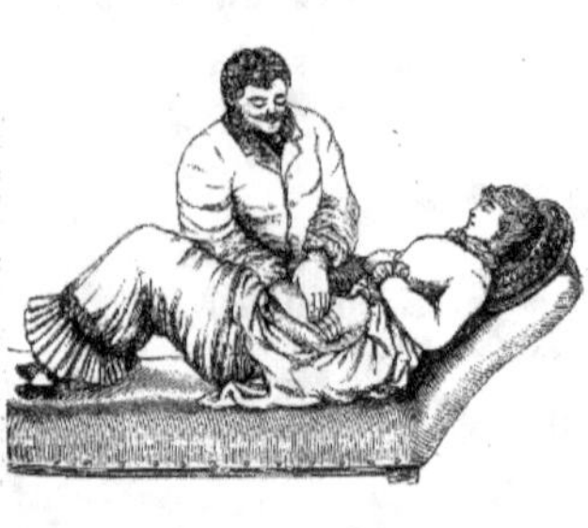

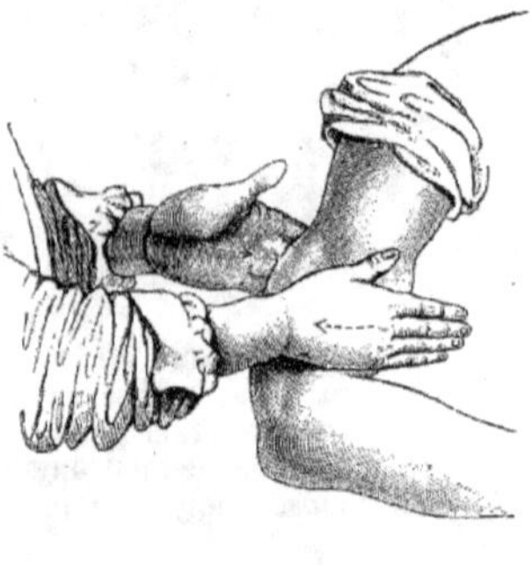

L'héliothérapie et la chaleur

« L'héliothérapie était demeurée empirique. A la vérité, la cure solaire n'avait jamais fait pour ainsi dire aucun progrès depuis les instinctives expositions des premiers hommes.../... En un mot, au lieu d'irradier directement un malade, nu, en laissant cinq, dix, quinze minutes ou une heure sous les feux du jour, on capte maintenant le rayonnement solaire, on le concentre, on le filtre et on mesure rigoureusement son apport énergétique. »

Dr J. Saidman.
La science vient de consacrer la régénération par la lumière, 1929.

Le soleil, un traitement naturel

Les applications industrielles de la chaleur solaire sont relatées par J. Mouchot, en 1869 et appréciées par les patients depuis la fin des années 1890, période de l'apparition organisée de la naturothérapie, née aux Etats-Unis. L'utilisation des rayons du soleil en tant que thérapeutique connaît une application spectaculaire grâce au docteur J. Saidman, qui soutient une thèse sur l'actinothérapie, en 1921. Mais nombreux sont ceux qui le devancent dans le domaine du traitement de la tuberculose, avant la Guerre de 14-18. C'est le cas d'un médecin danois, Niels Finsen (1860-1904), qui s'intéresse à ce traitement en 1899. Il reçoit, en 1903, le prix Nobel de médecine pour ses travaux sur le traitement de la tuberculose par les rayons solaires ultra-violets concentrés.

Pour mettre son travail en application, J. Saidman construit, à Aix-les-Bains, une structure tournante, selon la position du soleil, utilisée entre 1930 et 1964, grâce à une souscription de parts au porteur et appelée Institut de polyradiothérapie. Il propose actinologie, radiothérapie et héliothérapie, afin de traiter par les rayons X et les ultraviolets, rhumatismes, sciatiques, névralgies et névrites subaiguës et chroniques, cellulite, arthrites chroniques de l'épaule, de la hanche, du genou et des pieds, hydrarthroses du genou, synovites et lumbagos.

Dans cette forme de traitement, ce n'est pas la chaleur qui est recherchée, mais la diffusion des rayons ultra-violets. Ils sont destinés aux patients atteints de tuberculose, le plus souvent chez de jeunes enfants. Ces rayons du spectre solaire sont un puissant bactéricide d'où l'idée de les concentrer grâce à une technique reproductible aisément : l'actinologie.

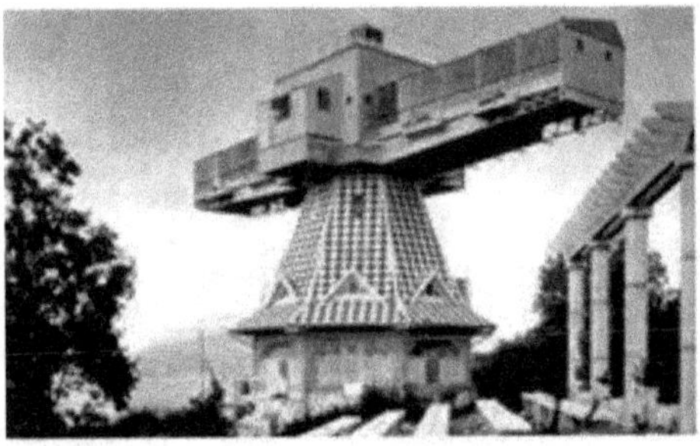

Solarium d'Aix-les-Bains, Photo Braun, 1929

Cependant, son efficacité est variable selon l'heure du jour et selon la saison en raison de l'angle d'inclinaison du soleil. Le solarium est donc orientable selon l'épaisseur de la couche d'ozone, l'importance des nuages, la réflexion et l'altitude des rayons, d'où son installation en région ensoleillée et de préférence en altitude. De nombreuses affections sont ainsi traitées et les indications plus précises : tuberculose, rachitisme, abcès, ulcères variqueux, pleurésies, névralgies, dermatoses, certaines tumeurs cutanées, atrophie musculaire, arthrose.

L'actinothérapie utilise et majore donc l'ensoleillement naturel insuffisant suivant les régions. Deux autres solariums sont aussi construits peu après. Celui de Cannet-Vallauris est inauguré en 1934, mais son activité cesse en 1936. Un troisième est érigé peu après 1932, grâce aux efforts financiers du maharadjah Kumar Shri Ranjitsinhji (1872-1933) de l'état princier du Nawanagar en Inde, dans la ville de Jamnagar, toujours visible, mais désaffecté.

L'arrivée des sulfamides et des antibiotiques pousse à l'abandon de cette héliothérapie et parmi eux le Prontosil®, un anti-bactérien, dont la découverte est liee au hasard.

En complément, la gymnastique médicale à visée respiratoire est très présente dans ces établissements. Elle a permis de poser les bases de traitements en pneumologie, au sein des sanatoriums dont la vocation initiale est de traiter les patients atteints de tuberculose, d'asthme, de dilatations des bronches, la mucovisidose est découverte en 1936.

La chaleur artificielle

Assez peu utilisée de façon systématique, hormis la stérilisation des linges et des instruments avec des températures largement supérieures à 100°C, la chaleur artificielle ou thermothérapie est associée en complément à la vapeur d'eau et à des substances médicinales naturelles ajoutées.

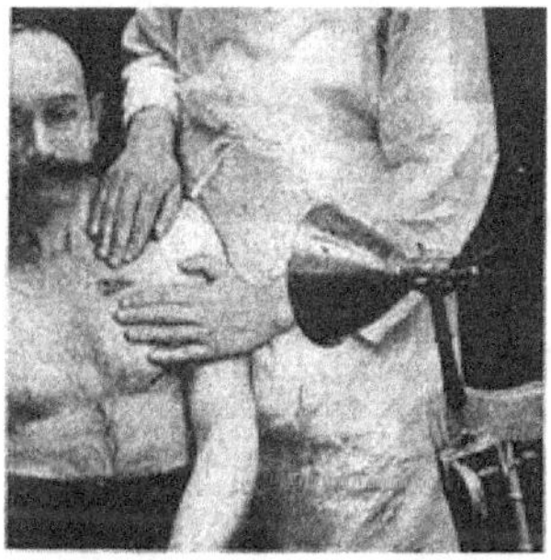

Alquier L. Paris Médical, 1917

Dans la deuxième moitié du XIXe s, le docteur Chapman de Londres a montré que le recours à la chaleur augmente le flux sanguin, engendre une contraction musculaire, associée à une anesthésie des nerfs moteurs, et qu'il est possible de l'utiliser localement et parfois en alternance avec l'application de glace (1866). Sous l'action de cette chaleur, la tension des muscles est légèrement augmentée sur la colonne vertébrale, d'où son association avec le massage. Ceci permet de traiter avec efficacité de violents maux de tête, mais aussi les sciatiques, les lumbagos, les névralgies, les affections rhumatismales. Ainsi, l'association chaleur-massage est donc rapidement adoptée ; elle sert d'étape préparatoire à une mobilisation articulaire et ce principe est repris en orthopédie, bien plus tard pour aider à libérer les articulations enraidies. La chaleur devient alors une thérapeutique appréciée par les professionnels et par les patients.

C'est surtout en association avec la balnéothérapie que la chaleur est utilisée dans les établissements thermaux. Après les frictions, celle dégagée peut augmenter de 10°C, phénomène connu depuis 1887. La sédation, allant jusqu'à l'analgésie engendrée par l'air chaud, est utilisée en physiothérapie. Les inventions françaises, telles que l'incubateur de Guyot, les appareils de Ménétrel à alcool gazéifié, en 1906 ou ceux de Miramond de la Roquette, mais aussi imaginés et utilisés par des médecins allemands, Bier, Klapp, sont l'objet d'études sur l'efficacité lors de douleurs diverses et la cicatrisation des tissus lésés.

Grâce à l'appareil de Tillerman-Sheffield, l'air chaud sec est utilisé pour assécher les escarres, les brûlures, les ulcères, les plaies suppurantes et il se révèle très prometteur contre le rhumatisme articulaire, l'entorse et le lumbago. La durée moyenne des séances est de 20 à 40 mn à 80°C pour le traitement local et jusqu'à une heure pour le corps entier, mais la température peut monter exceptionnellement jusqu'à 100° C !

Différents dispositifs sont utilisés successivement par des médecins, puis par les masseurs, après passage chez les infirmières, mais toujours sous surveillance médicale. C'est le cas des sacs de sable chauffés jusqu'à 80°C.

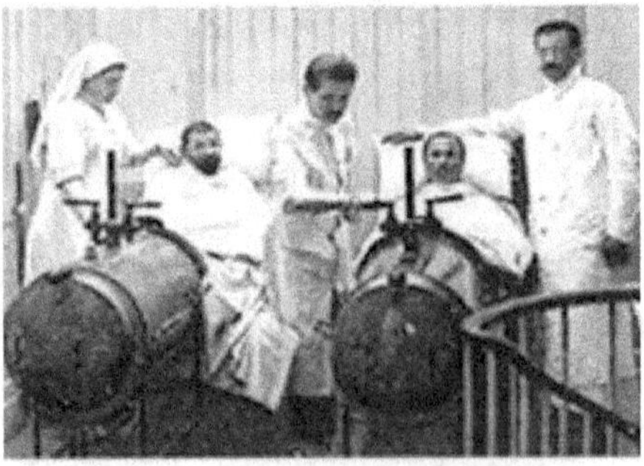

Bain d'air surchauffé, appareil de Tallerman-Sheffield, 1916

Les bains et les douches, tout comme les composants et les additifs employés, sont l'objet de débats et de propos contradictoires, parus dans des publications médicales, à différentes époques. On étudie la température au degré près lors de l'administration de différentes eaux, thermales ou de mer, des bains médicinaux, ainsi que leurs effets sur l'appareil neuro-musculaire. L'eau froide est administrée à 14°C, tempérée à 25°, tiède à 28°, chaude à 34°, très chaude jusqu'à 42° et chaque bain engendre des modifications nerveuses, circulatoires et thermiques, spécifiques identifiées.

L'examen clinique du patient permet d'exercer la surveillance nécessaire, gage d'efficacité. Différents aspects sont évalués : couleur de la peau, fréquence et amplitude des mouvements respiratoires, sueurs, malaise, attitude du malade. Un nouvel indicateur apparaît : le bien-être, déjà évoquée en 1827, et qui permet de jouir de la plénitude de l'existence ; il est repris par Fonsagrives, en 1871, dans sa dimension d'aisance matérielle....

Administrée telle un médicament, l'hydrothérapie pose ses propres limites, ténues, entre hygiène corporelle et thérapeutique.

BAINS DE LUMIÈRE ET DE CHALEUR

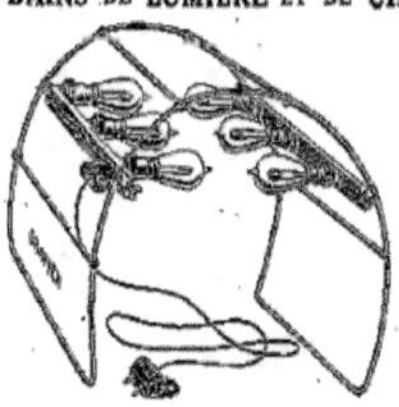

Drapier, 1929

Les professionnels

« C'est en effet une personnalité intéressante que le masseur d'Aix. Il a bien une physionomie à part, originale comme l'œuvre qu'il accomplit et il est assurément l'âme du traitement thermal.../... Le masseur d'Aix n'est donc pas un type de date récente. Son ancienneté d'origine le caractérise, car c'est elle qui a créé son aptitude spéciale ».

Forestier H.
Le Traitement thermal d'Aix-les-Bains, 1895.

Le renouveau, observé dans les équipements destinés aux traitements physiques et dans le libellé de la prescription médicale, se structure de façon importante dans les hôpitaux vers 1840. Il se caractérise à la fin du XIXe siècle, par l'usage de trois pratiques : les bains qui sont 63 fois plus prescrits en 1860 pour les malades hospitalisés, que ceux administrés aux malades externes, auxquels on associe le massage et la gymnastique médicale.

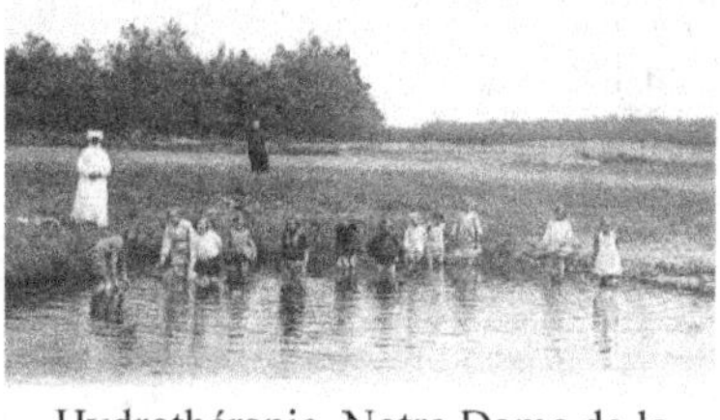

Hydrothérapie, Notre Dame de la Campine, ca 1920

Ces associations de différents traitements, ainsi présentées, sont guidée par les résultats des études expérimentales. Et, pour de nombreux établissements thermaux, le regroupement des bains et du massage est calqué sur les usages en vigueur à Aix-les-Bains effaçant, au moins partiellement la spécialisation des pièces. Ces pratiques associées impliquent alors des praticiens polyvalents aux attributions thérapeutiques croissantes, diversifiées, mais interchangeables. au sein d'une même unité, celle des bains ou de l'hydrothérapie.

Les étuvistes, comme au moyen âge, annonçaient, matin et soir, que les bains étaient chauds ; c'étaient encore des bains de vapeur, que le peuple avait l'habitude de prendre et dont il se trouvait très-bien, à cette époque, où la ville était toujours infectée de mauvaises odeurs. Nous croyons que l'usage de ces bains cessa vers la fin du dix-septième siècle, quand les médecins prétendirent qu'ils favorisaient la propagation contagieuse des maladies de peau et des maladies vénériennes.

Les cris de Paris, 1714

Tout se passe donc comme si les pratiques populaires, « à usage externe » sont réunies dans un souci d'effet cumulé avec un unique thérapeute, à désigner, mais restant sous le contrôle du médecin. Ses responsabilités ayant augmenté, il convient de s'assurer de sa responsabilisation et de sa moralité.

A cette époque, le personnel affecté au service des bains ne remplit toujours pas les conditions de bonne moralité, selon les critères de l'administration hospitalière. L'absence de diplôme ne permet pas de s'assurer de la valeur d'un postulant, car aucun diplôme n'est exigé pour exercer à l'hôpital, ni dans les thermes.

Seule la qualification du masseur est acquise au contact des curistes, lors du compagnonnage.

Associés à une forme de concurrence supposée avec les médecins, mais jamais directement évoquée, les masseurs sont

Je considère donc comme *urgent* que le médecin et le professeur de gymnastique connaisse le *massage*. En leur absence, des *infirmiers* ou *des garçons de salle* bien dressés aux manipulations pourraient masser les articulations les plus importantes.

Dans les casernes, régiments, corps d'armée ; dans les hôpitaux de l'armée de terre et de la marine, à bord des vaisseaux, le *massage* est employé par des médecins distingués qui en retirent chaque jour de grands avantages. Dans tous les établissements hospitaliers, de jeunes médecins, des élèves, ou à leur défaut des infirmiers intelligents, pourraient le pratiquer et le démontrer.

Dr. Phélippeaux, 1874

victimes d'un retard à la réorganisation administrative des services qui freine l'émergence de ce groupe de professionnels.

Hormis les médecins formés ou non, plusieurs groupes d'employés sont désignés pour exécuter des pratiques de gymnastique, de massage, d'hydrothérapie et d'électrothérapie, masseurs diplômés ou non, gymnastes médicaux ou infirmières, parfois religieuses dévouées. Et leur formation pose problème.

Hormis la dépendance au médecin, ce qui caractérise ces personnels est qu'ils sont soumis à une multiplicité d'habitudes locales, comme certaines possessions liées à leur ancienneté, à la nature des actes exécutés, aux horaires de travail, à l'habileté, à l'urgence en lien avec le déficit de personnel et au respect de la prescription médicale et de son exécution.

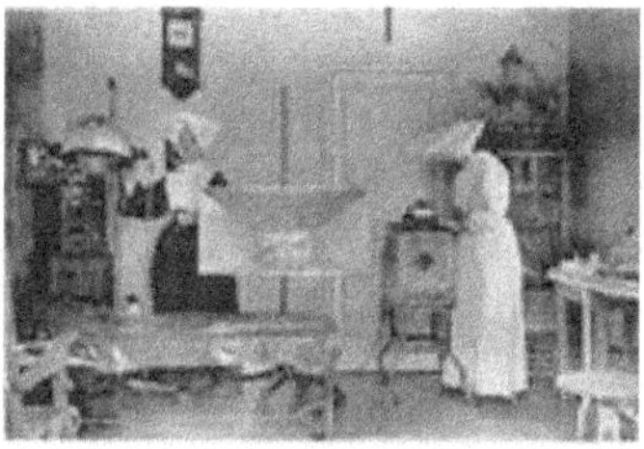
Dispensaire Saint Clément, Rouen

Ceci n'empêche pas le glissement de tâches et la difficulté de recrutement du personnel qui devient spécialisé par nécessité. Mais, la *docilité* du masseur est une demande régulièrement affirmée officiellement par les médecins qui choisissent personnellement les masseurs !

C'est donc selon la fonction des exécutants que l'on peut se poser la question des pratiques professionnelles en vigueur, encore fragmentées, mais sans corporatisme affirmé. L'évolution du statut et la place des masseurs se déroule en deux étapes, alors que le cadre des réponses thérapeutiques se modifie en raison de l'évolution des politiques de santé. D'une part, la création des diplômes entraîne la suppression progressive de certaines fonctions initialement dédiées aux baigneurs et aux masseurs thermaux. D'autre part, la création de la Sécurité Sociale en 1945 favorise, outre la prise en charge financière généralisée des soins, l'officialisation de certaines pratiques, comme les soins infirmiers, mais surtout les massages, la gymnastique médicale, la mécanothérapie, l'électrothérapie, réunies officiellement l'année suivante au sein de la kinésithérapie, en 1946. Elles vont alors faire l'objet d'une nomenclature identifiée par un acronyme, AMM ou Acte Médical de Massage.

Des serviteurs au service des bains

Afin de permettre le recours à ces pratiques, on peut se poser la question des personnels exerçant selon leur formation et la nature de leurs pratiques. Les médecins dominent largement la scène grâce à leur capacité à organiser les traitements, mais s'ils ont pratiqué - un temps seulement - ils délèguent rapidement leur fonction en raison de leur charge de travail croissante, tout en conservant la notoriété et les revenus afférents.

Qui sont ces employés des bains ? Présents dans la deuxième moitié du XIXe siècle à Aix-les-Bains, ils sont *serviteurs* attachés aux curistes dans les établissements, les accompagnent, les aident au déshabillage, leur donnent à boire, les sèchent, d'où leur nom de *sécheurs*...Ils sont au contact physique quotidien des patients et doivent respecter les traitements proposés par les médecins, ainsi que le parcours de soins au sein de l'établissement.

Les baigneurs-étuvistes

On ne connait pas avec précision l'origine de la corporation des barbiers-perruquiers-baigneurs-étuvistes, en raison de la diversité des métiers exercés, des pratiques et de leur regroupement à différentes époques, mais ils sont présents et organisés sous Louis XIII (1601-1643) et sous Louis XIV (1638-1715).

Depuis l'édit du Roi, en mars 1673, les baigneurs appartiennent à une corporation issue des barbiers-baigneurs et leur nombre est fixé à partir de 1664. Sous la dépendance des barbiers-chirurgiens en 1655, les baigneurs-étuvistes sont accusés d'empiéter sur leur domaine. Durant le règne de Louis XIV, pendant les guerres et bien après, la fréquentation des bains baisse considérablement. Beaucoup sont contraints de fermer. Seuls, ceux qui augmentent leurs tarifs subsistent, faisant des bains et des étuves un produit de luxe. Cette nouvelle situation encourage l'ouverture d'établissements, qui proposent une grande diversification des bains. Mais, en 1776, Turgot (1727- 1781), contrôleur général des finances de Louis XVI réclame - sans succès - la suppression des jurandes. Celles-ci permettent à quiconque d'exercer commerces, métiers, arts, exceptés ceux des imprimeurs, libraires, orfèvres, apothicaires, maîtres barbiers-perruquiers-étuvistes, car pour ces derniers, le premier chirurgien du Roi est le chef suprême des barbiers-chirurgiens depuis 1655…

La place de baigneur-étuviste est une charge héréditaire autorisée par un édit du Roi. Cependant, les différentes charges créées en 1654, 1677 et 1701 sont réellement supprimées le 2 mars 1791, par la loi d'Allarde. Elle concerne aussi les pharmaciens et d'autres professions, mais permettent leur exercice à la seule condition d'en acquitter le prix. Cette loi est complétée par celle du 17 mars 1791 qui instaure une patente, car tout individu est libre de faire le négoce de son choix ou d'exercer profession, art ou métier qu'elle trouve honnête.

Ainsi, toute personne peut acheter un privilège en vue d'une exploitation d'un commerce organisé. Les chirurgiens protestent

> **VII. A compter du premier avril prochain, il sera libre à toute personne de faire tel négoce, ou d'exercer telle profession, art ou métier qu'elle trouvera bon; mais elle sera tenue de se pourvoir auparavant d'une patente, d'en acquitter le prix suivant les taux ci-après déterminés, et de se conformer aux règlemens de police qui sont ou pourront être faits.**

Loi d'Allarde, 1791

contre cette loi en avançant l'argument que payer patente équivaut à les considérer comme des charlatans les plus dangereux, car ceux-ci peuvent alors s'installer librement et faire commerce ! D'où une pétition[33].

Si la loi du 19 ventôse an XI (10 mars 1803) sur l'exercice de la médecine a permis d'éclaircir cette situation, elle a offert la

> **le payement du droit de patente peut-il suffire à un individu quelconque pour exercer publiquement la chirurgie, sans aucune espèce d'examen et sans attestation préalable d'expérience et de capacité ?**

1791

possibilité de recenser dans chaque département ceux qui obtiennent une autorisation d'exercice, les autres devenant dorénavant des illégaux.

Loi relative à l'Exercice de la Médecine.

Du 10 Mars 1803 [19 Ventôse an 11]. — (III. B. 256, n.° 2436.)

TITRE I.er

Dispositions générales.

ART. 1.er A compter du 1.er vendémiaire de l'an 12, nul ne pourra embrasser la profession de médecin, de chirurgien ou d'officier de santé, sans être examiné et reçu comme il sera prescrit par la présente loi.

2. Tous ceux qui obtiendront, à partir du commencement de l'an 12, le droit d'exercer l'art de guérir, porteront le titre de *docteurs* en médecine ou en chirurgie, lorsqu'ils auront été examinés et reçus dans l'une des six écoles spéciales de médecine ou celui d'*officiers de santé*, quand ils seront reçus par les jurys dont il sera parlé aux articles suivans.

La lutte contre les illégaux s'intensifie et fait l'objet de trois enquêtes, Epernay (1803), le Bas-Rhin (1813) et à l'échelon national (1810).

Cette situation a probablement pour effet d'engendrer la suspicion sur la profession de masseur, mais aussi de permettre à certains de saisir l'opportunité d'embrasser une carrière nouvelle. Mais les masseurs ne sont ni médecins, ni officiers de santé, ni charlatans, bien que pratiquant une forme de médecine, à l'aide d'une prescription.

PÉTITION DES MEMBRES DU COLLÈGE DE CHIRURGIE DE PARIS (1),

présentée à l'Assemblée législative dans sa séance du 8 janvier 1792, pour solliciter une explication relative à leur profession, de la loi du 17 mars 1791, qui a supprimé les maîtrises et jurandes, en établissant un droit de patentes.

Dès lors, après 1803, les masseurs peuvent être poursuivis pour exercice illégal de la médecine, d'où leur grande discrétion, alors qu'ils continuent à exercer. Malgré les contestations dont ils sont l'objet, les baigneurs qui pratiquent aussi le massage, échappent de justesse à la suppression de leur profession, en 1776, car progressivement ils sont en passe de devenir les principaux professionnels des bains hygiéniques et médicaux. Dès lors, ils *tiennent boutique*.

C'est bien plus tard, au sein des hôpitaux et des établissements thermaux, que l'on trouve plusieurs catégories différentes de ces personnels affectés aux bains et aux traitements physiques.

A l'hôpital militaire de Saint Amand

L'accueil de soldats blessés à Saint-Amand remonte à une période largement antérieure à la Révolution française. Mais, face à la demande de soins des blessés de la Guerre 14-18, les effectifs de personnels sont renforcés, à la fin de 1914. Parmi eux, on trouve des médecins, des médecins-majors, des élèves en chirurgie, des infirmiers et des doucheurs. Les masseurs sont peu identifiés, car la période est propice à l'association de différentes pratiques thérapeutiques, donc pratiqué par tous, sans réel contrôle, mais certains masseurs formés depuis 1883 sont déjà titulaires de diplômes privés. On y traite les rhumatismes, les contractures, les paralysies, les phlébites, mais aussi les maladies digestives.

Quant aux salaires, celui des ouvriers d'entretien est le double de celui des infirmiers…

Les baigneurs

Les bains privés sont une forme et un lieu de diffusion des pratiques qui remportent un succès non négligeable. Ils compensent l'absence d'installations de bains ou de douches dans les logements, sans que l'on sache avec certitude les usages, voire les exigences de l'hygiène corporelle.

Dans les hôpitaux et dans les thermes

Dans les établissements thermaux et les établissements de bains privés, les professionnels existent déjà. Dans les hôpitaux, les cliniques et les instituts privés, le baigneur désigne une personne dont les activités sont très diverses, selon les établissements. Tout comme celui qui prend le bain, c'est surtout au masculin qu'il est connu. Dans les hôpitaux, se côtoient des garçons et des filles affectés au service des malades et qui s'occupent des bains simples ou hygiéniques, médicinaux avec adjonction de substances naturelles ou chimiques, selon la prescription, mais sous la surveillance d'infirmiers ou d'infirmières. Ils surveillent surtout la température de l'eau, la durée des bains et s'occupent de l'entretien du matériel, tout en veillant au bon déroulement du traitement.

Des témoignages épars en provenance des médecins nous renseignent sur ceux qui sont au contact quotidien des patients, mais leur moralité et leur comportement doivent être irréprochables, selon des exigences très anciennes.

C'est la raison pour laquelle les femmes sont attachées au service des femmes. Mais, les étuves sont réputées être des lieux de débauche, d'où une réglementation et une répression qui s'avèrent souvent assez inégales, selon les établissements.

L'attribution des tâches repose aussi sur un savoir-faire, mais aussi sur un savoir-être. La doucheuse peut administrer les douches froides et, selon le docteur F. Bottey, en 1893 « à la condition que celle-ci soit intelligente, expérimentée et qu'elle ait appris à remplir avec exactitude et fidélité les indications qui lui sont données par le médecin. »

Les médecins s'intéressent beaucoup aux patients atteints d'épilepsie, aux paralytiques, à ceux très dénutris ou qui présentent des perturbations mentales. De plus, ils assurent aussi le fonctionnement général des établissements thermaux, en laissant peu d'initiatives au personnel subalterne.

A l'hôpital de la Salpêtrière à Paris, les baigneurs, chargés d'enseignement envers les nouveaux venus, figurent parmi les salariés les plus mal rémunérés, soit 5 fois moins que les surveillants.

Attachés au service des bains, on trouve aussi des garçons de service ou serviteurs, des filles de service, tous sans diplôme, mais dont la qualification spécialisée dans les tâches ingrates, leur permet de préserver leur emploi. Les infirmières, plus polyvalentes, sont sous la dépendance directe des médecins et outre les soins médicaux, celles-ci pratiquent aussi, par nécessité,

Quand le patient a sué dix ou douze minutes, il voit entrer son baigneur, qui le prend et l'étend sur un des lits de bois. Là commence l'opération du massage. Si le corps humain n'était pas doué d'une élasticité merveilleuse, un homme bien massé serait bon à porter en terre. Pendant qu'on est pétri par un robuste vieillard qui ne ressemble pas mal à un bourreau, on se demande de temps en temps si l'on n'a pas quelques os rompus, ou tout au moins désarticulés.

E. About, 1863

les bains médicinaux, le massage, les mouvements articulaires, l'électrothérapie.

Hors l'hôpital

Depuis 1766, les bains sur la Seine servent de vitrine à la fois pour leur aspect novateur, lié à la diversité des services proposés, aux hommes et aux femmes, plus rarement aux enfants, dans des parties séparées du bateau.

Soins et devoirs des garçons baigneurs.

Les premiers devoirs des garçons ou femmes attachés au se
tice des bains. c'est la douceur, l'affabilité, les prévenances

J. Fontenelle, 1838

Cinq bateaux sont construits et l'un d'entre eux, de 47m de long, amarré au Pont Marie, à Paris comporte 12 à 15 chambres sur deux étages.

Il appartient à Jean Poitevin (1719-1776), premier baigneur-étuviste de Paris en 1761, successeur de Dubuisson, baigneur du Roi. Il est un précurseur en proposant des bains chauds et des douches, en 1760, à la faveur d'un approvisionnement facile en eau, dans ses deux bateaux construits, à ses frais, et amarrés sur la Seine. Les établissements sont composés de chambres séparées pour hommes et pour femmes ; ils proposent des bains de propreté, de santé et médicinaux, chauds, dont on ne connaît pas les conditions d'administration.

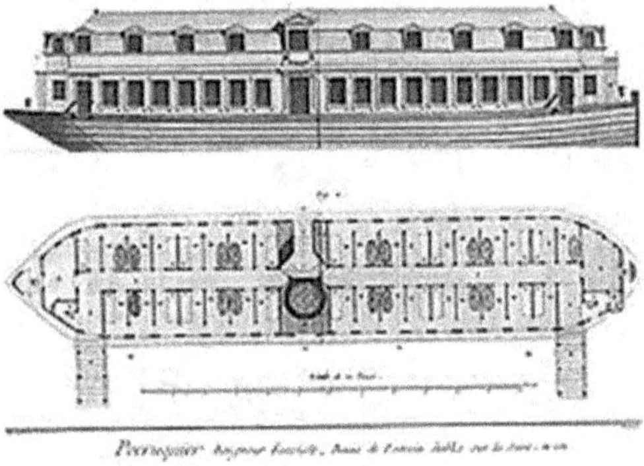

L'Académie des sciences et la Faculté de médecine se félicitent de l'initiative. Confrontés à ce renouveau, les propriétaires des anciens bains ne peuvent rivaliser et en 1780, il reste seulement 10 bains publics à Paris. La réduction de la taille des chambres devenues de simples cellules ont conduit à supprimer les frictions. Le massage pratiqué dès lors dans 2 ou 3 bains publics connaît alors le succès.

Le nombre de ces établissements ne cesse de croître et certains proposent la pédicurie, la gymnastique en complément et la surveillance est assurée par un maitre-baigneur, Ainsi, baigneurs-étuvistes et chirurgiens-barbiers se partagent donc la clientèle. Pour le public, ils sont seulement différenciés grâce à l'enseigne de leur boutique qui représente un bassin blanc pour les premiers et un bassin jaune pour les seconds. D'autres installations sont aussi présentes sur la Seine : Deligny et ses bains froids pour hommes,

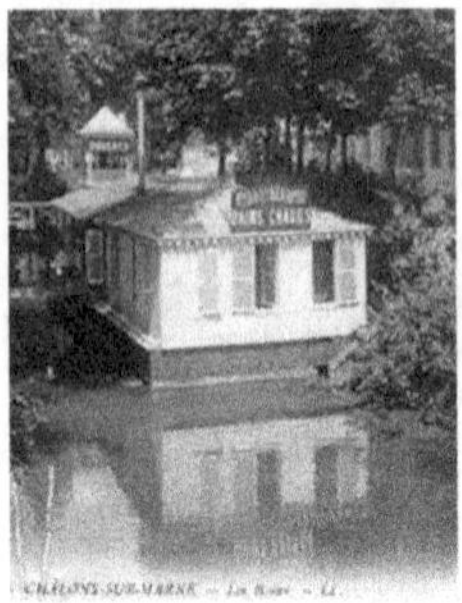

Petit à l'Ile Saint-Louis, Vigier, près du Pont Royal. En 1868, la frégate-école du docteur Joly est installée, près du Quai d'Orsay, à Paris. Ce médecin a recours à l'eau de Seine filtrée, aux bains médicinaux, de vapeur, d'eau de mer, mais se charge aussi des mesures de prévention, telles que vaccinations, sans que l'on connaisse les conditions d'attribution de cette pratique, ni le public concerné.

Les doucheurs et les doucheuses

Présents dans les établissements thermaux, ces hommes et ces femmes sont affectés à l'administration des douches, parfois des bains. Selon les villes d'eaux, ils ont en plus la charge du massage et de la mobilisation articulaire. La pratique décrite par le docteur J. Daquin (1732-1815) d'Aix-les-Bains, en 1773, met en scène un doucheur qui administre le jet d'eau et qui masse en même temps le curiste. Initialement, à une certaine époque, ils officient à deux, puis à trois, et progressivement, de nouveau, ils officient seuls, à des fins de rentabilité.

Ils doivent aussi veiller à interdire les douches réputées *insolites,* administrées sans doucheurs, à plusieurs, dans des cabines non attribuées à leur genre, d'une durée supérieure à 20 minutes…, autrement dit, un rôle de surveillant et de respect de la moralité. En cas d'indisponibilité d'un doucheur, il est prévu un des *aspirans* prêts au premier appel. De ce fait, grâce à ces moyens de remplacement, la satisfaction du curiste est respectée et les conditions de travail des doucheurs prises en compte.

Leur recrutement est très strict, laissant au médecin la liberté de choix finale de l'employé.

Les porteurs, les doucheurs et les doucheuses, doivent être mariés, savoir lire et écrire, et être âgés de 20 à 25 ans. Ils sont choisis et désignés par la Commission Administrative sur l'avis du médecin des eaux, approuvés et brevetés par M. l'Intendant-Général de Savoie.

De Fortis, 1829

Par voie de conséquences, les doucheurs sont appréciés de la clientèle, mais aussi de certains médecins qui louent leur dextérité à masser, à mobiliser les membres, mais aussi à la pose des ventouses, une nouvelle attribution de pratiques.

A Aix-les-Bains, chaque année, les médecins dispensent des cours pratiques et théoriques de massage et d'anatomie générale aux baigneurs. Leur formation est complétée de façon empirique par mimétisme et compagnonnage, d'où des critiques de la part de bon nombre de médecins.

En 1808, J. Daquin leur reproche un non-respect des prescriptions quant à la durée des douches, mais aussi un laxisme dans les délais et les enchaînements, jusqu'à répéter trois fois le même traitement. Par ailleurs, certains médecins demandent à ne pas suivre les conseils des doucheurs, car l'administration des eaux est considérée comme un médicament. Mais, les conditions de travail se détériorent régulièrement. C'est ainsi que confronté à une surcharge de travail, à Plombières en 1847, le docteur Türck (1797-1887) s'oppose à la reprise du travail des doucheurs et des doucheuses qui enchaînent le travail, sans repos, dans l'eau chargée de soufre et de déplorer qu'en fin de saison, ils présentent des quintes de toux.

A Aix-les-Bains, en 1873, la situation est comparable. Les doucheurs peuvent traiter jusqu'à 40 patients dans une matinée ! Leurs conditions de travail sont éprouvantes, horaires précoces et importants, humidité, chaleur, absence de pauses, exigences croissantes des curistes…

Ceci a justifié en 1874 et en 1875 une étude sur les effets des conditions de travail épuisantes des doucheurs et des doucheuses qui utilisent les eaux à base d'hydrogène sulfuré. Dans ce cadre, cette étude unique sur ce type de personnel sert aussi de référence pour mieux envisager les effets chez les autres employés des bains, mais aussi chez les curistes, cependant moins exposés.

> N'est-ce pas d'ailleurs, une sorte de massage que les doucheurs ou les vagues opèrent sur le corps ?
>
> L. Petit, 1885

En 1878, le docteur Vidal d'Aix-les-Bains publie le résultat de ses études sur les variations de la chaleur corporelle, de la circulation sanguine, du volume des urines, des fréquences cardiaque et respiratoire, de la température corporelle, de la fonction musculaire et de la fatigue éprouvée[34]. Durant 5 mois, 21 employés sont ainsi suivis, selon le nombre de douches dispensées, tout comme les exercices musculaires qui font l'objet d'observations, permettant de conclure essentiellement que la nutrition est primordiale.

DÉSIGNATION DES DOUCHEURS QUI SONT AFFECTÉS AU SERVICE DES DOUCHES dites du *Soubassement*.	DATES.										DIFFÉRENCE.	
Température extérieure prise à 10 h. du matin.	10 mai, 8°	1er juin, 21°	15 juin, 12°5	1er juillet, 24°	15 juillet, 27°	1er août, 19°	15 août, 16°	1er septemb. 19°	15 septemb. 14°	1er octobre, 17°	PLUS.	MOINS.
Douche généralement tiède. Nombre de douches données dans la matinée.	»	7	12	16	26	25	15	12	16	6		
E. M., 45 ans, nerveux, bonne constitution. Pouls.......	92	84	92	80	84	86	84	80	80	80	»	12
Température.	36°5	35°9	36°2	37°	37°	37°	38°	37°	36°4	36°5		»
M. G., 35 ans, lymphatique sanguin. B. C. Pouls.......	80	72	62	68	76	74	76	64	64	64	»	16
Température.	35°5	35°8	37°	37°5	37°5	37°4	37°	37°2	37°	37°	1° 1/2	»

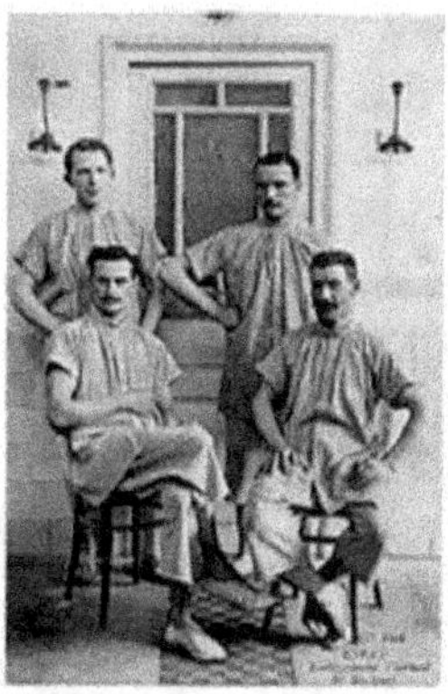

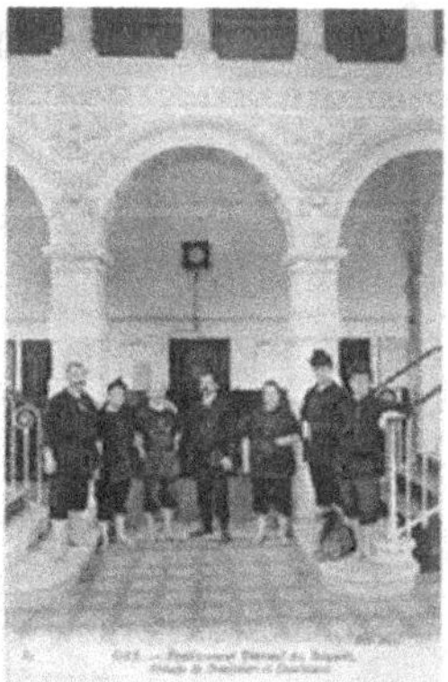

En 1894, toujours à Aix-les-Bains, le docteur Gautier mesure l'intensité électrique du corps humain qui, lors de la douche, affiche une valeur de 130 millionièmes d'ampère et lors du massage par pétrissage une valeur de 120 à 150 millionièmes, accréditant la haute valeur thérapeutique de l'eau thermale et du massage associé.

Malgré ces conditions de travail pénibles, les masseurs sont mal payés. Leur salaire est directement lié aux tarifs pratiqués par l'établissement et au nombre de malades soignés. En 1926, à l'établissement thermal d'Aix-les-Bains les doucheurs sont rattachés administrativement aux masseurs, pour des salaires compris entre 2000f et 2600 f, par mois, alors que celui du jardinier est de 5600 f et celui du plombier de l'établissement varie entre 6000 à 7000 f.

Les infirmières et les infirmiers-masseurs

« Un bon médecin, un médiocre infirmier suffisent à tous les besoins », c'est-à dire à administrer les douches, comme l'écrit, en 1864, C. Van Esschen, un médecin militaire.

Initialement, les traitements qui composent la kinésithérapie sont utilisés par des infirmières, en nombre plus important que les hommes. C'est que le métier d'infirmière semble dédié aux femmes par tradition. La plupart sont religieuses et au début du XIXe siècle, la reconnaissance, dont elles bénéficient, repose sur des aptitudes dans l'art de guérir, car « Il semble que le soin de soulager l'humanité souffrante soit une des prérogatives d'un sexe sensible, généreux et bienfaisant[35]. »

En 1908, afin d'assurer un niveau de connaissances suffisant, le recrutement pousse l'hôpital militaire du Val de Grâce, à Paris, à organiser un concours d'entrée avec des épreuves théoriques et pratiques, dont l'une porte sur les considérations générales du massage.

C'est en tirant les leçons des carences constatées qu'une formation infirmière est créée par Désiré-Magloire Bourneville (1840-1909), dès avril 1878. Après la Première Guerre mondiale et sous la pression internationale, les insuffisances de personnels et la diversité des organismes formateurs sont à l'origine du *brevet de capacité professionnelle infirmière* en juin 1922 permettant de porter le titre de *diplômé d'Etat,* qui vise une certaine uniformisation du personnel. Il est assorti de spécialisations, telles que « puériculture, surveillance sanitaire des écoles, hygiène mentale, etc. » et de fait, le massage est donc une spécialisation infirmière. Face aux besoins en infirmières de soins généraux, les infirmières *option masseur* sont difficiles à repérer, malgré l'existence d'un syndicat actif et la possibilité d'exercer en pratique libérale.

Diplômées après 1922 ou non, ce sont donc les capacités du candidat ou du postulant, telles serviabilité, discrétion, célibat, obéissance aux médecins, propreté… qui sont appréciées chez les infirmières. En septembre 1933, 25 000 demandes d'équivalence au brevet d'infirmière sont déposées dans les cinq domaines d'intervention reconnus : infirmières et infirmiers hospitaliers, infirmières visiteuses d'hygiène sociale et de la tuberculose, infirmières visiteuses d'hygiène sociale de l'enfance, infirmières et infirmiers des asiles, infirmières et infirmiers masseurs.

Ainsi, les auxiliaires médicaux viennent de naître officiellement dans leurs fonctions. Et pour la première fois, une proposition de loi de septembre 1933 précise les catégories professionnelles, infirmières et infirmiers de toutes spécialités et les mécaniciens-dentistes, devenus par la suite les prothésistes dentaires.

Une reconnaissance laborieuse

Au début de la Première Guerre mondiale, dès 1914, les infirmières professionnelles exerçant en hôpital militaire sont estimées à 30 000 et elles sont accompagnées par plus de 70 000 bénévoles faisant office. Elles sont parfois titulaires d'un diplôme délivré par les hôpitaux de l'Assistance Publique à Paris, d'écoles publiques ou d'écoles privées, reconnues par l'Etat et en lien avec la Croix Rouge. Confrontées à une forte inégalité d'enseignement, les infirmières américaines en poste en France, lors de la Guerre de 14-18, proposent que la formation française soit calquée sur celle en vigueur aux Etats-Unis, mais sans succès. Pour le recrutement des infirmières militaires, la circulaire du 23 février 1923 prévoit qu'une épreuve orale porte sur les considérations générales du massage. Dans la dynamique de la création de ce nouveau métier, apparaît le Syndicat des Infirmiers-Masseurs et Infirmières-Masseuses diplômés d'Etat, en 1924. Son président Edouard Gisselbrecht (1888-1968) est membre du jury, membre de la commission des équivalences et il siège à la commission ministérielle pour l'élaboration des programmes d'études. Bien plus tard, il est nommé membre de jury du diplôme d'Etat de masseur-kinésithérapeute, en 1946 et de la sorte, il assure l'évolution professionnelle et la transition des infirmiers-masseurs vers les masseurs médicaux. Certains médecins impliqués dans la formation des masseurs médicaux dénoncent la mainmise des infirmiers-masseurs sur le massage, situation évoquée en 1928 : « Le nombre de diplômés d'Etat par équivalence étant appréciable, ces derniers se sentant des protections politiques et administratives, au surplus ne voyant que leur intérêt, ont agi près des parlementaires pour quasi monopoliser, entre leurs mains le massage ordonnancé en application des lois médico-sociales…/… » Les masseurs y voient seulement une large diversité de leurs pratiques, ainsi qu'une certaine liberté d'action, dans l'intérêt de leur patient.

Une formation rénovée

En 1926, un arrêté, destiné à la formation des infirmiers-masseurs en deuxième année, précise que chaque matin un stage est obligatoire durant sept mois dans les services de chirurgie orientés vers le massage et la mécanothérapie, ainsi qu'un mois facultatif dans le service d'hydrothérapie et quatre mois dans les services de médecine, sous la direction de moniteurs ou monitrices spécialisés.

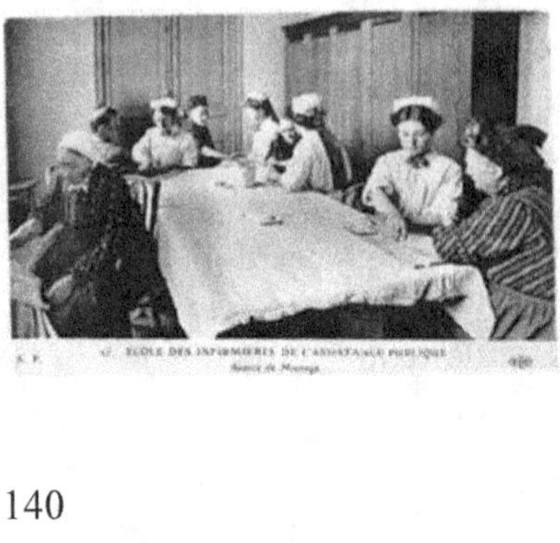

A cette occasion, la notion d'encadrement professionnel est abordée pour la première fois dans la formation orientée vers le massage, reconnaissant ainsi la transmission de pratiques par des pairs.

Article 20.

Programme d'études théoriques et pratiques pour la spécialisation d'infirmiers masseurs aveugles et conditions d'admission dans les écoles d'infirmiers masseurs aveugles.

CONDITIONS D'ADMISSION

La durée des études théoriques et pratiques est de deux années scolaires de dix mois (du 1er octobre à la fin de juillet de l'année suivante).

Les candidats des deux sexes seront âgés de dix-huit ans au minimum et de quarante-cinq ans au maximum.

Ils devront posséder un certificat de bonne vie et mœurs et un extrait, pour néant, de leur casier judiciaire.

Il leur faudra justifier d'un certain degré d'instruction équivalent au moins au certificat d'études primaires et, de plus, savoir lire et écrire le braille. Un examen, le cas échéant éliminatoire, sera exigé, avant l'admission, pour déterminer les connaissances des candidats.

Programme d'études pour les infirmiers et les infirmiers masseurs aveugles, 1927

Afin d'aider à la reconversion des mutilés de la Première Guerre mondiale, à partir du 15 juin 1926, les infirmier-masseurs aveugles bénéficient d'une adaptation pour le déroulé des épreuves de l'examen, mais sans aménagement de programme, hormis la lecture et l'écriture du braille, comme en témoigne l'arrêté de décembre 1927…

Une vingtaine d'années plus tard, ce diplôme disparaît au profit du brevet de masseur médical, par le décret du 9 février 1944, rendu désormais indispensable en raison des exigences techniques de la pratique du massage et des faibles effectifs d'infirmiers-masseurs à former.

Les masseurs médicaux sont lentement acceptés à l'hôpital, car les anciens sont attachés à un service de soins, donc liés professionnellement aux pratiques des médecins y exerçant. Les masseurs comptent beaucoup sur ce diplôme d'Etat créé en 1946, soit 2 ans plus tard, car il est de nature à modifier ces trajectoires, même si en 1971, des kinésithérapeutes sont encore bénévoles dans les hôpitaux parisiens.

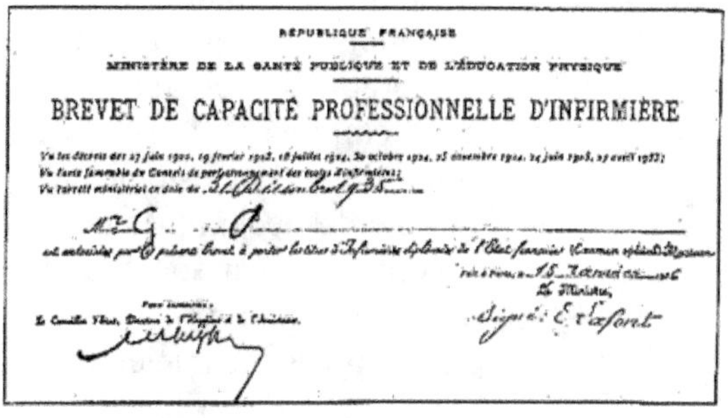
RÉPUBLIQUE FRANÇAISE

MINISTÈRE DE LA SANTÉ PUBLIQUE ET DE L'ÉDUCATION PHYSIQUE

BREVET DE CAPACITÉ PROFESSIONNELLE D'INFIRMIÈRE

Après la Deuxième Guerre mondiale, ces masseurs se tournent massivement vers le secteur libéral, dont la quasi-totalité est issue et des équivalences sont attribuées, afin de les transformer les diplômes privés en diplôme d'Etat de masseur-kinésithérapeute.

Mais, soucieux de contrôler cette profession naissante et afin de se protéger de la délivrance de certificats de complaisance, les médecins déplorent que les résultats de ces demandes ne paraissent pas au Journal Officiel…

Les masseurs thermaux

Recrutés initialement en tant que doucheurs et baigneurs, en 1975, les masseurs thermaux sont appelés, après formation, *techniciens de physiothérapie* sans que cela ne heurte quiconque, car le rôle de subalterne exécutant est bien présent, même si le terme de physiothérapie apparaît, selon un usage qui s'installe, réservé aux médecins.

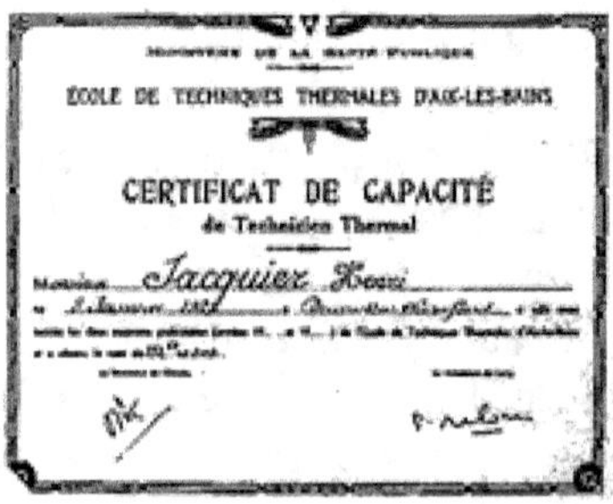
ÉCOLE DE TECHNIQUES THERMALES D'AIX-LES-BAINS

CERTIFICAT DE CAPACITÉ

de Technicien Thermal

Jacquier Henri

Alors que ceux-ci se réservent l'appellation d'un ensemble de pratiques physiques auxquels appartiennent dorénavant l'électrothérapie et la radiothérapie, ils tolèrent l'appellation qui caractérise un effectif faible d'employés, réservant leurs activités exclusivement au thermalisme. Les nouveaux masseurs employés sont formés à l'Ecole des techniques thermales d'Aix-les-Bains, au sein des thermes appartenant à l'Etat et ils remplacent progressivement les non-diplômés, grâce à la détention du Certificat de capacité de technicien thermal.

Ils sont chargés depuis toujours de l'application des eaux sous toutes ses formes, des boues et aussi du massage. Pour l'entrée en école, les élèves doucheurs-masseurs sont recrutés lors d'un concours de niveau équivalent à celui du certificat d'études[36].

A l'Ecole des techniques thermales, fondée en 1932, la formation d'une durée de 2 ans s'étend de décembre à avril, période de faible fréquentation dans les thermes et les élèves sortent de l'école en tant que masseur. Le reste du temps de formation est consacré au service des patients. Ceux en place ont obtenu la possibilité de demander une équivalence du diplôme de masseur thermal, afin de continuer à pratiquer dans les établissements thermaux.

Les dossiers de demande font apparaître que les hommes sont âgés de 29 à 62 ans et les femmes, de 24 à 63 ans. Parmi les hommes, 36% exercent à Vichy, alors que les femmes sont 51% à exercer à Aix-les-Bains. Leur devenir semble préservé, mais en 1976, suite à une plainte d'un syndicat de kinésithérapeutes pour exercice illégal, un conflit a opposé ces praticiens diplômés d'Etat aux masseurs thermaux de Gréoux-les-Bains qui officient sans diplôme, certains sont boulangers, jardiniers ou garagistes, selon la presse locale… !

Simultanément, les techniciens de physiothérapie diplômés à Aix-les-Bains continuent à exercer. Des précisions sont alors apportées concernant les actes autorisés pour ces masseurs, c'est-à-dire la mobilisation articulaire en bain d'eau thermale, le massage manuel sous l'eau thermale, le massage manuel avec pulvérisations et les vaporisations d'eau thermale, le massage manuel avec application de boues thermales[37]. Huit ans plus tard, un décret apporte quelques précisions sur leur situation administrative, alors que l'école est fermée depuis fin décembre 1982. Afin de préserver leur carrière, les praticiens issus de cette école ont tous accédé au statut de surveillant d'unité de soins.

Les masseurs médicaux

Dans les années 1830, le mot *masseur*, désigne toute personne attachée au service des bains, peu ou pas qualifiée et aux gestes souvent critiqués, mais relevant de soins corporels. Souvent assimilés aux doucheurs, les masseurs sont polyvalents dans leurs fonctions, ce qui engendre un lien de dépendance et modifie la hiérarchie des fonctions, tout comme celle des pratiques.

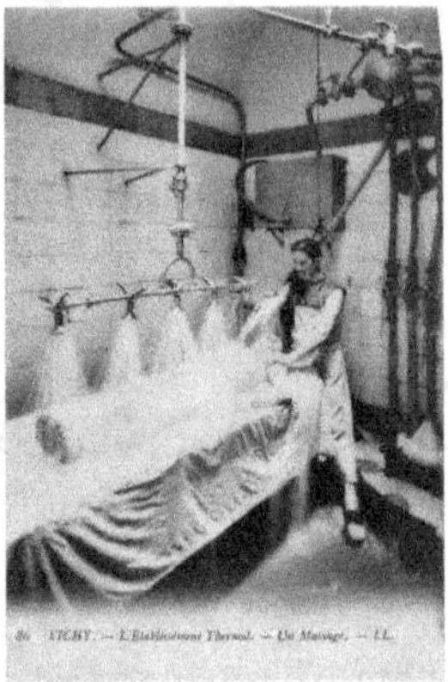

Dans de nombreux établissements thermaux, Aix-les-Bains, Evian, Néris, Royat, Vichy, les masseurs ou les masseuses officient à deux, à partir de 1893, pour un même patient, dans un souci d'efficacité renforcée et aussi permettant de gagner du temps lors du traitement. Originale, la méthode diffuse en France et dans de nombreux pays, affirmant la spécificité et la réputation du massage à Aix-les-Bains. Progressivement, le travail à deux est supprimé pour des raisons essentiellement budgétaires.

D'une façon générale, à la fin du XIXe s, les masseurs sont perçus comme des rebouteux ou des charlatans, exceptés au sein des thermes et des établissements de soins placés sous la surveillance constante des médecins. Certains apparaissent parfois sous un jour plus favorable, car malgré un bras vigoureux et une main souple, l'intérêt de la santé publique n'est pas en jeu[38].

Cette appréciation est favorisée par la promulgation de la loi de 1892 sur l'exercice de la médecine, qui exclut les masseurs des pratiques médicales qui se trouvent de nouveau au centre d'attaques, sans justifications. Ils sont tantôt qualifiés de médicastres, d'empiriques, d'ignorants, de charlatans ou victimes d'automatismes nerveux dans leurs applications, illustrant ainsi la formule *Celui qui n'est pas médecin n'est-il qu'un charlatan* ? Quelques procès plus tard, rares en réalité, les masseurs sont acquittés, car seule la pratique est en cause.

Ainsi, sans reconnaissance, ni prestige social connu, ils ne sont pas désignés dans cette loi, mais ils sont placés sur le devant de la scène, accusés parfois de pratiquer la médecine, alors qu'ils ont réclamé et intégré le sens des limites lié à leur fonction ! Pour

> Nous nous sommes donc décidé également à enseigner le massage aux hommes, mais, pour les uns comme pour les autres, nous nous sommes entouré des garanties suivantes :
> 1° Exclusion des illettrés.
> 2° Obligation d'avoir des connaissances suffisantes en hygiène et en anatomie élémentaire.
> 3° Stage suffisamment prolongé pour être certain que le candidat a suivi avec exactitude les cours théoriques et qu'il a pratiqué pendant assez longtemps les différentes manœuvres du massage.
> 4° Enfin, engagement signé par ce dernier sur le certificat qui lui est délivré, de ne jamais faire que du massage et encore après avoir pris l'avis du médecin dans tous les cas...

Conditions d'inscription à l'EFOM, à Paris, 1895

ce faire, régulièrement, ils demandent officiellement avec force, depuis les années 1925, une prescription médicale écrite justifiant le traitement par le massage médical.

La formation

Avant 1883, les masseurs ne possèdent pas de diplôme, mais, la situation évolue avec l'ouverture d'écoles privées, grâce à la loi du 18 mars 1880 relative à la liberté de l'enseignement supérieur. Elle permet la création de formations initiales qui garantissent l'augmentation du niveau de formation, mais aussi de formations complémentaires qui assurent l'amélioration de la qualité des pratiques. L'Ecole Professionnelle Supérieure des Masseurs et des Infirmières de France, à Paris est la première Fondée en 1883. Elle est suivie par l'Ecole Française d'Orthopédie et de Massage, fondée en 1889, laquelle ne forme que des femmes jusqu'en 1895. Elle délivre des diplômes de masseur médical, de masseur thermal, de gymnaste médical, de bandagiste, de garde-malades et d'autres formations sont proposées ultérieurement, au gré des besoins et des demandes. Très souvent décriés, les enseignements sont dispensés aussi par des médecins, dont certains sont parfois directeurs de ces écoles !

Quant aux stages à l'hôpital, ils ne sont pas encore très répandus, avant 1926, faute d'encadrement, mais aussi faute de crédibilité envers les masseurs.

Un engagement professionnel

Durant la Première Guerre mondiale, de nombreux masseurs se portent volontaires pour assurer les traitements à l'hôpital et de façon bénévole ! Ils sont majoritairement diplômés, en France et peu après la guerre, l'Etat les a récompensés par la médaille de la Reconnaissance française d'argent ou de bronze. Parmi eux, plusieurs femmes russes ayant obtenu la nationalité française par le décret du 5 août 1914. Afin d'être plus facilement identifiés, en 1936, les masseurs médicaux choisissent la toute nouvelle Société De Kinésithérapie pour défendre leurs intérêts, en référence à celle de 1900, créée par des médecins. Cette appellation est reprise lors du 1er Congrès international de massage, à Paris, en 1937, faisant ainsi connaître les progrès entrepris dans ce domaine, mais marquant aussi une ouverture professionnelle porteuse d'espoir. Sans frontières. Les masseurs médicaux saisissent cette occasion unique de participer à l'élaboration des statuts de la future World Confederation of Physical Therapy, dont ils sont les premiers artisans et qui s'inscrit dans une dynamique internationale tant attendue. Le représentant français, André Nicolle (1907-1993), aveugle, est assisté d'un masseur interprète, Jacques Dupuis-Deltor (1901-2000), co-fondateur de la Société Française de Kinésithérapie.

Mais, en raison de l'absence d'un maillage départemental représentatif d'un organisme professionnel, ils sont écartés de l'administration et du fonctionnement de cette fédération.

Victimes de leur isolement, victimes d'une image entretenue savamment par le pouvoir médical, mais en voie d'amélioration par ce même pouvoir, subissant l'absence d'auto-détermination.

Mme Chipiloff (Olga), de nationalité russe, infirmière masseuse chef de salle à l'hôpital auxiliaire nº 44 à Berck : masseuse de profession, a abandonné une importante clientèle pour organiser des séances de massage à l'hôpital 44; assure ce service à titre bénévole et avec une régularité et un dévouement parfaits.

M. Akermak (John-Gustave), de nationalité suédoise, chef de service à l'hôpital bénévole 87 *bis* à Biarritz : depuis le début de la guerre a rendu de grands services aux blessés, soit comme masseur, soit comme président des brancardiers volontaires.

Mme Fridmon (Sophie), de nationalité russe, infirmière masseuse, chef de salle à l'hôpital auxiliaire nº 44 à Berck : masseuse de profession, a abandonné une importante clientèle pour organiser, à titre bénévole, des séances de massage à l'hôpital nº 44 avec un dévouement inlassable.

Attribution de la médaille de la Reconnaissance française, 1919

Néanmoins, ces masseurs sont recherchés pour exercer dans les cabinets médicaux privés, les salles de sport, les thermes et surtout la pratique individuelle en pratique libérale qui représente déjà le plus gros effectif, prépondérance toujours observée de nos jours.

Le 15 janvier 1943, le diplôme de masseur médical, tant réclamé par les professionnels depuis 1936 et par les médecins, est finalement créé, durant le gouvernement de Vichy.

Le texte fondateur reprend les demandes formulées, c'est-à-dire la preuve de la détention du diplôme et, fait nouveau, précise la notion d'exercice illégal de masseur médical, dont on doit l'initiative au docteur René Menard, au début des années 1900. De surcroît, depuis 1930, les masseurs demandent, la rédaction d'une ordonnance médicale détaillée, afin de protéger les patients et de se protéger de toutes dérives à caractère immoral, allant de fait au-delà des exigences affichées de la convention-type d'août 1930 ; seule la prescription permet le remboursement par la Sécurité Sociale,.

Lors du retour des prisonniers de captivité, en 1944, sous l'égide de la Société De Kinésithérapie, c'est le même élan d'humanité qui pousse les masseurs médicaux à soigner et à masser les soldats - de façon bénévole - à la Gare de l'Est et à l'hôtel Lutétia, à Paris. Dans le plus grand anonymat…

La pratique à l'hôpital reste discrète et l'évolution de carrière inexistante, car nombreux sont ceux qui exercent bénévolement, à temps partiel, y compris dans les hôpitaux parisiens. Assujettis au contrôle médical, ils ne possèdent pas l'entregent nécessaire pour orienter leur avenir professionnel. Sans prestige social, leur rôle dans l'évolution des soins reste modeste, alors que celui des médecins occupe une place dominante de plus en plus importante[39].

Les masseurs aveugles

Par tradition, les aveugles sont orientés vers des débouchés, représentés par des activités manuelles, comme le cannage, le rotin, l'accordage de piano, la fabrication de brosses. Mais, sous l'influence de pays étrangers, un mouvement en faveur de la formation des aveugles s'installe en Angleterre (1891), en Autriche (1894), au Japon (1903), au Danemark, en Suède, en Finlande, en Russie, en Allemagne. En 1905, au sein de l'Association Valentin Haüy, à Paris, est créée la première école de massage par Félicien Fabre (1871-1932), docteur en médecine de la Faculté de Montpellier, devenu aveugle durant ses études.

Une quinzaine d'années après la création des écoles de masseurs en France, la présence des aveugles dans cette formation a pour effet de les hisser à une reconnaissance sociale attendue. Alors qu'ils sont réputés sans instruction et aux capacités limitées, ils montrent que cette pratique peut être réalisée avec des résultats identiques à ceux obtenus par les voyants et dans des conditions morales non contestables. Les soldats atteints de cécité par faits de guerre ou les civils y trouvent dès lors un débouché valorisant, cependant sous conditions.

Le reclassement vers un métier devient une institution amplifiée à l'occasion de la Première Guerre mondiale, face à ce devoir de réparation que s'impose le Ministère de la santé. Il n'en faut pas plus pour prouver les compétences des aveugles que certains médecins jugent supérieures à celle des voyants. Devant le nombre de mutilés, aptes à la reconversion, d'autres établissements parisiens partagent la même finalité, tout en gardant à l'esprit que le métier de masseur médical ne convient pas à tous les aveugles. Après formation, le massage peut leur assurer un avenir professionnel, prouvant les capacités intellectuelles et techniques du mal-voyant, tout comme un positionnement social valorisant. En mai 1915, est fondée l'Ecole de massage des Soldats aveugles et après la Guerre de 14-18, les Œuvres des Masseurs Aveugles de la Guerre sont à même de proposer leurs services, avec succès, au 32, avenue du Bois de Boulogne, à Paris.

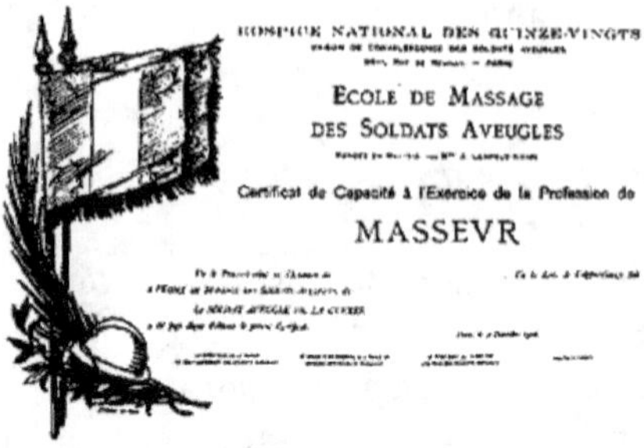
HOSPICE NATIONAL DES QUINZE-VINGTS
ECOLE DE MASSAGE
DES SOLDATS AVEUGLES
Certificat de Capacité à l'Exercice de la Profession de
MASSEVR

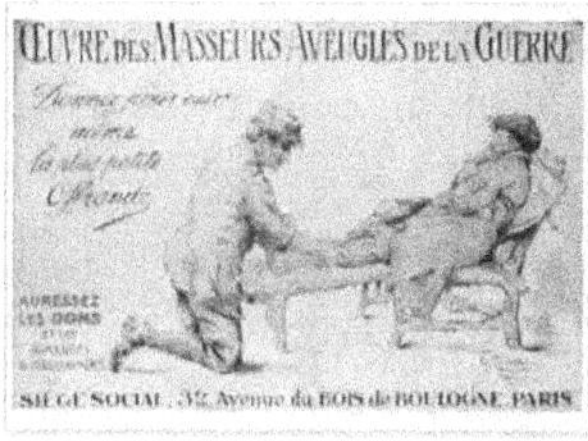

Les premiers diplômés de 1916 exercent à l'hôpital du Grand Palais, à Paris, encadrés par le docteur Rénié, au service des soldats blessés. Régulièrement, les masseurs aveugles diplômés sont l'objet d'améliorations de leur statut, puisque par une circulaire du 10 mars 1947, le Ministre de la Santé demande aux établissements hospitaliers d'utiliser au maximum leurs compétences[40]. Pour ceux-ci, les gestes techniques ne se limitent pas au massage, mais concernent aussi les mouvements articulaires, la fonction des membres, la respiration, toutes les attributions du masseur voyant.

A l'occasion de la Deuxième Guerre mondiale, le reclassement professionnel des aveugles mutilés, de guerre, est soumis à l'application du décret du 30 janvier 1950 qui prévoit un examen médical du demandeur accompagné de tests psychotechniques.

Cette disposition permet non seulement de mieux orienter les aveugles, vers une affectation professionnelle, mais surtout de préciser le profil de ceux susceptibles d'intégrer une école de massage et de kinésithérapie, dont le niveau de connaissances augmente rapidement. Sur le plan pédagogique, la dextérité de l'aveugle est largement développée grâce à des ateliers d'éducation du toucher, tels que pliage, collage de papier, reconnaissance des formes et des volumes, modelage, maquettes en relief, rivalisant de fait avec le toucher des voyants, grâce aux sensations tactiles très développées. Ainsi, Louis Gallais, membre du Conseil supérieur de la kinésithérapie précise quelques caractéristiques à leur avantage : esprit d'analyse et de synthèse, aptitude au raisonnement, esprit d'observation, mémoire, mais aussi persévérance, discrétion, patience, conscience professionnelle. Autant de qualités reconnues par le Ministre de la Santé Publique et de la Population dans le *Louis Braille*, en mai 1950, dans lequel il déclare que « les masseurs aveugles sont entièrement aptes à remplacer le personnel voyant dans les établissements hospitaliers. »

Devenus indispensables, les masseurs ne sont pas désignés selon un savoir, même limité, puisque subalternes du médecin, mais selon les gestes techniques qu'ils effectuent. Et ceux utilisés, salvateurs, portent en eux les prémices d'une forme de traitement évolutif, indépendant, utilisable aisément dans de nombreuses circonstances.

Les masseurs-magnétiseurs

Issu des travaux originaux d'un médecin allemand, Franz Anton Mesmer (1734-1815), le magnétisme assure la transition entre la médecine allopathique et la médecine en provenance d'un savoir populaire et qui se situe à la frontière de la médecine ésotérique. C'est à partir de 1773 qu'il commence à soigner à l'aide d'aimants auxquels il transmet son propre fluide magnétique. En 1787, apparaissent, à Strasbourg les premières guérisons attribuées à cette forme de traitement. Mais, c'est 100 ans plus tard que cette pratique est reprise en 1893, grâce à la fondation de l'Ecole pratique de magnétisme et de massage, à Paris qui ouvre dans le cadre de la toute nouvelle législation sur l'enseignement supérieur libre. Hector Durville (1849-1923), magnétiseur et directeur de cette école, défenseur de cette méthode, prétend compenser les impuissances de la médecine traditionnelle. Mais, le magnétisme est contesté par les médecins, en raison des dérives engendrées.

En 1841, Louis Huart (1813-1865), rédacteur pour un journal satirique dénonce l'existence de consultations médico-somnambulo-charlatano-magnétiques, dans *Physiologie du médecin,* en 1841.

Très en marge de la médecine en place, H. Durville diffuse ses connaissances grâce au Journal du magnétisme, fondé en 1845 par le baron du Potet et dont il devient le nouveau directeur. Conjointement à cette évolution, les médecins-masseurs-magnétiseurs occupent une place très modeste qu'ils veulent accroître, mais ils peinent à convaincre leurs confrères, malgré un enseignement très actif et un grand renfort de publicité sur ce thème. A l'issue de leur formation les élèves reçoivent un diplôme de magnétiseur-masseur praticien.

Lors de l'inauguration de la Société de magnétisme, le 6 octobre 1887, à Paris, on discute de la polarité des deux faces de la main, droite et gauche, de l'avant-bras, des pieds, ayant pour fondement l'attractivité des aimants, transmissible lors du massage. Dans cette même démarche, Durville propose à la vente lames, plastrons, barreaux, bracelets, porte-plumes, tous magnétiques, afin de traiter des maladies anciennes et récentes. Ceci concerne les douleurs, la crampe des écrivains, les affections des bras, jambes, pieds, les organes génitaux chez la femme, le larynx, la gorge, les bourdonnements, la surdité, les migraines, les douleurs dentaires, les névralgies, l'insomnie, les sciatiques, les viscères. Loin de s'éloigner, la menace des médecins s'appuie sur l'article 16 de la loi du 1892 qui concerne l'exercice médical, écartant de fait les masseurs et les magnétiseurs non-médecins, donc réputés illégaux. Fin mai 1897, Théodule Mouroux, un magnétiseur s'oppose aux médecins et les accuse[41] de considérer le malade comme une marchandise et de se réserver le monopole des traitements.

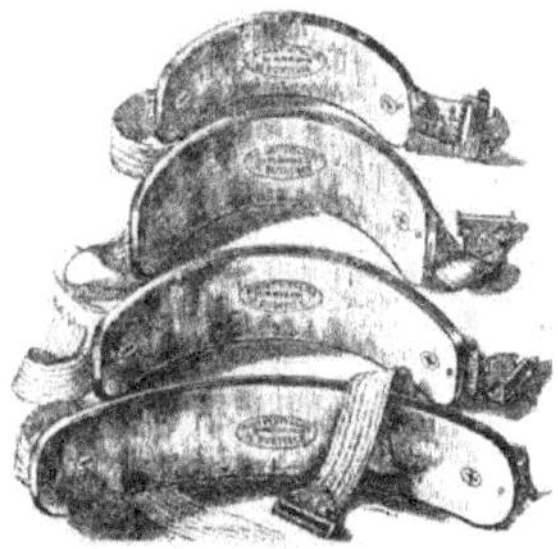
Lames magnétiques, 1892

Un Syndicat des masseurs et magnétiseurs de Paris voit le jour en 1895, dont le siège est situé au sein de l'école, rue Saint-Merri, à Paris. Face à une contestation et à une fronde des médecins, après un vote de ses membres, la chambre syndicale décide la suppression du mot *magnétiseur* dans sa dénomination pour s'appeler dorénavant Chambre syndicale des masseurs et infirmiers de France.

Les défenseurs affirment que le magnétisme relève de la science positive, qu'il est une manifestation de l'énergie, que l'action mécanique est exclusivement manuelle et appartient aux thérapeutiques naturelles, au même titre que les bains, l'air, la

lumière. Lors de procès, quelques magnétiseurs sont acquittés, aussi en Cour de cassation et les dépôts de plainte des médecins traditionnels ne sont pas suivis d'effet. En 1901, en réaction, les masseurs-magnétiseurs, mais aussi certains médecins, convaincus de la valeur de leur pratique rédigent une pétition pour défendre leurs droits de complémentarité à la médecine en usage. Le magnétisme, tout comme le massage est selon eux une méthode de traitement naturel et rationnel. Les médecins partisans du magnétisme souhaitent voir cette pratique intégrer la médecine conventionnelle, ce qui va justifier une pétition en 1901, signée par près de 70 000 personnes, afin de modifier la loi sur l'exercice de la médecine. Et, en 1912, le magnétisme est ainsi défini : « C'est cette force, encore peu connue, qui se trouve partout autour de nous et qui produit sur l'homme et l'animal, et même des plantes des effets semblables à ceux produits par l'aimant sur les métaux, tels que le fer, l'acier, etc. »

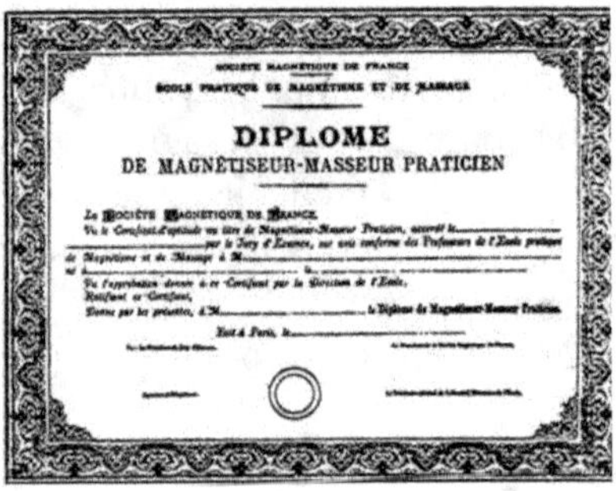
SOCIÉTÉ MAGNÉTIQUE DE FRANCE

ÉCOLE PRATIQUE DE MAGNÉTISME ET DE MASSAGE

DIPLOME

DE MAGNÉTISEUR-MASSEUR PRATICIEN

La Société Magnétique de France

Vu le Certificat d'aptitude au titre de Magnétiseur-Masseur Praticien, accordé le ______ par le Jury d'Examen, sur avis conforme des Professeurs de l'École pratique de Magnétisme et de Massage à M. ______ né à ______ le ______

Vu l'approbation donnée à ce Certificat par la Direction de l'École,

Ratifiant ce Certificat,

Donne par les présentes, à M. ______ le Diplôme de Magnétiseur-Masseur Praticien.

Fait à Paris, le ______

1895

Très différente de celle du massage, cette définition marque une coupure nette avec les pratiques médicales auxquelles elle revendique son appartenance.

Les médecins souhaitent une expérimentation du magnétisme en précisant de nouvelles indications et en l'associant au massage, car selon H. Durville, en 1892, le massage est considéré comme « une forme grossière du magnétisme. »

Mais, les critiques entre médecins sont souvent violentes. Le magnétisme est une pratique dénoncée comme relevant du charlatanisme, situation confortée par le fait que, à partir de 1882, tout abonné d'au moins un an à la *Chaîne magnétique* reçoit un diplôme de magnétiseur-masseur praticien. Sans formation ...

Afin de pouvoir plus facilement être identifié par ses pairs, mais aussi par le public, le vocabulaire de l'électricité - lié aux propriétés des aimants - s'enrichit et des définitions apparaissent. Mais, parallèlement, un vocabulaire ésotérique est employé, en 1910, et qui semble bien nuire à la pratique du massage largement employé : hypnotisme, somnambulisme, suggestion, télépathie, transmission de pensée, tables tournantes, évocation des esprits, écriture spirite, apparitions, hypnotisme, etc. Le magnétisme se prétend transcendantal, s'appuyant sur la philosophie, la physiologie, la psychologie et associant le rêve, le pouvoir des uns sur les autres, le métal aimanté, capable d'hypnotiser une poule ou un cheval…

Et de réclamer en toute logique des formations et des diplômes délivrés par des facultés d'Etat et libres.

Les masseurs médicaux n'ont jamais adhéré à cette pratique et à cette occasion, il a probablement manqué son accès à l'Université. L'emploi du massage traditionnel reste alors dans l'arsenal thérapeutique médical au moment de la Première Guerre mondiale.

Après avoir connu une période d'expansion en raison d'influences ésotériques venues de l'étranger, l'attachement aux pratiques naturelles n'ayant pas suffisamment convaincu les médecins, le magnétisme est abandonné pour retourner dans l'univers des pratiques populaires marginales, non médicalisées.

Réputé douteux aux yeux de la plupart des médecins, il est probable que ces pratiques ont gêné le recours au massage médical de tradition, trouvant une cause supplémentaire de suspicion…

De la faiblesse des masseurs

Les actes de massage et d'hydrothérapie sont progressivement valorisés, en raison de leur technicité reconnue par les médecins et par leur efficacité démontrée, à partir d'expérimentations. De ce fait, ils sont aussi implicitement protégés, mais leur aspect manuel les rend potentiellement réalisables par tous, en raison de l'absence de diplôme, jusqu'en 1922, car les masseurs ne sont que des exécutants

Les masseurs médicaux directement visés sont critiqués, en raison d'une insuffisance de qualification et de formation générale et suspectés de dérives. Certains présentent un faible niveau de scolarisation, ce qui suscite des vocations et rend facile l'accès à un métier accessible à tous.

Le transfert de ces pratiques vers les masseurs, les infirmières et les professeurs de gymnastiques s'installe très progressivement après la Guerre de 14-18. Cependant, faute d'un diplôme spécifique à la pratique du massage, cette situation révèle les faiblesses des masseurs dont la charge revient essentiellement à l'absence d'organisation professionnelle suffisamment fédératrice. Malgré les succès thérapeutiques obtenus auprès des soldats blessés, cela ne leur permet pas d'évoluer pour leur propre compte. La faible représentativité syndicale, issue d'une association d'anciens élèves, fondée en 1889, connaît alors une expansion tardive, seulement à partir de 1936.

Leur fragilité est liée à la discrétion, dont ils font preuve, en raison d'une population inhomogène, silencieuse, sans écrits sur leur travail, ni sur leurs conditions de travail. De ce fait, ils sont dans l'incapacité de valoriser leurs activités autrement que par une réponse fidèle à la prescription médicale, imposée officiellement depuis 1930, mais aussi grâce à des relations sans reproches avec les patients.

Cette main-d'œuvre est réputée assez malléable, mais cependant moins que celle des infirmières, soumises aux ordres du médecin, dont un grand nombre est composé de religieuses attachées à leurs méthodes de travail, sans que la hiérarchie des fonctions ne soit contestée. En outre, les médecins deviennent formateurs de terrain dans les thermes, les instituts, les écoles de massage, sans oublier ceux exerçant en pratique libérale. Ils participent donc activement à une construction professionnelle, dont ils définissent eux-mêmes les contours et les contenus des enseignements, pour mieux maitriser leurs savoirs.

Issus d'un recrutement local, les masseurs sont soumis officiellement à des conditions d'accès strictes, quant à la formation de base et à la moralité, comme tout accédant à un emploi d'une collectivité. Malgré cela, leur travail à la chaîne dans des conditions difficiles et les contraintes imposées par les médecins ne les dissuadent pas.

Les moniteurs de gymnastique médicale

C'est assez tardivement, en comparaison avec l'Allemagne ou la Suisse, que la France instaure la gymnastique dans les programmes de l'éducation. tremplin, corde lisse, poutre, dans les lycées et En Suède, le gouvernement construit un gymnase pour Pier Henrik Ling rénovateur de la discipline qui propose quatre sortes de gymnastique : pédagogique, militaire, médicale et esthétique. L'organisation de la gymnastique est précisée par le décret Victor Duruy du 3 février 1869. Formés initialement dans des instituts publics, les maîtres de gymnastique enseignent course, saut sur les collèges. Dans les écoles primaires, c'est l'instituteur ou un maître, spécialement formé, qui enseigne pour les enfants en dessous de neuf ans : barres à sphères, course, saut, montée de mât, de corde, d'échelle de corde, de corde à nœuds. Un programme différent est proposé pour les enfants âgés de 9 à 12 ans.

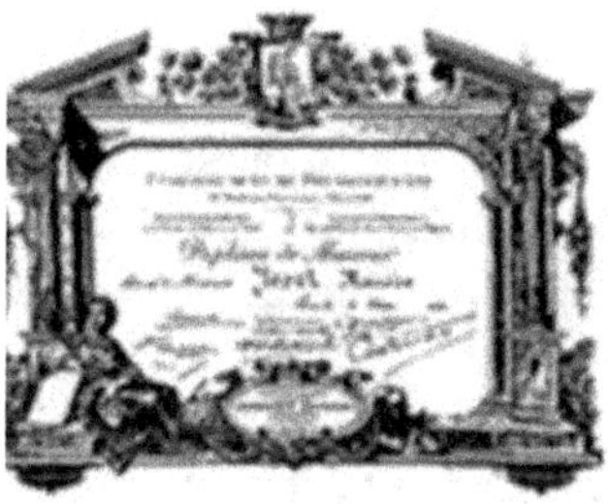

La Culture physique, 1931

Une pratique militaire et une pratique scolaire

En 1869, la gymnastique militaire est ainsi caractérisée, « a pour but d'habituer ceux qui s'y livrent à des exercices difficiles et même, jusqu'à un certain point, dangereux, afin que le soldat arrive à la plus grande puissance de force musculaire, d'adresse et d'agilité, en même temps qu'il s'habitue à triompher d'obstacles en apparence périlleuse. »

Dans les écoles, les méthodes en usage sont souvent critiquées au regard des connaissances scientifiques. Les leçons, y compris les exercices militaires, sont au nombre de quatre par semaine, d'une durée d'une demi-heure au moins. Dans un cadre médicalisé, le changement demandé, dans une circulaire du Ministre de l'Instruction publique propose une pratique en douceur : « La gymnastique des lycées et des écoles, au contraire, ne doit chercher qu'à développer d'une manière normale et progressive les forces du corps, à en rétablir, au besoin, l'équilibre et l'harmonie. C'est un exercice hygiénique, avec appareils que le médecin surveille et contrôle, et non pas un moyen de produire des prodiges d'agilité ou de hardiesse. » En conséquence, les dispenses sont accordées uniquement par le médecin.

La gymnastique militaire est peu populaire, objet de critiques souvent violentes. Les commandements au sifflet sont brefs et directifs : attention, commencez, cessez, fixe, en position, repos et ils restent très éloignés d'une pratique médicale. Mais la gymnastique médicale propose des exercices trop proches, c'est la remarque du docteur F. Lagrange, en 1898 : « Que d'explications répétées n'a-t-il pas fallu pour faire cesser les malentendus à propos d'un traitement que, sur la foi de l'étiquette, on n'hésitait pas à qualifier a priori de barbare !

Et, du jour où a disparu cette crainte de dépasser le but thérapeutique, en employant une médication trop brutale, le principe de la gymnastique médicale a été acceptée par tous les médecins ».

La nouveauté réside alors dans la surveillance exercée par un médecin, y compris chez les instituteurs en formation qui reçoivent des notions de gymnastique, à enseigner.

Devenu obligatoire dans tous les établissements scolaires, l'enseignement de la gymnastique se trouve inscrit dans les programmes scolaires, en janvier 1880, grâce à la loi Georges, et à la charge des instituteurs. Les professeurs reçoivent un manuel de gymnastique et d'exercices militaires. C'est donc à partir d'un encadrement très ancien, structuré, mais aussi encore peu adapté à la population des jeunes élèves, que se met en place cet enseignement.

En avril 1886, est promulgué, cette fois, un décret concernant l'enseignement de la gymnastique par des *Dames*, dans les collèges et les lycées pour jeunes filles.

Les prémices d'une gymnastique à visée médicale, à visée médicale, apparaît chez Andry de Boisregard en 1741, puis avec Tissot, en 1780. En 1827, le docteur Louvet-Lamarre guérit une jeune fille atteinte de la chorée, en la faisant sauter à la corde. En complément, il lui administre aussi un traitement interne, mais cette initiative n'a pas de suites immédiates. C'est bien plus tard que la gymnastique médicale, associée au massage et aux frictions, donne des effets spectaculaires chez des patients atteints de maladies neurologiques, grâce à l'initiative de N. Laisné en 1847. La méthode s'affine. Chez les enfants atteints de troubles neurologiques, Jean-Louis Pichery (1811-189?) prend l'enfant presqu'au berceau comme un génie bienfaisant, selon ses dires et il propose un traitement après l'acquisition de la marche. En 1881, il a recours alors à un modèle thérapeutique déjà éprouvé qui comporte marche en avant et en arrière avec une corde tenue dans chaque main, extension du corps en arrière, flexion du côté droit et du côté gauche, ascension à l'échelle, balançoire[42].

De nombreux médecins donnent un avis, souvent divergent, sur cette gymnastique, Londe (1821), Récamier (1825), Pichery (1857), Meding (1862), Schreiber (1884), laquelle finit par relever de la surveillance des médecins dès le début du XIXe siècle. L'objectif est d'améliorer la force musculaire, contribuant à de meilleures conditions de vie et de moralité, avec pour objectif le courage militaire, sur une base médicale.

Selon le docteur Roger Glénard (1880-1964), de Vichy, les établissements thermaux sont particulièrement adaptés pour l'éducation physique des enfants de 8 à 15 ans.

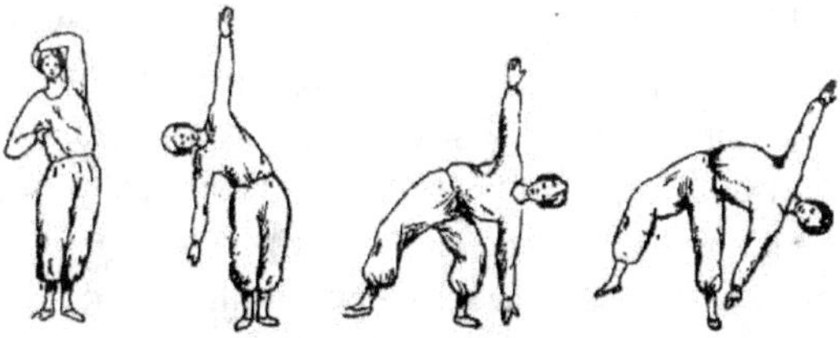

Exercices contre la scoliose selon Nageotte, 1900

Celle-ci est assortie d'un contrôle médical immédiat qui élimine les choréiques, les épileptiques, les hystériques de toute activité. De fait, il se place en totale contradiction avec le travail de N. Laisné, initié à partir de 1847 et publié à partir de 1865, concernant des jeunes filles atteintes de ces pathologies.

Après les réformes indispensables à la rénovation de la gymnastique, les médecins déplorent l'insuffisance de contrôle sur l'ensemble des pratiques corporelles et les professeurs de gymnastique des écoles sont les premiers visés.

Une pratique très convoitée

Dans les années 1920, l'éducation physique devient progressivement rééducative et sous la responsabilité à la fois des médecins et des professeurs de gymnastique. La concurrence apparente avec les masseurs médicaux ne s'installe pas réellement. Bien que sous la dépendance des médecins, les masseurs sont néanmoins la réponse spontanée aux problèmes de santé relevant du massage et de la gymnastique médicale.

En 1932, est créée la Société des professeurs spécialistes de culture physique médicale de France qui change de nom en 1938 pour celui de Société Française de Rééducation Physique…faisant écho à la Société de Kinésithérapie, fondée en 1936 et installant une certaine ambiguïté dans les offres de traitement des déviations vertébrales.

Les professeurs d'éducation physique contestent, entre autres, les connaissances pédagogiques des médecins et pour mieux maîtriser la filière ces derniers réclament officiellement, dès 1937, la double compétence pour les masseurs, à savoir pratiquer aussi la gymnastique médicale, leur permettant un contrôle complet sur les pratiques physiques, déjà acquis pour le massage.

Mais, les médecins souhaitent maintenir cette situation de domination sur les masseurs et les gymnastes médicaux et voir ces deux groupes bien séparés. Cependant, lors du 1er Congrès international de massage, en 1937, à Paris, Paul Carnot (1869-1957), membre de l'Académie de médecine prend une position affirmée : « Je considère que le masseur doit être en même temps professeur d'éducation physique…/… Nos masseurs médicaux doivent être capables, non seulement de faire du massage, mais aussi de diriger la culture physique qui doit lui être intimement liée. » Cette demande est déjà été évoquée par le docteur Phélippeaux en 1874 !

Et, c'est sous le gouvernement de Vichy que le diplôme d'Etat le moniteur de gymnastique médicale est finalement créé par décret en août 1942. L'admission en école de formation suppose la détention d'un diplôme, tel que le brevet supérieur de l'enseignement primaire, le diplôme de fin d'études secondaires, le baccalauréat ou avoir subi un examen d'aptitude professionnelle, c'est-à-dire un niveau de formation générale très supérieur à celui des masseurs médicaux. Peu avant 1946, il existe trois diplômes de gymnastique médicale : celui de *maître ou de maîtresse d'éducation physique sportive,* le *certificat d'aptitude au professorat d'éducation physique et sportive* et celui de *masseur médical et d'entraineur sportif,* ce dernier délivré par l'Ecole de Joinville. Ces diplômes sont assimilés officiellement à celui de maître d'éducation physique, par décret du 6 novembre 1946.

L'équipement sanitaire de la France se renforce avec une nouvelle profession sous la tutelle des médecins, car elle a pour objectif les traitements des déformations du squelette par la gymnastique médicale et orthopédique.

L'éducation physique et la rééducation physique sont alors sous le contrôle médical. Ce diplôme de moniteur de gymnastique médicale, jamais mis en application, est annulé de fait en 1946 par la création du diplôme de masseur-kinésithérapeute.

A l'initiative de l'Education nationale, la mise en place des centres de rééducation physique en 1947 marque l'achèvement d'un débat entre les médecins et les professeurs d'éducation physique. Celui-ci concerne la correction des déformations en voie de constitution, lesquelles sont classées en quatre groupes selon leur gravité, nécessitant une éducation physique *normale* pour deux groupes.

Les deux autres concernent, l'un une gymnastique *de maintien* et l'autre la mise en place de cours spéciaux de *gymnastique corrective* propre à redresser les corps et qui sont la prérogative des kinésithérapeutes.

Suivant les périodes, on trouve dans les sanatorium et préventorium des religieuses appliquant la gymnastique médicale, bien que le corps dénudé leur soit longtemps considéré comme *inaccessible*, à la vue et aux soins, et aussi pour d'autres pratiques physiques. Elles sont remplacées progressivement selon leur départ.

La faiblesse des gymnastes médicaux

Les gymnastes médicaux sont divisés de par la diversité des appellations, professeur, maître, moniteur, entraîneur, éducateur qui leur confère un champ d'activités marquées par quelques différences. Si les objectifs sont partagés dans les établissements scolaires, ils le sont moins dans les associations sportives. Cependant, certains médecins souhaitent les voir pratiquer le massage en raison de leurs connaissances en anatomie et en physiologie. Mais, ils n'en sont pas des spécialistes, quand bien même ils bénéficient de quelques heures de formation dans le meilleur des cas. Les actions de dépistages associées qu'ils pratiquent sont convoitées par les médecins qui proposent déjà des fiches d'examen, de bilan et de suivi, et des solutions à caractère médical dont ils se réservent l'initiative.

L'apparition, en 1936, d'une revue appelée *Rééducation physique* qui fait la part belle à la rééducation psychomotrice, réaffirme leur combativité et l'ouverture d'un nouveau champ de pratiques. Cette effraction dans le panorama médical n'est pas du goût des médecins qui ne conçoivent la rééducation et la psychomotricité que comme une technique médicale de traitement des déficiences.

En 1946, lors de la création du diplôme d'Etat de masseur-kinésithérapeute, les gymnastes médicaux exigent que la nouvelle profession fasse référence à leur activité, c'est-à-dire la gymnastique. Cependant, ils sont seulement 19,7% à demander l'équivalence de ce diplôme, soit 5 fois moins que les masseurs médicaux, mais avec l'obligation de détenir un diplôme d'Etat de gymnastique et de huit années d'exercice.

Les médecins-masseurs

Les médecins pratiquent le massage à une époque où les avancées techniques de la médecine stagnent, c'est-à-dire dans la première moitié des années 1800. Présents en France, mais aussi en Suisse et en Belgique surtout après 1830, ils sont confrontés aux succès obtenus par les masseurs dans diverses affections, telles que les entorses, les fractures, les sciatiques, les lombalgies, les atrophies musculaires, les scolioses.

> A cet effet, plusieurs docteurs en médecine se sont réunis et ont constitué **le syndicat des Médecins Masseurs de France,** ayant pour but de créer une ou plusieurs cliniques destinées à l'étude pratique et à l'application des divers genres de massages.

Le médecin-masseur est aussi un professionnel habilité en gymnastique, même s'il est peu présent dans ce domaine, hormis dans les Instituts qu'ils dirigent. Mais, le massage change de mains. Les médecins s'emparent de ces pratiques, car elles permettent un aboutissement favorable maitrisé du travail du chirurgien ,vers un retour à une vie sociale antérieure, luttant contre l'oisiveté. De fait, ils les appliquent, les enseignent à leurs confrères, puis aux masseurs médicaux, en organisant des cours de thérapeutique.

Entre 1801 et 1921, le regain d'intérêt, à Paris, pousse 574 élèves-médecins à soutenir leur thèse sur le massage et la gymnastique médicale et 59 entre 1922 et 1946, soit sur 24 ans,

Les indications médicales se multiplient de façon importante et après la création de la Société de Kinésithérapie en 1900, les médecins tentent d'ériger - sans succès - cette pratique comme une spécialité médicale. Ceux qui initialement observent les multiples expérimentations réalisées à l'étranger[43], après une longue période de médicalisation, peinent à imposer les nouvelles conceptions de ces pratiques d'origine populaire.

Mais, certains médecins sont plus préoccupés par les enjeux honorifiques et les profits engendrés par cette forme de traitement. Dans cette dynamique, ils s'autoproclament médecins-masseurs, créent un syndicat éponyme en 1912, dont le siège se trouve 16 rue Rodier, à Paris sous la présidence du docteur Encausse, un médecin adepte du magnétisme.

Ils fondent l'Ecole supérieure libre des sciences médicales appliquées, afin de former des masseurs qui s'engagent à ne pas concurrencer les médecins ; une clinique, rue Séguier, appartenant au syndicat se propose d'étudier les effets du massage. Ces médecins proposent le massage manuel avec ou sans boules de bois, le massage vibratoire avec appareils ou avec douches de vapeur, le recours aux aimants et les transferts qui consistent à saisir les mains d'une personne maintenue en léthargie ou à l'aide d'une couronne aimantée. En raison de la diversité des pratiques, la dénomination de médecins-physiothérapeutes apparaît plus conforme à l'appellation internationale déjà existante et surtout qui se démarque du magnétisme. Cependant, cette société médicale disparaît au moment de la Première Guerre mondiale, tout comme les traitements à base de magnétisme.

Durant cette guerre, les médecins qui assurent la fonction de masseur sont alors formés en deux à trois jours ; certains sont envoyés dans les unités médicales du front, sans aucune formation. Mais, en 1869, le *guide du médecin-masseur* du docteur M. Phélippeaux permet de fixer les principes de base d'une nouvelle forme de traitement. Entre les deux Guerres mondiales, les progrès médicaux importants encouragent finalement le retour des pratiques manuelles chez les masseurs et chez les gymnastes médicaux. Sous surveillance médicale.

Les masseurs-kinésithérapeutes

Face à cette multiplicité d'intervenants, masseurs, masseurs médicaux, infirmiers-masseurs, moniteurs de gymnastique médicale, médecins, médecins-masseurs, médecins-magnétiseurs, le gouvernement voit émerger un mouvement visant la reconnaissance d'une nouvelle profession dont les pratiques sont alors dorénavant clairement identifiées.

Il est confronté à une demande pressante, mais discrète, depuis le début des années 1900, de la part des masseurs médicaux, tous diplômés d'écoles privées et certains détenteurs de plusieurs diplômes dans ce domaine.

Il semble tenir en main quelques aspects de leur profession, car l'enseignement est sous la tutelle des médecins qui rejettent l'idée d'une kinésithérapie forte, comme cela émerge déjà dans quelques pays de langue anglaise, Angleterre, Canada, Australie. De surcroît, dans ces pays les masseurs ont largement recours aux appareils électriques, y compris l'électrothérapie, alors qu'en France, seule la main du professionnel est utilisée, selon la tradition.

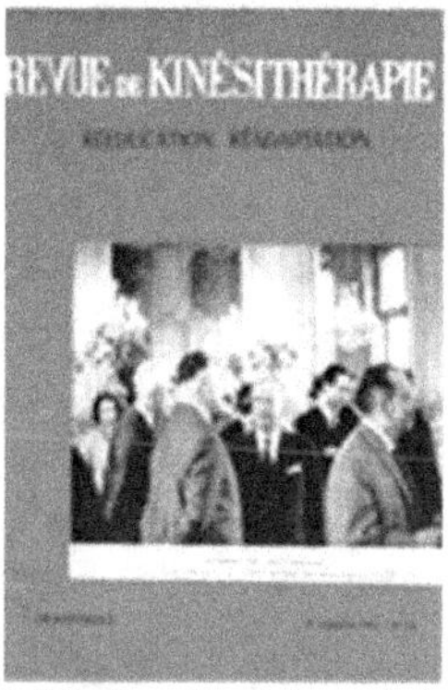

R. Morice, fondateur de la SDK, en 1936

Un territoire à construire

Afin de défendre leurs prérogatives, les masseurs médicaux réclament depuis bien avant la Première Guerre mondiale une formation reconnue, un diplôme garanti par l'Etat. Ils souhaitent la simplification du recours à la rééducation, la lutte contre les attaques des professeurs de gymnastique médicale et accessoirement évincer les professionnels que la morale réprouve[41], sans lien avec la démarche médicale et qui correspondent à une autre filière d'exercice. Et surtout ils souhaitent continuer à prouver l'utilité de leurs pratiques par la recherche.

Pour ce faire, ils fondent la Société De Kinésithérapie en 1936, soit 10 ans avant la création du diplôme d'Etat qui porte ce même nom. Cette appellation est identique à celle utilisée par les médecins en 1900 et disparue au début de la Première Guerre mondiale, n'ayant pu se prévaloir d'une spécialité médicale. Cette association, toujours active à ce jour, fait paraître la Revue de kinésithérapie et organise, avec un immense succès, le Premier congrès international de massage, à Paris en 1937. A cette occasion, les masseurs vont saisir l'occasion d'organiser les premiers travaux internationaux, congrès, publications, association mondiale.

Les masseurs médicaux contestent la pratique du massage et de la rééducation réalisées par les infirmières et ils réclament la création d'un diplôme spécifique de masseur, après une formation de 2 années.

A cette époque, deux groupes de professionnels exercent donc sur ce même champ de pratiques, les masseurs médicaux et les moniteurs de gymnastique médicale qui partagent des actes en commun.

Cependant, en raison de la Deuxième Guerre mondiale, ils doivent attendre la loi du 30 avril 1946 pour obtenir satisfaction.

L'appellation *masseur-kinésithérapeute,* qui nous est familière aujourd'hui en France, débattue par les professionnels eux-mêmes, est officiellement légitimée en 1946. Bien que ce mot fasse son entrée dans le dictionnaire Larousse en 1847, l'attribution de la dénomination en 1946, 100 ans plus tard, à une profession s'est imposée au public sans difficulté de compréhension, malgré les réticences des médecins. Alors que la gymnastique médicale est assimilée à la kinésithérapie, en 1857, l'appellation est très tôt contestée par N. Dally (1795-1862), qui y voit un « composé illégitime. »

Mais, acceptée sans réserve par les professionnels, elle reste cependant une appellation de complaisance destinée à satisfaire ces deux groupes. Cependant, elle est aussi un pléonasme, le massage étant de fait inclus dans les pratiques de la kinésithérapie.

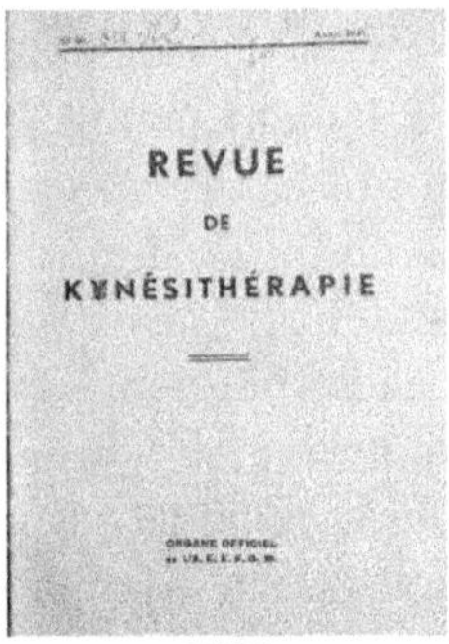

1936

Les médecins trouvent difficile l'identification de la nouvelle profession qui, désignée par un nom d'origine grecque, reste - selon leurs dires - un obstacle, propre à engendrer l'incompréhension et le gage d'une notoriété non justifiée. Certains ont proposé le terme *Cinésithérapie,* appellation francisée peu utilisée. Cependant, ils n'expriment pas les mêmes réserves lorsque la kinésithérapie concerne leurs propres pratiques quelque 40 ans auparavant, lors de la fondation de leur propre Société de Kinésithérapie, en 1900. La nouvelle appellation retenue par les masseurs n'est pas du goût des médecins qui perçoivent une prérogative scientifique trop affirmée. De surcroît, voir des masseurs sortir d'une appellation vernaculaire pour une autre en apparence plus intellectuelle, plus noble, perçue comme une propriété médicale, accéder au rang de soignants, et surtout obtenant des résultats similaires, validés par les médecins, est difficile à accepter ! En réalité, la longueur de cette appellation est vite raccourcie par apocope en *masseur*, puis par aphérèse, passant de *masseur-kinésithérapeute* à *kinésithérapeute*, puis de *kinési* à *kiné* en l'espace de quelques années !

L'usage pousse à la tautologique dans les offres d'emploi à la recherche de *masseur-kinésithérapeute diplômé d'Etat*. En effet, l'article 1 de la loi de 1946 précise que « … nul ne peut exercer la profession de masseur- kinésithérapeute, c'est-à-dire pratiquer le massage et la gymnastique médicale s'il n'est Français et muni du diplôme d'Etat de masseur kinésithérapeute. »

Cette appellation fait suite à celle de *physiothérapie* officialisée en 1914, par le Ministère de la Guerre, mais qui n'est pas reprise. C'est dans un texte d'origine allemande de 1832 qu'est utilisé le mot *physiothérapie,* pour la première fois. Il est repris très rapidement dans le cadre de traitements par homéopathie, discipline émergente et séduisante, bien que son contenu ne soit pas défini, car aucune information complémentaire n'illustre cette appellation.

Cependant, on peut aisément y voir comme une réponse à une médecine complexe, s'ouvrant vers le recours à la chimie, mais toujours fidèle à la Nature, dont les principes actifs sont eau, air, lumière, chaleur. C'est quelques années plus tard, en 1860, qu'un autre allemand, Lorenz Gleich (1798-1865), développe les pratiques étiquetées physiothérapie, qu'il qualifie « expression artistique », soit une doctrine de guérison naturelle. Elle repose essentiellement sur l'hydrothérapie sous toutes ses formes, la naturothérapie et la diététique.

Une formation rénovée, une loi restrictive et protectrice

La formation d'infirmier-masseur est l'objet d'un décret en décembre 1924 qui précise les enseignements pratiques obligatoires répartis sur une durée de sept mois et qui comportent massage, mécanothérapie, électrothérapie et rééducation motrice, chez les hommes, les femmes et les enfants, en médecine et en chirurgie. Les enseignements théoriques ajoutent la kinésithérapie, la gymnastique, la rééducation physique, appliquées chez les mutilés et chez les malades. C'est cette base qui sert de modèle pour la nouvelle profession créée en 1946.

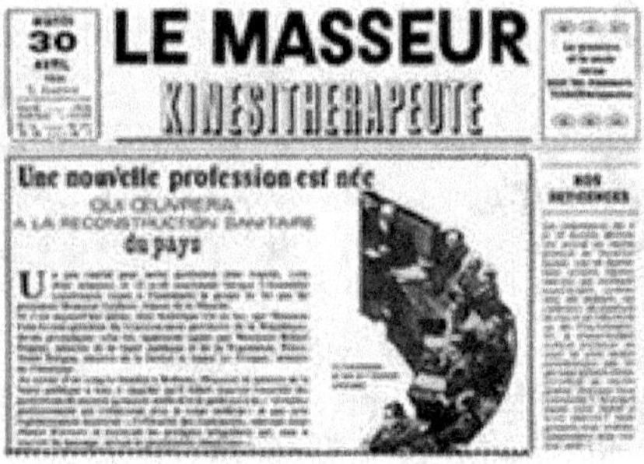

30

LE MASSEUR KINESITHERAPEUTE

Une nouvelle profession est née

QUI OEUVRERA A LA RECONSTRUCTION SANITAIRE du pays

Cette loi fondatrice du 30 avril 1946 a pour effet de faire disparaître les appellations de *masseur sportif, masseur hygiénique, masseur esthétique, masseur vertébrothérapeute* et bien d'autres, puisque le massage devient alors exclusivement réservé aux nouveaux diplômés, dont les pratiques s'appuient sur les indications connues de longue date et sur les justifications dorénavant non contestées.

Votée sans débats à la Chambre et sans triomphalisme, la loi, annonçant cette création, n'est diffusée dans aucun des quotidiens nationaux et en est ignorée durant plusieurs années, malgré l'importance de l'évènement et la sécurité des traitements ainsi apportée envers les patients. C'est dans un objectif de moralisation et d'encadrement des pratiques qu'est rédigé le préambule de la loi de 1946, fondatrice de cette profession. Pour cela, un vocabulaire militaire met en exergue l'*armement*, la *valeur*, l'*exercice*, alors que le *réglementaire* ou la *réglementation* apparaissent à trois reprises.

Le législateur veut clairement protéger le massage des abus divers, comme la prostitution ou l'exercice illégal de la médecine, mais surtout de masseur-kinésithérapeute, et s'en prémunir par l'obligation de la prescription médicale. De la sorte, il renforce la loi Marthe Richard du 13 avril 1946, votée quelques semaines auparavant, qui interdit toutes les maisons de tolérance sur le territoire national, donc les pratiques irrégulières qui servent la prostitution clandestine au sein des salons de massage.

Cependant, ce texte de loi répressif utilise le mot *rééducation*, sans le définir, pour accueillir la reconversion des personnes se livrant antérieurement à la prostitution.

En octobre 1945, l'instauration de la Sécurité sociale, a probablement encouragé la simplification du panorama des professionnels de la santé en donnant plus de poids à la nouvelle profession. Leur conventionnement apporte du crédit aux masseurs-kinésithérapeutes et à leurs pratiques, ce qui permet aux patients de faire valoir un remboursement des frais liés aux soins, cette fois institutionnalisés, donc non contestables. Chez les masseurs, afin de valoriser leurs pratiques, ils lui associent l'adjectif *médical*, afin de devenir un *acte médical de massage*.

Le premier examen de 1947 pour l'obtention du diplôme d'Etat ne laisse aucun doute sur les connaissances à acquérir à dans les domaines de l'anatomie, de la physiologie et de la pratique, marquant une rupture avec l'image développée par les critiques d'origine médicale. Afin de régulariser la situation des masseurs médicaux et des gymnastes médicaux en exercice, la délivrance du diplôme d'Etat par équivalence est soumis à des exigences fixées de façon collégiale, grâce au travail du syndicat des masseurs et de la Société de kinésithérapie. A cette occasion, des attestations médicales d'une pratique de massage durant 3 années consécutives et une preuve de probité sont exigées. Cette demande est supprimée en juillet 1954. Pour la première fois, les masseurs sont ainsi dénombrés, lors de la demande d'équivalence, puis auprès des autorités sanitaires, après l'attribution de leur diplôme. Leurs caractéristiques démographiques montrent une prédominance féminine marquée, dont le point de départ se situe après la Première Guerre mondiale.

Durant cette période, les hommes et les soldats qui pratiquent le massage dans les hôpitaux, complètent les effectifs, mais les écrits médicaux montrent toujours une population masculine. Néanmoins, lors de la demande d'équivalence, 56% des femmes déposent un dossier et 0,8% d'entre elles ont plus de 65 ans, dont l'une à 71 ans.

Quant aux hommes demandeurs, ils ne sont que 44% et 2% d'entre eux sont âgés de plus de 65 ans, dont l'un à 73 ans. C'est l'absence de diplôme possédé qui domine dans 57,4% des dossiers.

Epreuves du diplôme d'Etat, 1947

Paris	
Anatomie	**Physiologie**
Ménisques et ligaments croisés du genou, sans la physiologie	Articulation coxo-fémorale, troubles dus aux ankyloses de cette articulation
Muscles péroniers latéraux, sans la physiologie	Muscles moteurs du pouce et innervation Conséquences des paralysies de leurs nerfs
Muscles grands droits de l'abdomen, sans la physiologie	
Astragale	
Marseille	
Anatomie	**Physiologie**
Moyens d'union de l'articulation du genou	Lumbagos, cause, mécanisme, traitement
Le muscle deltoïde	Mécanisme de la respiration
Citez les principaux rapports dc l'entorse	Respiration et mouvements respiratoires en kinésithérapie
Les veines superficielles du membre inférieur	

Parmi les 42,6% diplômés restant, 13,25% d'entre eux en sont titulaires de plusieurs - jusqu'à quatre - et les femmes sont deux fois plus nombreuses que les hommes, 8,8% contre 4,4%, dans cette situation. Celles-ci possèdent des diplômes dans des domaines réputés féminins par tradition, infirmière (50%), esthétique (18%). Chez les hommes, ils sont professeurs d'éducation physique (25,5%) ou pédicures (8%). Leurs origines géographiques montrent que les demandeurs les plus nombreux sont originaires de la Vendée, de la région niçoise et de l'actuel Val-de-Marne.

Quant aux refus, ils concernent surtout les pratiques occasionnelles et l'absence de certificat médical attestant un exercice *satisfaisant* et *suffisant*, selon les qualificatifs retenus officiellement.

A la même époque, dans les pays de langue anglaise, après une période caractérisée par l'appellation *Trained masseuses* et de *Medical Gymnastics*, les masseurs choisissent de faire table rase du passé, en raison de l'absence de possession médicale dans ce domaine. Ils adoptent aussi une appellation plus conforme à leur pratique - celle de *physiotherapy* - puisqu'ils utilisent surtout des appareils d'électrothérapie, qui en France sont réservés exclusivement aux médecins, en raison aussi d'un manque d'opportunité pour les masseurs.

Bridée par le pouvoir médical, la kinésithérapie ne suit pas les traces de la physiothérapie, existante à l'étranger, et qui progresse plus rapidement, essentiellement en neurologie et en pneumologie.

Pour le professeur Carnot (1869-1957), membre de l'Académie de médecine, la physiothérapie est composée de l'utilisation de l'électrothérapie, de la radiothérapie et de ses dérivés, prérogatives du médecin. Ces nouveautés sont complétées par la kinésithérapie, regroupant le massage, la gymnastique et la mobilisation articulaire, la thermothérapie, la mécanothérapie, la balnéothérapie etc. Ceci est conforté par le fait que, durant la Première Guerre mondiale, la physiothérapie désigne bien la kinésithérapie et des pratiques annexes, déjà en usage lors de la promulgation de la loi du 9 avril 1898 sur les responsabilités des accidents, dont les ouvriers sont victimes dans leur travail.

Au-delà de cette diversité de pratiques de base réactualisées, enrichies, validées, une autre période débouche cette fois sur des indications nouvelles, avec des moyens nouveaux. En effet, l'épidémie de poliomyélite qui apparaît en France, de façon importante vers 1942, 1800 cas déclarés, a permis le développement des technologies de traitement en provenance des pays scandinaves, premières victimes. La ventilation mécanique capable de supplanter la fonction des muscles respiratoires paralysés s'accompagne de la restauration des déficits ventilatoires et musculaires - avec le *poumon d'acier* - associée à des méthodes de rééducation respiratoire développée après 1955 par C. Dail aux Etats-Unis. C'est la période d'un perfectionnement des techniques de rééducation neuro-musculaire novatrices. Le diaphragme, muscle primordial dans la respiration, est alors l'objet de très nombreuses études sur son fonctionnement, les méthodes de renforcement et les moyens de développer une ventilation autonome.

Devenue officielle, cette profession est l'objet d'enjeux honorifiques essentiellement médicaux. Les écoles de formation sont alors dirigées par des médecins qui veulent marquer de leur empreinte l'évolution de cette pratique, si proche de la médecine. Elles rivalisent par l'emploi de médecins et de chirurgiens réputés, chef de service, professeurs agrégés, promoteurs, voire inventeurs de techniques chirurgicales, chargés des enseignements fondamentaux L'accès au diplôme fixe alors le niveau d'exigence professionnelle, attendu par les médecins qui participent au choix des sujets et des jurys d'examen. L'enseignement manuel est abandonné aux masseurs-kinésithérapeutes fraîchement diplômés, mais déjà largement rompus à l'enseignement de leurs pratiques.

Mais cette collaboration, si elle permet de tisser des liens professionnels, subit encore les freins liés à une pratique entre les mains des masseurs , en raison d'une méconnaissance des possibilités thérapeutiques et d'une suspicion encore présente.

Ainsi, les critiques proférées par les médecins, au sujet des pratiques et des professionnels, sont-elles à nuancer face à ce constat. Leurs interventions à l'occasion de soirées de formation continue, de congrès nationaux, internationaux et d'écrits sont très prisées, surtout à Paris, prouvant ainsi une demande très forte en faveur de la connaissance médicale.

Trois semaines avant la création de la profession d'infirmière, en avril 1946, les infirmières connaissent une définition de leur métier particulièrement restrictive « Est considérée comme exerçant la profession d'infirmière ou d'infirmier toute personne qui donne habituellement, soit à domicile, soit dans des services publics ou privés d'hospitalisation ou de consultation, des soins prescrits ou conseillés par un médecin. » De la sorte, les deux professions ainsi créées sont sous la responsabilité totale des médecins. Celle d'infirmière bénéficie d'une délégation complète d'actes prescrits et celle des kinésithérapeutes, très encadrée, qui recouvre ses propres pratiques, sous ordonnance. En juin 1947, la création d'un ordre professionnel, sur le modèle médical est proposée. Sans succès. Il faut attendre 2006 pour que cette demande soit suivie d'effets.

Une organisation hiérarchique respectée

Alors que la France se dote d'un dispositif sanitaire novateur, dans les pays européens, la constitution du groupe des masseurs médicaux, devenus kinésithérapeutes, présente des situations analogues dans les pays étrangers, hormis la dénomination rapidement changée. Dans les pays de langue anglaise, les médecins n'ont pas le même pouvoir au XIXe siècle qu'en France et la conception de la médecine est plus proche des bienfaits fournis par la Nature, ce qui autorise une marge de manœuvre différence dans le recours aux traitements.

En France, la confiance placée dans ces nouveaux professionnels reste fortement ancrée sur des représentations négatives et contradictoires. On attend des masseurs qu'ils soient instruits, formés par des médecins, mais on conteste les diplômes possédés y compris ceux délivrés dans des écoles dirigées par des médecins. En parallèle, ceux-ci réfutent les professionnels trop impliqués, susceptibles de se substituer aux prérogatives médicales ! Cependant, les médecins détiennent l'autorité légale, en application de la loi sur l'exercice de la médecine, pour décider quel patient est confié à quel professionnel paramédical, dans la mesure où ils reconnaissent les bienfaits à attendre d'une thérapeutique physique.

Au masseur, est attachée la notion de *service* et de *rendre service.* Cette conception du travail est chargée négativement, car elle renvoie à l'idée de servitude, de subalterne, d'où une dépendance à quelqu'un, ici le médecin qui décide de l'opportunité du traitement et du choix des pratiques.

Le manque d'effectifs des médecins pousse à une division du travail en faveur des infirmières initialement, puis très progressivement vers les masseurs, en raison d'une méconnaissance des possibilités thérapeutiques et de leurs pratiques.

De surcroît, la présence, puis la réunification des masseurs et des gymnastes médicaux n'est pas une spécificité uniquement française. En Angleterre, un groupe de femmes fonde, en 1894, l'association de *Trained masseuses*, puis elles s'associent avec la *Medical gymnastics,* en 1920, pour finalement s'appeler *Physiotherapists*, en 1942. Au Canada, c'est dans un territoire vierge de toute physiothérapie que s'installent les premières professionnelles initialement infirmières en provenance d'Angleterre, de Suède et des Etats-Unis, qui s'imposent rapidement en pratique privée, en raison d'un diplôme reconnu dans leur pays d'origine. Lors de la Première Guerre mondiale période qui encourage en hâte cette forme de traitement, la Commission des hôpitaux militaires propose une formation dont les diplômées sont essentiellement des femmes qui affiliées au sein de la *Montreal Society of Trained Masseuses*, en 1915. En 1935, le nom change pour celui d'Association Canadienne de physiothérapie[45], dans un univers où les médecins sont, comme en France, les uniques décideurs, assistés de leurs infirmières dévouées.

A l'étranger, de nos jours, seuls la Belgique, le Luxembourg, les pays d'Afrique du Nord, quelques pays d'Afrique subsaharienne et sud-américains ont conservé la dénomination d'origine.

La présence des illégaux

En marge de ces professionnels, les rebouteux, qui font florès, sont souvent le recours premier de la population en milieu rural, car ils proposent des traitements à visée articulaire bien connus, proches de ceux de la médecine ancestrale d'origine grecque. Dès lors, et afin de lutter contre ces médicastres, selon le langage utilisé par les médecins, la demande médicale rédigée, sous forme d'ordonnances se répand assez rapidement et assure ainsi la notoriété des médecins, tout en valorisant les actes des masseurs.

Les illégaux, essentiellement les rebouteux, sont une catégorie de personnes mal identifiées, sans diplôme et non recensées. Le manque de médecins et le coût des consultations sont grandement responsables de leur succès. En conséquence de leur quasi clandestinité, ils n'exercent pas en cabinet, mais plutôt dans une arrière-chambre, une arrière-cuisine d'un bar, à domicile ou dans une cour de ferme, tout en exerçant un autre métier. Le combat des médecins est ancien, puisqu'on trouve trace de leur lutte contre les rebouteux dans les statuts de la faculté d'Avignon, du 18 novembre 1577.

Mais, cette situation n'a pas toujours été ainsi. Le reboutage est probablement enseigné par les militaires suédois à des paysans des Vosges, vers 1635, durant les invasions de la guerre de Trente ans (1618-1648) et plusieurs rebouteux vosgiens célèbres, en sont des héritiers probables. Bien avant la Révolution française, Jean-Joseph Fleurot (1718-1784) habitant les Vosges, déclaré *ostéologiste* soigne le Duc de Lorraine, puis ultérieurement le Duc de Bourgogne, en 1759. Afin de le récompenser, le Roi Louis XV le nomme professeur de bandage à l'école vétérinaire de Charenton. Mais, c'est un autre rebouteux, vosgien lui aussi, Dumont de Valdajou (1728-1798), qui est l'objet d'une reconnaissance plus marquée[46].

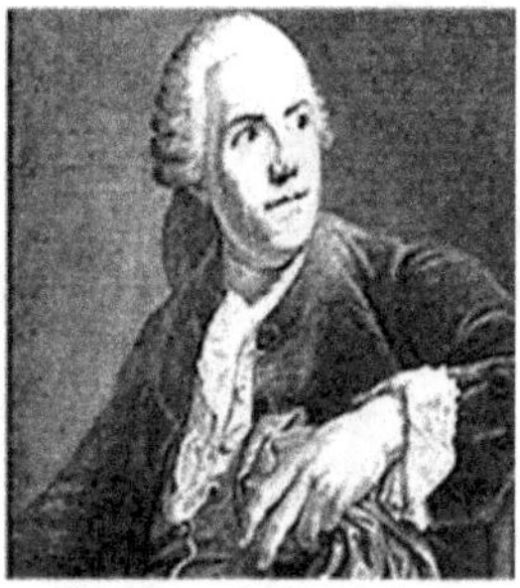

Dumont de Valdajou, photo Ac. Med. ca 1770

En 1776, Dumont est nommé chirurgien-renoueur, puis renoueur des camps et armées du Roi, démonstrateur de la ville de Paris et à ce titre il doit former des élèves. En 1780, il est choisi, lui aussi, comme professeur de reboutage à l'Ecole vétérinaire d'Alfort, à charge d'enseigner sur les cadavres d'animaux et sur le vivant. A sa mort, en 1798, l'école est reprise momentanément par son épouse et son gendre, également rebouteux. Probablement source d'inspiration pour beaucoup de lettrés, à la fin de sa vie, Jean-Louis Petit (1674-1750) rédige son œuvre posthume *Traité des maladies des os*, parue en 1758, et qui présente diverses méthodes manuelles de réduction des entorses et des luxations et il n'est pas exclu que Dumont s'en soit inspirées.

Les rebouteux sont néanmoins attaqués en justice, en raison du tort qu'ils causent aux médecins et aux chirurgiens, déjà bien avant cette loi de 1892, mais très peu sont condamnés en raison de témoignages en leur faveur et parfois même, ceux de certains médecins ! Cependant, on ne connait que partiellement les activités des rebouteux et il en est de même du geste technique qui reste méconnu.

On sait que certains traitements proposés par les médecins, pour réduire les entorses et les luxations sont hérités de la médecine hippocratique et présentent de très grandes similitudes, voire sont identiques, à celles utilisées par les rebouteux[47], comme cela est montré par A. Bonnet à Lyon et par J. Lucas-Championnière, à Paris. Outre la réduction de la luxation, ils ont recours au massage. Force est de constater que leurs méthodes sont convoitées, comme en témoigne le docteur Reibmayr, en 1885 : « Plus tard, à la suite des recherches .../..., on comprit que les manœuvres des rebouteurs pouvaient rendre dans de certaines circonstances de véritables services, comme l'ont déclaré Gosselin, Denonvilliers, Malgaigne, Bouvier. »

Les rebouteux, encore appelés rhabilleurs, s'efforcent de passer inaperçus, puisque non reconnus et combattus. Leurs pratiques se concentrent sur les traitements de certaines affections, telle la lombalgie, encore appelée *tour de reins,* ou l'entorse de cheville, les luxations, les déchirures musculaires, certaines fractures. Parfois, les traitements concernent les animaux, tels les chevaux, les moutons, les chiens, ce qui contribuent bien souvent à les faire connaître...

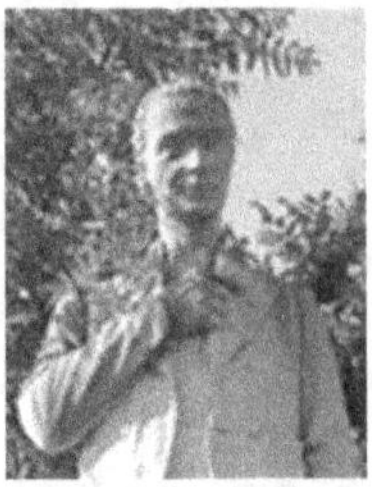

M. Varis, Photo Kiefer, OT St Avold, Cœur de Moselle

Selon les médecins, les rebouteux, très présents, sont accusés de ne pas respecter les connaissances anatomiques et d'utiliser des manœuvres brutales, forcées et violentes et on leur reproche d'aggraver les situations par des manœuvres inappropriées.

Cependant, le recours au reboutage ne nécessite en général qu'une seule intervention. Il est pratiqué par des personnes issues du même milieu, cultivateurs, éleveurs, bergers, qui utilisent des moyens simples, qui parlent le même langage et, de surcroît, qui souvent ne se font pas payer !

Un paradoxe réside cependant, dans le fait d'être accusé d'exercice illégal de la médecine, alors que le reboutage n'est pas pratiqué par les médecins, ni enseigné dans les facultés, car non reconnu par la Faculté.Un rebouteux devient célèbre à Nasbinals, en Lozère. Pierre Brioude (1832-1907), encore appelé Pierrounet est l'un des plus célèbres de sa région et de tous les temps. Sa notoriété dépasse les frontières, si bien qu'après son décès une souscription permet de lui rendre hommage sous la forme d'une statue, dont le socle représente une béquille axillaire suspendue à chaque angle. Deux autres rebouteux sont l'objet d'une reconnaissance similaire. C'est le cas de Michel Varis (1777-1850) en Alsace et de Laurent Odouard (1815-1886), au sud du département de la Loire. La gratitude de la population est des plus importantes, au point de tenter de les imiter, mais surtout d' élever un buste à ces bienfaiteurs. De nos jours, une tolérance plus grande est prévue en raison d'une directive européenne[48] de 1997 qui précise que « considérant l'importance d'assurer aux patients une liberté de choix thérapeutique aussi large que possible, en leur garantissant le plus haut niveau de sécurité et l'information la plus correcte sur l'innocuité, la qualité, les effets attendus et les éventuels risques des médecines non conventionnelles, et de les protéger contre les personnes non qualifiées. » De surcroît, ce texte demande la conduite d'études cliniques à la recherche d'efficacité. L'exercice de ces deux disciplines appartient historiquement au même domaine médical, mais l'une est restée sous le contrôle des médecins et l'autre est restée entre les mains de ces rebouteux, réputés bienfaiteurs et très estimés.

Leur diagnostic fait état de vertèbres déplacées, de nerfs sautés, de muscles froissés, d'articulations déboitées, autant d'images mentales fortes que le patient peut aisément visualiser ; quant au traitement, le vocabulaire utilisé est différent de celui des médecins, en restant populaire, puisqu'ils remettent *bout à bout*. Ils sont aussi connus pour véhiculer des informations sans fondement médical, faisant parfois appel à la religion, voire aux incantations ou à la superstition. Mais, les lois de 1803 et de 1892 sur l'exercice de la médecine renforcent la répression envers les charlatans et les rebouteux, malgré le capital sympathie et la facile accessibilité dont ils bénéficient. Ceci a pour conséquence leur prolifération, aussi bien dans les campagnes que dans les villes ! Et la protection renforcée, développée par les médecins, envers leurs patients, fortifie leur image paternaliste, tout en améliorant leur corporatisme.

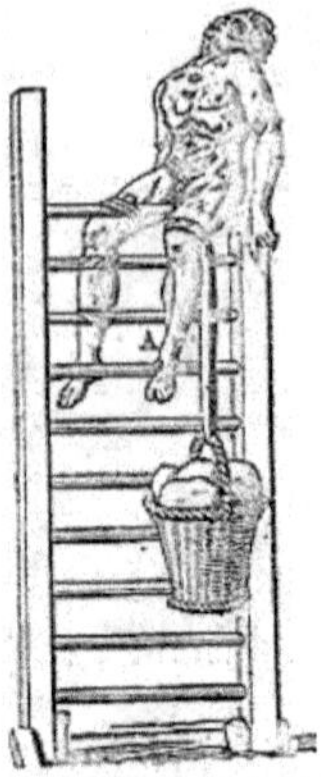
Réduction de la luxation de hanche, d'après Hippocrate, 1844

Ces pratiques apparaissent comme une adaptation de celles proposées par Hippocrate, car elles reprennent les principes édictés, à savoir, traction et contre-extension.

Ainsi, le sac de pierre et l'échelle de traction ont disparu : « Celui qui réduit s'assied du côté où est la luxation, il prend de ses deux mains le bras malade, il le tire, et, plaçant son talon dans l'aisselle, le droit dans l'aisselle droite, le gauche dans la gauche, il pousse en sens contraire. »

Plus tardivement, le masseur médical diplômé se trouve en infraction avec l'article 8 de l'ordonnance du 24 septembre 1945 qui précise qu'exerce illégalement « toute personne qui prend part habituellement ou par direction suivie, même en présence d'un médecin à l'établissement d'un diagnostic ou au traitement de maladie ou d'affections chirurgicales…/… » Mais, le tribunal saisi reconnaît que la prescription médicale leur confère un pouvoir par délégation.

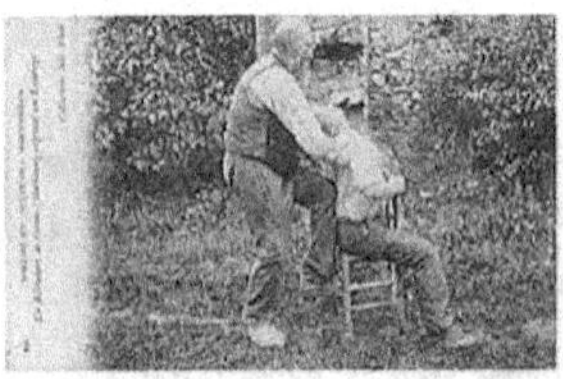

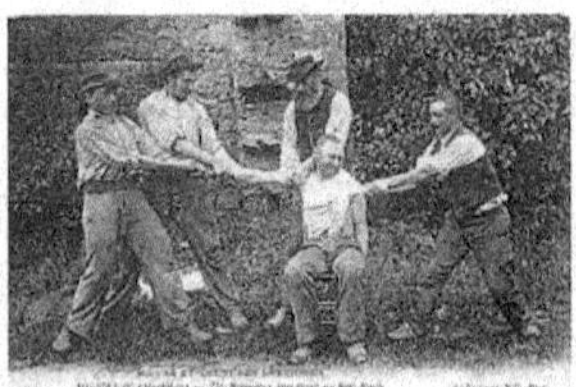

Massage et prostitution

Reconnue légalement en 1946, la profession de masseur-kinésithérapeute est le résultat des travaux préparatoires qui ont rendus indispensable la lutte institutionnalisée contre la prostitution, réclamée par ces praticiens.

Mais, masser n'est pas toujours soigner, sauf dans le domaine médical ! Il convient donc de lutter, non pas contre les pratiques à caractère ésotérique, qui peuvent tomber sous le coup de l'exercice illégal de la médecine, mais bien contre les pratiques à caractère érotique, voire celles apparentées à la prostitution[49], tout aussi répréhensibles. Considérées comme pratiques d'appel, elles ne relèvent pas de la même filière ! En effet, lors d'actes de prostitution, les pratiques de massage ne sont pas à caractère thérapeutique, car elles visent la séduction et se présentent comme une pratique dont la finalité réside dans le plaisir charnel.

Pour cela, un vocabulaire restreint, mais exotique, caractérise parfois ce massage de *persan*, d'*indien* ou d'*anglais*, auquel sont associés les mots *transformation* ou *spécial*, très présents. Non soumis à l'évolution des connaissances médicales, il est parfois utilisé dans la publicité pour les établissements de plaisir, mais la sobriété des encarts publiés est la règle, afin d'éviter une incitation condamnable.

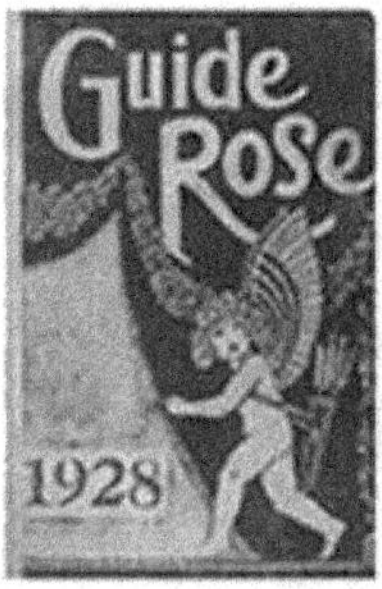

Cette forme de massage est pratiquée par des femmes dans des établissements connus pour ce genre de pratiques, le plus souvent référencés dans *Le Guide rose-Annuaire indicateur*, qui paraît à partir de 1869, mais aussi dans certaines journaux spécialisés.

Des antécédents encourageants ouvrent la voie de l'interdiction. En 1902, le maire de Lyon réussit à faire interdire une publicité en faveur de pratiques contestables, qualifiées de « véritables entreprises d'escroquerie. »

Afin de lutter contre des pratiques susceptibles d'engendrer une confusion avec les masseurs médicaux, leurs représentants syndicaux obtiennent, en 1933, la suppression des annonces tendancieuses par le Préfet de police. Ceci concerne les plaques apposées sur la porte des lieux de rendez-vous qui portent la mention massage et les annonces publicitaires qui le proposent, en dehors du cadre médical réaffirmant la nécessité de mesures de clarification.

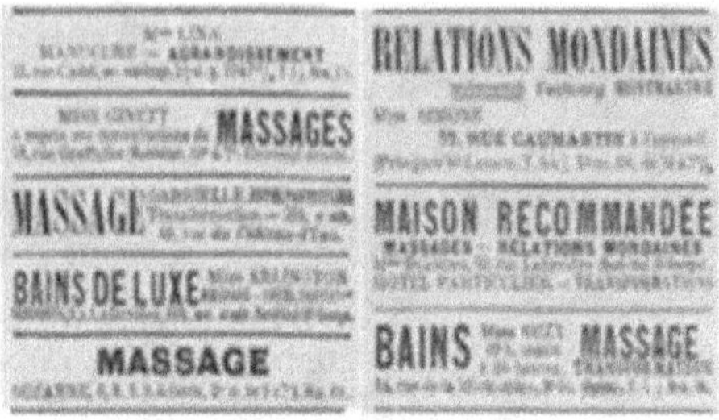

Le Rire, 1924

Jetons de maisons closes, avant 1946

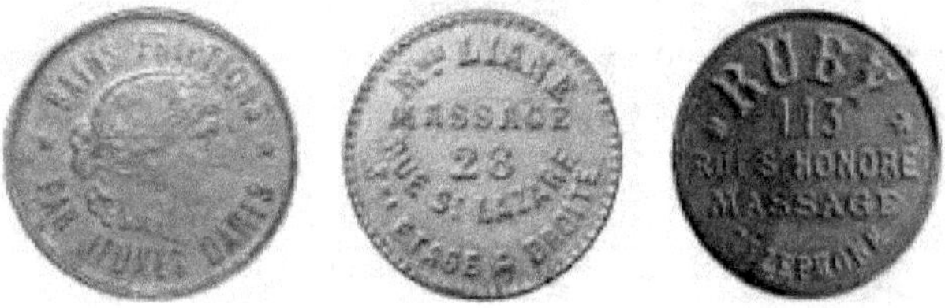

La parole aux patients

« Moi je souffre affreusement voilà déjà 15 jours. Ma jambe qui, comme je te l'ai dit, me fait de plus en plus souffrir, est bien l'effet de mon état, et plusieurs femmes à qui j'en ai parlé m'ont dit que probablement cela durerait jusqu'à la fin. Hier et aujourd'hui je peux à peine me mouvoir ; le bas des rheins me fait mal aussi. Je ne puis absolument rien lever, même quand un seau ou une marmite est vide. Par moments j'en crierais. Tu vois que je suis dans un bel état et on me dit que si je me fatigue, je finirai par aggraver tout cela. Pourtant comment faire pour ne pas me fatiguer ? C'est impossible. Il y a du travail aux écuries et à la maison aussi. »

L. Barou.
Témoignage de son épouse.
Mémoires de la Grande Guerre, 1915.
Orthographe respectée
Avec autorisation

Jusqu'à une époque récente et selon les usages, il n'est pas habituel de donner officiellement la parole aux personnes soignées, car la médecine paternaliste suffit à répondre de façon explicite, voire implicite aux questions éventuellement posées et à rassurer le patient.

Cependant, des témoignages d'écrivains, de bourgeois, de nobles, d'érudits issus du monde artistique et littéraire évoquent leur ressenti pour certaines pratiques, parmi lesquelles le massage, la mécanothérapie, la gymnastique, l'absorption des eaux et le thermalisme, en général. Ceci illustre les débuts d'une émancipation dans une démarche personnelle qui rapporte un vécu et les évocations permettent d'asseoir la pratique de la physiothérapie dans un univers en passe de vulgarisation, malgré un accès encore réservé à la classe aisée.

Deux tantes de Louis XVI, Madame Adélaïde de France (1787) et Madame Victoire de France (1787), mais aussi Madame de Sévigné (1734), la Duchesse d'Angoulême (1821), Napoléon III entre 1861 et 1866), Maupassant (1886 et 1887) relatent les pratiques thermales, parfois de façon détaillée…

On sait que les traitements proposés s'adressent à des hommes et à des femmes, plus rarement à des enfants, sauf pour la gymnastique médicale. Les rares informations apportées ne permettent pas toujours de préciser la justification d'un tel traitement. Bien que non représentatifs, ces témoignages illustrent néanmoins une expérience fragmentaire du public concerné. Si le désagrément nuancé est commun à tous, la douleur dénoncée persiste très souvent en toile de fond de tous les traitements appliqués, alors que le confort du curiste est plus rarement évoqué, tout comme la promiscuité.

Aspects quotidiens des thermes en France

L'engouement pour les bains et les douches médicales est tel que l'afflux de curistes pour un même traitement pose le problème d'un encombrement qui engendre la promiscuité. Et des conflits surviennent dans les files d'attente, car nobles et roturiers s'y côtoient, sources de querelles relatées, non sans un certain humour, en 1875, par le docteur P. Ordinaire (1802-1889), médecin à Aix-les-Bains.

Mais les attentes avant l'accès aux bains et aux douches sont aussi dénoncées.

On organise donc un passage par tirage au sort, très contesté. Un autre dispositif est aussi instauré sous la forme d'un registre, tenu par un huissier et qui permet de s'inscrire par ordre d'arrivée. Cependant, la fraude est vite apparue, moyennant rétribution ; elle consiste à inscrire un nom de fantaisie ou un nom illisible, parmi les personnes inscrites, afin de remonter

> **Deux baigneurs s'y rencontrèrent simultanément, sans que l'un voulut céder la place à l'autre ; de là, maintes récriminations. — Monsieur, vous ignorez mes titres et mon rang. — Je vous prie de croire, Monsieur, que vos titres et votre rang m'intéressent fort peu. — Sachez, Monsieur, que je suis un duc. — Apprenez, Monsieur, que je suis un négociant. — Persuadez-vous bien, que j'ai plus de quartiers de noblesse, que vous n'avez de cheveux sur la tête. Ceci devenait une personnalité, l'adversaire étant chauve, aussi répondit-il : J'ignore le nombre de vos quartiers, mais vous avouerez que ceux que j'ai actuellement sous les yeux, s'ils sont nobles, ne sont pas beaux (voulant faire allusion aux membres étiques du grand Seigneur). Le coup porta, le duc exaspéré s'écria : Vous m'insultez, j'irai porter ma plainte à mon ami le gougerneur.**

P. Ordinaire, 1840

dans la liste une personne plus éloignée.

L'augmentation du nombre de douches et d'étuves apparaît comme une solution acceptable à cet encombrement, tout comme la diminution de leur durée d'application des traitements, face à un personnel insuffisant en nombre. Enfin, une solution consiste à ne faire passer - à certains horaires - que des curistes munis d'une carte délivrée par un médecin local, qui précise l'emploi des eaux et dont la durée du traitement est dûment contrôlée par un sablier.

Certains baigneurs regrettent aussi la mixité au point de tenter l'escalade à leur risque et péril !

> **Pour y être admis, les malades doivent être porteurs:**
> **1° D'un certificat de bonnes vie et mœurs.**
> **2° D'une attestation d'indigence absolue.**
> **3° D'habillemens et de linge personnel, au moins pour un rechange.**
> **4° Enfin, d'une somme de trente francs.**
> **Chaque cure est de trois semaines. Un *lit* ou une *bourse* est l'entretien d'un malade pendant cet espace de temps : la dépense est prélevée sur son dépôt de trente francs, et le surplus lui est rendu à son départ.**

Amélie ou le Voyage à Aix-les-Bains, 1829

La sélection organisée, dès 1829, à Aix-les-Bains prouve la popularité des traitements. Si elle révèle aussi les fraudes en vigueur et les passe-droits, à l'évidence, elle ne protège pas des incidents.

Des déclarations élogieuses

Les opinions élogieuses concernant les traitements sont nombreuses jusqu'à une époque récente, car elles émanent des médecins, dont le comportement protecteur et réputé non contestable est de nature à rassurer. Ceci revient à dire que les opinions négatives n'apparaissent que très rarement par écrit, qu'elles sont nuancées et que les moyens thérapeutiques utilisés sont rarement critiqués.

Cher docteur,

« Vos bons soins et le traitement d'Aix m'ont fait beaucoup de bien. Rarement je sens de petites douleurs aux genoux.

« Au dire des médecins, il n'y a presque plus d'enflure. Je marche très bien. Mon plus grand désir est de pouvoir retourner l'année prochaine, pour avoir le plaisir de vous voir et trouver une complète guérison. »

L. Berthier. Aix-les-Bains, 1890

« Les genoux, que vous avez vus si enflés, sont revenus à leur état naturel, depuis huit jours je me contente de les préserver seulement du froid.

« Je pense qu'il me faudra encore une saison à Aix. Je ne m'en plains pas, car votre pays est splendide. »

L. Berthier. Aix-les-Bains, 1890

Des lettres de remerciements transfèrent les résultats positifs des pratiques sur le médecin, jamais sur le masseur, car simple exécutant, souvent aussi critiqué par les usagers pour sa force, voire sa brutalité. Cependant, il faut noter que durant la Première Guerre mondiale, un certain nombre de médecins dénoncent des conditions de travail difficiles, en lien avec l'absence de matériel et l'absence de formation des masseurs, les rendant incompétents en électrothérapie et en mécanothérapie[50].

Le docteur JC. Herpin (1798-1872), vice-président de la Faculté de médecine de Genève, en 1857, souhaite faire la distinction entre ce qui relève du médical, comme la composition des eaux thermales, les modes d'application, la durée de la cure et ce qui relève du divertissement, voyages, concerts, casino, bals, le tout associé à des guérisons quasi miraculeuses et largement évoquées…

Des écrivains s'expriment

Des écrivains, connaissant déjà la célébrité, laissent des traces qui témoignent d'une liberté d'expression, parfois quelque peu romancée ou arrangée… Elles relatent la perception de l'auteur en acceptant qu'elles soient amplifiées, modifiées, sous-estimées et qu'elles correspondent à une certaine réalité. Nombreux sont les érudits locaux, les écrivains, les intellectuels qui s'imprègnent des évolutions de la société ou en sont des acteurs, afin de rendre compte à différentes époques, des usages thermaux, y compris dans un style littéraire. Madame de Sévigné dans la deuxième moitié du XVIIe siècle décrit ses cures à Vichy. E. Zola, dans *Pot-Bouille* évoque aussi ces Thermes (1882). J. Goncourt, dans *Journal* (1895) reconnaît l'eau de Seltz comme bonne pour le foie et H. Pourrat dans *Gaspard des montagnes* (1931) est soumis à un traitement de 12 jours avec douches et bains...

Pour agrémenter le séjour, les villes thermales proposent, outre les établissements de soins, des activités les plus variées. Quand bien même cette forme de traitement reste onéreuse, en raison des frais de transports, d'hôtels, de soins esthétiques, d'excursions, de soirées dansantes, de fêtes, ces villes s'animent et se transforment, ce qui engendrent une augmentation considérable de la fréquentation. Les pratiques sont évoquées, parfois dans le détail, de façon comparée ; elles concernent les massages, la gymnastique médicale, l'application de boue, la mécanothérapie ou l'électrothérapie, mais aussi les conséquences, comme la fatigue ou la douleur ressentie par ces traitements.

Jacques-Henri Bernardin de Saint Pierre (1737-1814) évoque le massage dans *Harmonie aérienne*, un ouvrage paru en 1820 : « Les Indiens orientaux, les plus humains des hommes, y emploient des moyens encore plus agréables : ils se font masser, c'est-à-dire pétrir les chairs, souvent par les mains des enfants. C'est ainsi que non seulement ils se guérissent de leurs rhumatismes, mais qu'ils réussissent à les prévenir. »

Gustave Flaubert (1821-1880) dans *Madame Bovary*, en 1857, aborde la nouveauté chirurgicale comme audacieuse : « Nous ne sommes pas si forts que cela, nous autres ; nous ne sommes pas des savants, des mirliflores, des jolis-cœurs ; nous sommes des praticiens, des guérisseurs, et nous n'imaginerions pas d'opérer quelqu'un qui se porte à merveille ! Redresser des pieds bots ! Est-ce qu'on peut redresser les pieds bots ? C'est comme si l'on voulait, par exemple, rendre droit un bossu ! »

Gustave Flaubert, toujours dans *Madame Bovary*, cède à la nouveauté en santé : « Il s'éprit d'enthousiasme pour les chaînes hydro-électriques Pulvermacher ; il en portait une lui-même et le soir quand il retirait son gilet de flanelle, madame Homais restait toute éblouie devant la spirale d'or sous laquelle il disparaissait et sentait redoubler ses ardeurs pour cet homme… »

Dans *Bouvard et Pécuchet*, en 1881, **Gustave Flaubert** évoque, dans le détail, la gymnastique avec et sans appareil : « L'automne venu, ils se mirent à la gymnastique de chambre ; elle les ennuya. …/…Sur deux poulies vissées au plafond, passait une corde, tenant une traverse à chaque bout. Sitôt qu'ils l'avaient prise, l'un poussait la terre de ses orteils, l'autre baissait les bras jusqu'au niveau du sol ; le premier, par sa pesanteur, attirait le second qui, lâchant un peu la cordelette, montait à son tour… »

Alexandre Dumas(1802-1870), dans *15 jours au Sinaï* expose, en 1838, son passage aux bains : « Enfin, par un dernier effort habilement combiné, il me mit dans la position d'un pigeon à la crapaudine et comme on donne le coup de grâce, il me fit craquer l'épine dorsale[51]. Pour cette fois je jetai un véritable cri de terreur, je croyais avoir la colonne vertébrale brisée. Quant à mon masseur, satisfait du résultat qu'il avait obtenu, il abandonna le premier exercice pour passer à un autre, et se mit à me pétrir les bras, les jambes et les cuisses avec une dextérité admirable. »

La **Comtesse de Ségur** (1799-1874) évoque son expérience d'une pommade proposée par Dumont de Valdajou, rebouteux vosgien dans *Pauvre Blaise*, paru en 1861 :

« - Je vais t'enlever cette saleté de cataplasme qu'il t'a mis là, et je le remplacerai par le cataplasme Valdajou. Ce ne sera pas le premier pied qu'il aura guéri, je t'en réponds.

- Es-tu sûr que ce ne sera pas mauvais pour ce qu'il a ? dit Anfry avec inquiétude.

- Mauvais, le cataplasme Valdajou ? On voit bien que tu ne le connais pas, mon ami ; tu y auras plus de confiance quand il aura guéri notre garçon. »

Alphonse Daudet, en 1878, dans *Le nabab* caricature le masseur dont les services sont reconnus : « Un familier de la maison parvint pourtant à l'en tirer, Cabassu, celui qui s'intitulait sur ses cartes : " professeur de massage ", un gros homme noir et trapu, sentant l'ail et la pommade, carré d'épaules, poilu jusqu'aux yeux, et qui savait des histoires de sérails parisiens, des racontars à la portée de l'intelligence de madame. Venu une fois pour la masser, elle voulut le revoir, le retint. »

Emile Zola (1840-1902), dans *Joie de vivre,* ouvrage paru en 1884, évoque un traitement cutané à base de teinture de digitale : « L'ordonnance portait simplement des frictions de cette teinture sur les jambes. »

Dans le *Docteur Pascal*, paru en 1893, **Emile Zola** résume une partie des traitements de physiothérapie. Il n'est pas exclu d'avoir connaissance de la publication de Freud (1856-1939), la même année, *Le Mécanisme psychique des phénomènes hystériques* : « Et il rêvait toute une médication nouvelle : la suggestion, l'autorité toute-puissante du médecin pour les sens ; l'électricité, les frictions, le massage pour la peau et les tendons ; les régimes alimentaires pour l'estomac ; les cures d'air, sur les hauts plateaux, pour les poumons ; enfin, les transfusions, les piqûres d'eau distillée pour l'appareil circulatoire. »

Guy **de Maupassant** (1850-1893) fait souvent référence aux pratiques thermales, en raison de séjours multiples à Chatel-Guyon. Si la ville thermale d'Enval relève de son imagination, les situations de traitement évoquées dans *Voyages de santé* parue en 1886 sont conformes à celles évoquées par les médecins : « Il avait cru à Raspail, à l'homéopathie, à la médecine dosimétrique, à la métallothérapie, à l'électricité, au massage, à tous les systèmes qu'on suppose infaillibles, pendant six mois, contre tous les maux ».

Mais, **Maupassant** relate aussi le massage, en 1887, dans *Mont-Oriol* : « Il disait merveille du massage, et parlait comme d'un dieu, du hollandais Hamstrang, qui accomplissait des miracles. Puis, montrant ses mains fines et blanches : avec ça on peut ressusciter des morts. Et la duchesse ajoutait : le fait est qu'il masse dans la perfection. »

Toujours dans *Mont-Oriol*, la mécanothérapie semble séduire, au moins partiellement « Entrons. Il ouvrit une porte qui donne sur une vaste salle où étaient alignés des instruments bizarres, de grands fauteuils à jambes de bois, des chevaux grossiers en sapin, des planchettes articulées, des barres mobiles tendues devant des chaises fixées au sol. Et tous ces objets étaient armés d'engrenages compliqués que faisaient mouvoir des manivelles. »

François Tassart, valet de Maupassant, présente les propos suivants dans *Souvenirs sur Guy de Maupassant*, (1883-1893), parus en 1911 : « Il fait faire aux membres des jeux à croire qu'il va vous les détacher et cela, avec une douceur parfaite, sans vous faire aucun mal ; pour finir, il saute sur la table, vous prend les jambes et vous glisse son talon, tout le long de l'épine dorsale, puis vous repose sur la table, comme un lapin qu'on a fait passer de vie à trépas par cette opération. »

En 1919, **Pierre Benoit** (1886-1962), dans l'Atlantide, retrace l'aspect oriental et sensuel d'une pratique courante : « En un rien de temps, je me trouvai allongé sur une table de marbre inclinée. Le nègre se mit à me masser avec une vigueur extraordinaire.
- Eh là ! Plus doucement animal.
Mon masseur ne répondit pas, mais il se mit à rire et à me frotter plus fort. »

André Gide (1896-1951), dans *Si le grain ne meurt* paru en 1926, livre ses impressions sur les bains : « .../... puis bientôt, si l'on ne bougeait point, venaient vous taquiner des myriades de petites bulles, qui se fixaient sur vous, vous piquaient, interposaient à la fraîcheur de l'eau une cuisson mystérieuse par quoi les centres nerveux fussent décongestionnés ; le fer agissait de son côté ou de connivence, avec le concours d'on ne sait quels éléments subtils, et tout cela mêlé faisait l'extraordinaire efficacité de la cure. On sortait du bain la peau cuite et les os gelés. »

Dans *Invasion 14*, **Maxence van der Meersch** (1907-1951) affirme sa préférence, en 1935 : « Douze séances à cents francs et la guérison était au bout peut être. Ce bromure, ces médicaments, ça ne valait pas les séances de massage électrique.

A moins que les deux traitements ensemble… Un mieux en trois séances. Un mieux ! Voir un peu sortir du néant ! Il en éprouvait un choc dans la poitrine de penser à ces choses. Il s'arrêta affirma tout haut dans son abstraction : il me faut ces douze séances… »

Le massage est associé dans bien des cas à la mobilisation articulaire, parfois forcée, de surcroît sans douleur et dont le craquement n'est pas toujours recherché, voir rare.

Au cinéma, l'écriture du film humoristique *La guérison de l'obésité en 5 minutes* ou *l'hydrothérapie fantastique* par Georges Méliès, en 1910, présente un malade souffrant d'obésité imposante qui arrive dans un cabinet médical. Le médecin, assisté de deux aides, lui propose un traitement par l'hydrothérapie chaude, un massage à l'aide de balai et avec d'étranges machines...

Des patients témoignent

C'est récemment que les patients s'expriment à l'oral ou à l'écrit sur les soins prodigués et les associations de défense de leurs intérêts ont acquis une représentativité forte dans les institutions en lien avec la santé. Ces regroupements, qui visent une reconnaissance morale et la diffusion d'informations officielles, sont nés au cours de la Première Guerre mondiale. C'est le cas de l'Association générale des mutilés de guerre fondée en 1915, de l'Union Nationale des Combattants en 1918, pour en citer quelques-unes. Néanmoins, ces associations si elles relayent les plaintes des patients et les besoins exprimés, aussi par l'entourage familial, se libèrent du filtre des médecins.

Donc, rien d'étonnant que le docteur Comet relate plusieurs des propos de patients, mais aussi de médecins, qui se déclarent satisfaits du nouveau traitement proposé[52] en 1845 ! Quelques articles laissent entrevoir les conditions d'application de certains traitements chez des blessés de la Grande Guerre, car la libération de la parole progresse lentement à l'occasion d'incidents, de manquements ou de conséquences fâcheuses.

Les soldats, blessés durant la Guerre 14-18 témoignent, par des écrits adressés à leur proches. Quelques-uns relatent, dans *Le Journal des mutilés*, les soins reçus, évoquant parfois leur efficacité ou leur inefficacité, tout comme les douleurs ressenties.

Certains traitements ont une mauvaise réputation. C'est le cas de la mécanothérapie, mais aussi de l'électrothérapie. En tant que pratiques nouvelles, celles-ci, suscitent étonnement, mais aussi méfiance.

En effet, durant la Guerre de 14-18, le traitement par les courants électriques utilisés chez les soldats est réputé violent, d'où son appellation *la torpille.* Initiée par le docteur Clovis Vincent, cette méthode donne lieu à un procès[53] avec le zouave Deschamps. Celui-ci refuse le traitement administré contre son gré[54], soit 30 à 35 milliampères sous 75 volts. Une rixe éclate. Il frappe le médecin insistant. Les quotidiens locaux et nationaux s'emparent de l'affaire et du procès. Et le débat s'installe chez les députés qui dénoncent le manque de bénéfice de la physiothérapie, la régression morale ainsi provoquée, tout comme l'absence d'intérêt de cette mécanothérapie, étiquetée de tyrannie…

Cette méthode est réputée brutale. Après s'être assuré du diagnostic, le médecin doit s'imposer à son patient et ne pas céder à ses objections, puis avoir l'énergie nécessaire[55] pour marcher, courir, soutenir le blessé et lui donner des ordres durant la séance[56]…

Dans un extrait du procès, le Président de la Cour demande à Deschamps :

« - Pourquoi avez-vous refusé de suivre le traitement électrique ?

- J'étais abruti par la peur. Des camarades m'avaient dit que les torpilles, c'était très douloureux et même que des hommes en étaient morts. »

Certains médecins contestent l'appellation torpillage et Vincent en propose alors une nouvelle, loin de la réalité : *rééducation intensive* ; un autre médecin soumet l'expression *psychothérapie intensive* ! Autant de propositions restées sans avenir en raison de la forte contestation de nombreux médecins au sujet de cette méthode.

L'instruction du 5 avril 1915 du Ministère de la Guerre précise la conduite à tenir lors de refus de soins et beaucoup de médecins

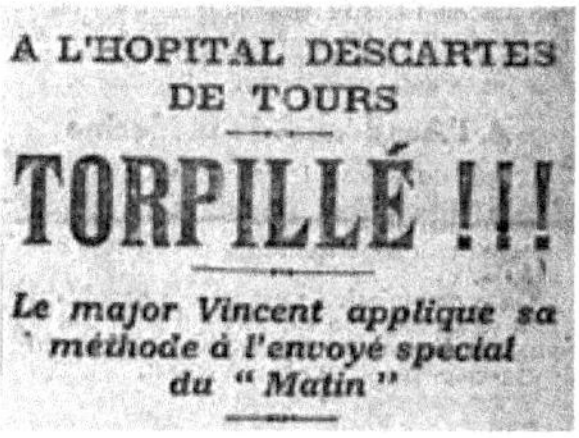
A L'HOPITAL DESCARTES
DE TOURS

TORPILLÉ !!!

Le major Vincent applique sa méthode à l'envoyé spécial du "Matin"

Le Matin, 1916

considèrent ces soldats blessés comme des simulateurs qui, intentionnellement, entretiennent ou aggravent la blessure et ainsi se rendent inaptes au service armé. La liste des traitements refusés est longue : massothérapie, mécanothérapie, thermothérapie, électrothérapie. Mais, elle concerne aussi l'anesthésie, la ponction lombaire, le prélèvement de sang, la pose de plâtre, le garrot avant intervention… Et dès 1916, des sanctions disciplinaires militaires sont alors prévues, selon la nature du traitement ou selon l'opération proposée et refusée.

Mais, l'affaire Deschamps n'est pas la première contestation militaire évoquée, mais c'est la seule qui s'achève devant les tribunaux de façon aussi spectaculaire ! Le courant scientifique en marche se heurte à des obstacles insoupçonnés, relatés par des médecins. On trouve un refus du massage chez des militaires en 1852, mais aussi en 1877, lors de la deuxième séance du traitement d'une entorse, par Moeller en raison de la douleur provoquée et d'une raideur constatée. En 1918, un témoignage identique est relaté par le docteur M. Laignel-Lavastine (1875-1953) lors de la contestation d'un massage.

Le refus de l'électrothérapie est relaté par H. Bordier[57] (1863-1942), en 1902, pour des traitements par franklinisation, c'est-à-dire par électricité statique ou par galvanisation, soit des courants continus de basse tension, à visée antalgique et destinés à combattre l'atrophie musculaire.

On impose des courants électriques, mal maitrisés et la situation est violente, après 15 minutes, comme l'évoque le docteur H. Bordier (1863-1942), en 1902 : « Le malade crie, il se plaint, il faut quand même continuer et le forcer à les supporter, en lui laissant quelque répit toutes les deux ou trois minutes. S'il ne peut pas quitter le lit pour aller chez le médecin, celui-ci doit l'obliger à se laisser transporter et à faire son possible pour amener le malade à venir chez lui. »

D'autres témoignages de soldats font état d'une efficacité qui n'est pas celle espérée. Les déclarations orales recueillies chez ces blessés, lors de la Première Guerre mondiale, évoquent les traitements physiques sous forme d'énumération, sans évoquer les détails techniques des traitements.

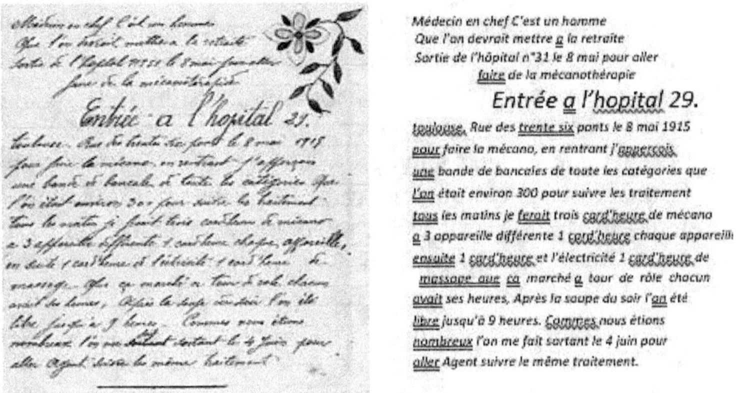
Médecin en chef C'est un homme
Que l'on devrait mettre a la retraite
Sortie de l'hôpital n°31 le 8 mai pour aller
faire de la mécanothérapie

Entrée a l'hopital 29.

toulouse. Rue des trente six ponts le 8 mai 1915
pour faire la mécano, en rentrant j'appercois
une bande de bancales de toute les catégories que
l'on étoit environ 300 pour suivre les traitement
tous les matins je ferait trois card'heure de mécano
a 3 appareille différente 1 card'heure chaque appareill
ensuite 1 card'heure et l'électricité 1 card'heure de
massage que ca marché a tour de rôle chacun
avait ses heures. Après la soupe du soir l'on été
libre jusqu'à 9 heures. Commes nous étions
nombreux l'on me fait sortant le 4 juin pour
aller Agent suivre le même traitement.

Témoignage du soldat Iacono. Guerre de 14-18

Le propos du soldat Iacono illustre bien un aspect des difficultés et des souffrances éprouvées durant la Grande Guerre de 14-18 : « Ah ! Ma blessure, je crois qu'elle a embêté tout le monde ! Ce coude-là… Le docteur, c'était un vieux docteur civil ; il me donnait des médecines du moment, mais on s'est aperçu que ça ne faisait rien ! Alors, on m'envoie dans un département à côté, à Dreux, c'est dans l'Eure-et-Loir. A Dreux, soi-disant, y avait une mécanothérapie pour moi ; et puis on s'est aperçu que ça ne faisait rien ! Et puis, j'ai été au Mans ! Là, on me faisait des massages. Y avait des infirmières au Mans ! Y avait un grand hôpital de massages, et en définitive, on a vu qu'on pouvait rien faire et on m'a réformé. On m'a envoyé à Chartres, où il y avait le centre de réforme ».

Des scientifiques navigateurs ont noté aussi des situations dont la finalité se situe entre massage thérapeutique et massage de confort. De retour de voyage dans les mers de l'Inde, G. Le Gentil de la Galaisière (1725-1792), astronome-explorateur, relate, en 1779, son expérience du massage qu'il expérimente dans les mers de l'Inde : « On est couché, comme le dit Grose, sur un canapé ou sopha, n'ayant sur le corps que la chemise ; dans cet état, la personne qui masse vous pétrit les membres les uns après les autres à-peu-près comme on feroît de la pâte ; cette même personne tire aussi les extrémités des membres assez pour faire craquer toutes les jointures des poignets, des genoux et des doigts, sans faire le moindre mal, car ces personnes sont de la plus grande dextérité. »

Des conséquences chez les professionnels

Les patients subissent, des traitements sans contestation, comme les enveloppements de linges mouillés et glacés qui font grelotter le malade, puis le font transpirer. Cette pratique naturelle, d'origine hippocratique, portée initialement par Priessnitz connaît un renouveau observé tout au long du XIXe siècle et dans la première moitié du XXe siècle. Progressivement, elle est abandonnée, mais conservée chez les inconditionnels de cette pratique issue de la Nature.

Pour traiter la neurasthénie, le docteur Silas Weir Mitchell (1829-1914) utilise dans les années 1880 aux Etats-Unis, un traitement qui repose sur un isolement des malades, un confinement au lit, un régime et des massages. En 1919, dans une lettre adressée à Paul Federn (1871-1950), un médecin américain, fidèle disciple, Freud conseille encore l'effleurage local chez une hystérique.

Enfin, en 1903, une élève infirmière note dans son journal ses impressions au sujet du professeur de massage: « .../... ses cours prennent deux heures, de six à huit. Et l'impression dominante, lorsqu'on en sort, peut se traduire par cette réflexion entendue : " Jusqu'où peut aller la patience humaine ! " Le pire est qu'on n'en sait guère plus, après qu'avant, sur le massage pratique. »

Et la rééducation devient professionnelle

« Dans une première période, dite de rééducation fonctionnelle, il s'agit d'analyser les mouvements pour établir son état fonctionnel, de restaurer autant que possible la capacité motrice, et enfin de s'assurer qu'un exercice prolongé ne compromet pas la résistance organique. Dans une seconde période, on s'efforcera de suppléer le déficit dû à l'impotence.../...et alors commence la rééducation professionnelle proprement dite. »

J. Amar.
La prothèse et le travail des mutilés, 1916.

Peu après la Révolution française, on s'intéresse aux porteurs de certaines infirmités, tels les sourds-muets[58], les aveugles qui font l'objet d'une prise en charge institutionnalisée par les communes ou les départements. Les indigents sont l'objet de secours publics réputés convenables, afin de les aider dans la vie à domicile ou en établissement, grâce aux institutions de secours[59]. Il faut cependant attendre le premier recensement[60] de 1851 pour voir apparaître un dénombrement des infirmités et des maladies, dont certaines, nommément désignées, vont intéresser la kinésithérapie, tels les pieds bots, les déviations de la colonne vertébrale, mais aussi la perte d'un membre, d'un bras ou d'une jambe.

Mais, la rééducation fonctionnelle, représentée par la kinésithérapie n'est pas une fin en soi, si elle ne s'accompagne pas d'un retour au travail, c'est-à-dire d'une rééducation professionnelle, assortie parfois d'un changement de métier. Devenue un objectif à mettre ne place rapidement, cette proposition est relayée par les médecins et les députés au tout début de la Guerre de 14-18. En complément, la rééducation professionnelle doit donc être comprise comme la continuité de ce traitement, puisqu'elle va permettre au patient d'utiliser au

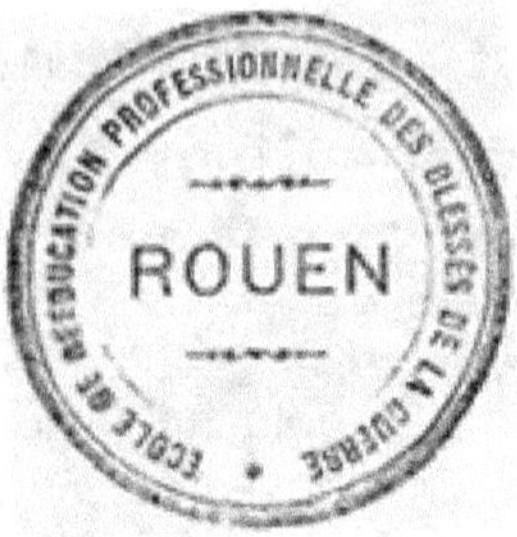

mieux ses capacités de retour au travail ou d'apprentissage d'un autre métier.

La loi sur l'assistance médicale gratuite reprend la base du projet de loi proposé durant la Convention nationale (1792-1795). Presque 100 ans plus tard, celle concernant la responsabilité des accidents du travail[61] favorise la prise en charge des blessés. Cet enchaînement de réponses législatives a des conséquences thérapeutiques par la création du premier centre de rééducation professionnelle, en 1899, fondé par un Conseiller général, Henry Marsoulan (1839-1909), à Montreuil, en banlieue parisienne.

Durant la Première Guerre mondiale, la diversité des blessures encore inconnues et liées à la guerre laisse présager un retour à l'emploi sous conditions de capacités et d'adaptations du mutilé, mais aussi des divers équipements sur mesure à lui proposer. C'est donc toute une filière encore inexistante qui doit se mettre en place. Le débat débouche sur l'obligation faite d'entreprendre cette rééducation professionnelle, alors que la rééducation fonctionnelle ne peut être refusée par le blessé, selon une instruction ministérielle de 1915.

Elle pose le problème de la préparation du mutilé durant la phase de rééducation fonctionnelle, dans l'objectif d'apprendre un nouveau métier proposé. Certains médecins pensent qu'il faut récupérer totalement les fonctions perturbées avant d'envisager le choix d'un métier. On doit donc les développer et les utiliser au mieux, à l'aide de la rééducation fonctionnelle.

D'autres pensent qu'il faut envisager une réflexion et le choix en faveur d'un nouveau projet professionnel à anticiper, ainsi qu'une orientation précoce de traitement avant la fin de la rééducation. L'apprentissage, souvent contraint, en faveur d'un nouveau métier est un parcours semé d'obstacles pour le mutilé et, par voie de conséquences, pour son entourage familial, dont on connaît l'importance dans l'acceptation et la compréhension du handicap.

Parmi ces difficultés, le refus ou les réticences des soldats qui s'opposent à l'apprentissage d'un nouveau métier, par crainte de perdre le bénéfice de la pension militaire et éventuellement de retourner au front.

En 1916, J. Amar définit les étapes de ces deux formes de rééducation fonctionnelle et professionnelle[62].

La rééducation, J. Amar

1. Rééducation fonctionnelle	
Etat moteur du blessé	Lutter contre les raideurs, les ankyloses, l'atrophie musculaire Analyser le mouvement Utiliser des appareils de mesure du mouvement
2. Période prothétique	
Proportionner le poids et les dimensions à la puissance musculaire	Fabrication de prothèses sur mesure Adapter les appareils à la force du moignon Adapter une prothèse de préhension
3. Période professionnelle	
Rééducation professionnelle	Analyser les facteurs physiologiques et mécaniques du travail Utiliser des appareils de mesure du travail

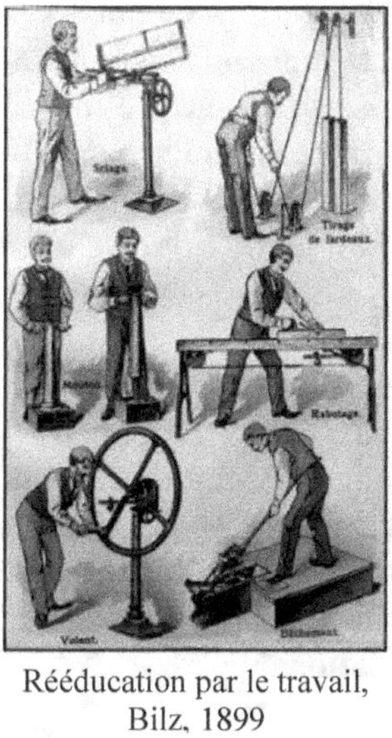

Rééducation par le travail, Bilz, 1899

Le nouveau métier à trouver est aussi une étape délicate à franchir pour les mutilés. Cette étape de rééducation fonctionnelle passée, les centres d'appareillage et de rééducation professionnelle créés en juin 1916, prennent le relais. La première école destinée aux blessés réformés de la guerre - est installée dans le château de la Buire, rue Rachais, à Lyon, en 1914 et celle de Rouen ouvre en novembre 1915. D'autres suivent, à Montpellier et à Bayonne, en juillet 1915. La Belgique implante deux centres en France, à Port-Villez et à Sainte-Adresse et en Italie, le gouvernement prend le modèle de la France.

La rééducation professionnelle se déroule dans des ateliers d'employeurs privés, dans des écoles techniques ou dans des centres spécialement créés en faveur des mutilés de la guerre. Grâce à cette organisation, fin juin 1920, on compte 128 métiers proposés en réinsertion, 45248 blessés en formation entre 1915 et 1918, dont plus de 1100 dans le commerce et 6000 dans l'agriculture. L'emploi des mutilés de guerre devient une obligation grâce à la loi du 26 avril 1924, bien que tardive, qui oblige les entreprises de plus de 10 salariés et 15 pour le secteur agricole, à embaucher des mutilés de guerre.

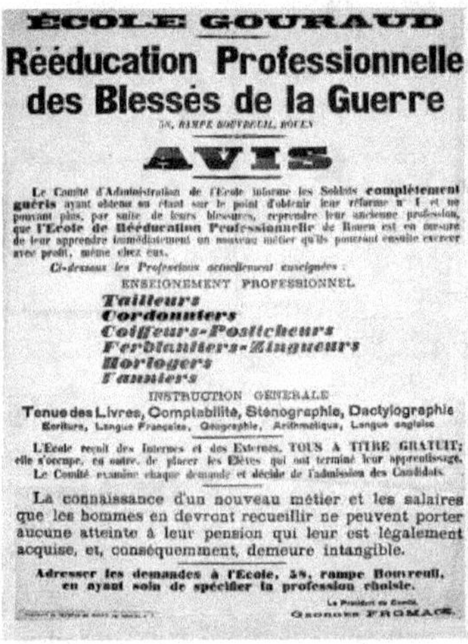
ÉCOLE GOURAUD
Rééducation Professionnelle
des Blessés de la Guerre
AVIS
ENSEIGNEMENT PROFESSIONNEL
Tailleurs
Cordonniers
Coiffeurs-Posticheurs
Ferblantiers-Zingueurs
Horlogers
Vanniers
INSTRUCTION GÉNÉRALE
Tenue des Livres, Comptabilité, Sténographie, Dactylographie
Écriture, Langue Française, Géographie, Arithmétique, Langue anglaise
La connaissance d'un nouveau métier et les salaires que les hommes en devront recueillir ne peuvent porter aucune atteinte à leur pension qui leur est légalement acquise, et, conséquemment, demeure intangible.
Adresser les demandes à l'École, 58, rampe Bouvreuil, en ayant soin de spécifier la profession choisie.
Photo castor-hara.com

La prise en charge du blessé, qui intègre un aspect social, se décompose en 5 étapes : rééducation fonctionnelle, réadaptation, rééducation avec reclassement professionnel et réintégration sociale. Ces étapes donnent naissance à la rééducation par le travail ou ergothérapie, encore appelée *occupational therapy* aux Etats-Unis. Initiée en France, en 1782, par Tissot et proposée par Cabanis, en 1823 cette organisation des soins est reprise à l'identique en 1944, durant la Deuxième Guerre mondiale.

Une forme de concurrence s'installe dans cette démarche médico-sociale entre les différents pays. En décembre 1917, à Genève, à l'occasion d'une exposition sur les traitements de rééducation fonctionnelle et professionnelle organisée par la Croix-Rouge, certains points du programme sont supprimés parmi lesquels « tout ce qui peut contribuer à remettre sur pied un combattant momentanément éloigné du front pouvant être considéré comme secret de la défense nationale[63]. »

Les établissements de rééducation professionnelle emploient progressivement des masseurs diplômés dont le champ de pratiques s'élargit avec la gymnastique systématique, la marche ou la recherche de l'autonomie, y compris avec les prothèses qu'il faut apprendre à utiliser ; de la sorte, les activités de rééducation fonctionnelle ne sont pas éloignées de la rééducation par le travail, c'est-à-dire une étape de rééducation pré-occupationnelle, qui assure une préparation à l'apprentissage d'un nouveau métier.

Loin de l'improvisation et de l'empirisme, la mission de J. Amar est de montrer que la rééducation professionnelle doit tenir compte avec précision des capacités du blessé et qu'elle est le prolongement de la kinésithérapie. Pour cela, il faut revoir la procédure de sélection nécessaire à l'admission dans les écoles de rééducation professionnelle, grâce à de nouveaux outils de mesure. A inventer.

Parmi les mutilés passés dans les 126 écoles de rééducation professionnelle, près de 20000 choisissent une profession différente de celle pratiquée auparavant, après avoir affiner les capacités des blessés.

Les centres hospitaliers agricoles sont créés par une circulaire de mai 1917. Ils sont gérés administrativement comme une annexe d'un centre de physiothérapie, de neurologie ou de prothèse. La poursuite de la mécanothérapie dans ces établissements vise l'amélioration rapide des séquelles de blessures, associée à la vie au grand air. En 1917, le médecin est assisté, dans des petites unités, par un « personnel subalterne aussi restreint que possible[64] », l'objectif étant la rééducation agricole, y compris dans les champs, mais à moindre coût.

Inspiré par le philosophe Spinoza (1632-1677) qui précise la notion de conatus ou l'effort de persévérance, F. Taylor (1856-1915), un ingénieur américain, utilise les liens entre un certain nombre de facteurs en apparence indépendants les uns des autres. Il associe une autre approche qui consiste à décomposer le travail à fournir en mouvements élémentaires et à les classer, selon la rapidité d'exécution et leur efficacité.

Ainsi, les goûts, les aptitudes, la culture et les occupations antérieures sont pris en compte pour une meilleure acceptation par le blessé, capable alors d'une puissance d'action plus importante que prévue.

Pour ce faire, il est possible d'avoir recours au chronographe et au cinématographe, afin d'analyser finement le geste considéré et d'évaluer les délais d'exécution. Pour Régnié, médecin-chef du Grand Palais, à Paris, à l'époque de J. Camus, ces travaux peuvent permettre l'élaboration d'un Code de la rééducation...

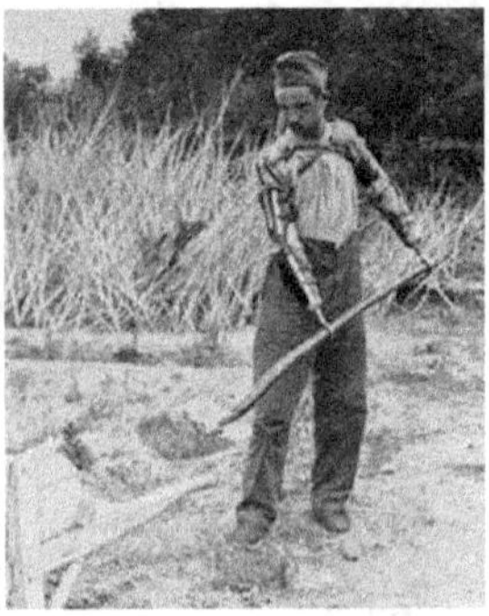

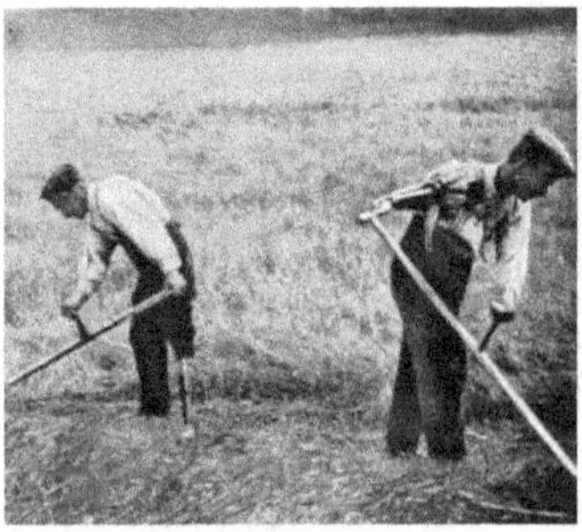

J. Camus, 1917

Les travaux expérimentaux

« Il faut que le physiologiste médecin analyse expérimentalement les phénomènes de la matière vivante, comme le physicien et le chimiste analysent expérimentalement les phénomènes de la matière brute. Le laboratoire est donc la condition *sine qua non* du développement de la médecine expérimentale, comme il l'a été pour toutes les autres sciences physico-chimiques. »

Claude Bernard,
Introduction à l'étude de la médecine expérimentale, 1865

Les nombreux témoignages favorables de patients, relatés par les médecins, reposent sur des constatations objectives, après applications de traitements médicaux initialement empiriques. Ils constituent des pistes de travail fort utiles dans la mesure où rien n'est encore établi à ce sujet, au moment de la parution de la *médecine expérimentale* de Claude Bernard, en 1864. Mais cette approche, qui emprunte ses méthodes à la physique et à la chimie, est plus complexe chez les êtres vivants. Parfois difficile à réaliser, l'expérimentation permet de poser des bases probantes de ces pratiques thérapeutiques.

Les travaux de Lucas-Championnière, 1886

J. Lucas-Championnière (1843-1913) publie dès 1879 sa méthode de traitement des fractures, mise en pratique dans les services de chirurgie qu'il dirige dans plusieurs hôpitaux parisiens. Selon ses dires, il est informé tardivement des traitements, très voisins des siens, mis en application à partir d'observations empiriques, par E. Bourguet, médecin-inspecteur à Aix-les-Bains en 1873 et par A. Castex, à Paris,.

Sa théorie repose sur un des principes physiologiques du corps humain. En effet, l'os, comme tous les éléments de l'organisme, a besoin du mouvement nécessaire à sa réparation. Il réussit à prouver par l'expérience que les petits déplacements des régions fracturées profitent à la formation du cal osseux. Il traite ainsi les fractures du radius, même sans appareil d'immobilisation, uniquement par le recours au massage.

En 1882, il procède de même pour les fractures du péroné et il montre que la technique est sans danger, mieux, qu'elle anesthésie la région traitée, permettant de la sorte de confirmer éventuellement le diagnostic de fracture.

A cette occasion, il décrit les manœuvres à employer, pression avec les pouces et avec les autres doigts, effleurage du membre en bracelet, tout en évitant la pression des muscles en regard de la fracture ; en l'absence de traitement autre, l'œdème ou le gonflement présent disparaît en quelques jours, tout comme la douleur, lorsque le massage est appliqué.

Il précise aussi les contre-indications qui interdisent la marche durant 10 à 15 jours, seulement, contrairement à l'usage qui est de 30 à 45 jours.

L'intérêt du travail de ce médecin est d'avoir précisé les conditions d'application du massage dans diverses situations d'entorses, de luxations, de fractures, alors que l'immobilisation de longue durée est un usage préconisé depuis toujours par la quasi-totalité des médecins. Il s'en suit une durée d'immobilisation considérablement plus courte avec ce traitement. Fort de l'intérêt porté aux pratiques manuelles et de leur succès, il fonde, en 1900, la Société de Kinésithérapie à destination des médecins adeptes du massage et dont il est le président, chargé d'enseignement.

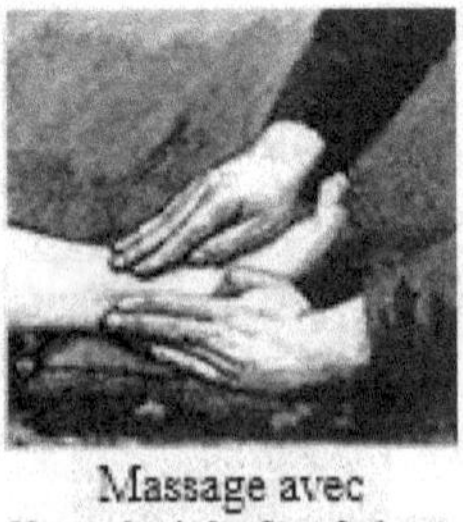

Massage avec l'extrémités des doigts.
Fracture du péroné,
Lucas-Championnière

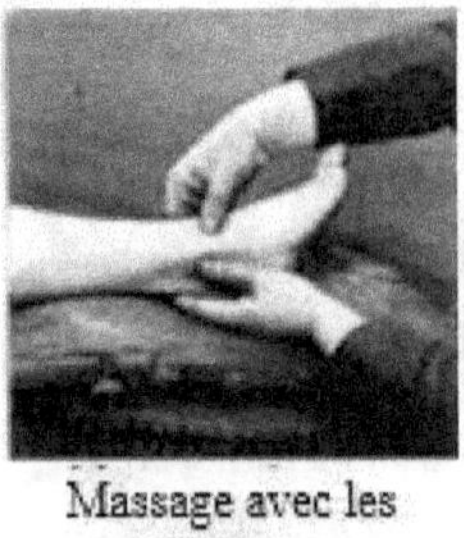

Massage avec les pouces.
Fracture du péroné,
Lucas-Championnière

Les expérimentations de Castex, 1890

André Castex (1851-1942), médecin en oto-rhino-laryngologie exerce à l'Institution nationale des sourds-muets et à l'hôpital militaire Villemin, à Paris ; il s'occupe aussi de l'orthophonie, méthode inventée par le docteur Colombat, en 1828. Mais, il s'intéresse aussi au massage dans les années 1890, après avoir constaté les résultats positifs et la rapidité d'action obtenue avec cette méthode de traitement chez ses contemporains, Bonnet (Lyon), Lucas-Championnière (Paris), Metzger (Amsterdam), Nélaton (Paris), Panas (Paris), Paré (Paris), Starke (Berlin), qui tous utilisent le massage.

Il entreprend une étude approfondie[65], sur le massage qui précise la nature de cinq affections rencontrées, susceptibles de bénéficier du massage, à savoir contusions musculaires, contusions articulaires, entorses, luxations et fractures juxta-articulaires. Conjointement, il propose des situations cliniques originales, sur le modèle de « A propos d'un cas. »

Puis, il conduit une expérimentation chez le chien. Après traumatisme, il soumet l'animal à un massage de 10 minutes, à base de frictions centripètes avec les pouces, puis avec toute la main, puis avec le talon de la main sous la forme d'un écrasement, puis à l'aide du pétrissage, manœuvre plus profonde.

Il mesure la circonférence du membre atteint et évalue la claudication du chien qui *traine la patte.* A l'issue de trois jours, l'animal ne manifeste plus d'anomalie à la marche. Deux mois et demi après ce traitement, il note encore une diminution du périmètre de la cuisse du côté atteint et un manque de fermeté à la palpation, en comparaison avec le membre non massé.

Castex en déduit que le membre massé immédiatement a réduit la diffusion des liquides dans les tissus environnants, que les fonctions musculaires sont protégées, que le massage préserve de l'amyotrophie et qu'il entraîne une disparition immédiate du gonflement provoqué par la contusion.

Cependant, le massage doit précéder le mouvement passif des articulations et rester non douloureux. Mais surtout, à l'autopsie, il n'observe aucune modification des fibres musculaires, ni des nerfs, ni des vaisseaux et sans épanchement sanguin ; le muscle a donc recouvré sa constitution d'origine.

Des résultats dans différents domaines

En France, les médecins s'intéressent aux effets du massage, assez précocement, mais ne poursuivent pas leurs recherches dans ce domaine, comme cela est observé dans d'autres pays, car cette pratique populaire est déconsidérée, malgré les preuves d'efficacité validées. D'autres méthodes, apparaissent progressivement, comme le recours à la bande plâtrée à partir de 1852, qui engendre un véritable bouleversement dans l'immobilisation des membres et l'encombrement réduit qui facilite l'hygiène corporelle.

Les effets immédiats sont faciles à constater visuellement. La palpation, les mesures centimétriques sont accessibles à tous ou à l'aide du microscope. Ce n'est pas le cas pour les autres formes de traitement, c'est-à-dire l'hydrothérapie et l'électrothérapie, peu aisées à évaluer, qui nécessitent le recours à des appareils d'analyse d'urines ou sanguines. Quant à la gymnastique, elle ne bénéficie pas non plus des mêmes travaux de recherche, car il est en effet difficile de séparer les mouvements liés à l'activité quotidienne, de ceux des exercices gymniques spécifiques et organisés que l'on peut leur associer.

La plupart des travaux d'expérimentation du massage sont donc réalisés entre 1870 et 1905 et ont concerné le chien, la grenouille, le lapin, mais aussi l'humain présentant le plus souvent des traumatismes.

A mi-chemin entre les témoignages de patients et ceux de médecins spécialistes, les écrits du docteur J. Breuer (1842-1925) et de S. Freud permettent, au moins temporairement, de montrer que le massage et la balnéothérapie chaude sont inefficaces dans le traitement de l'hystérie.

Certains médecins ont même assimilé le pétrissage musculaire à une gymnastique passive, d'autres à une douche au jet, afin de justifier cette pratique et de maintenir sa crédibilité…

Malgré le courant scientifique en marche, les réticences sont fortes, persistantes et anciennes, poussant à la prudence quant à leur utilisation[66] : « …que les militaires malades doivent être laissés en dehors de toute expérimentation médicale et que les moyens thérapeutiques sanctionnés par une longue expérience ou par les autorités scientifiques compétentes sont les seuls qui doivent être employés contre leurs maladies. »

« J'ai fait des injections dans les quatre articulations du genou et du coude pendant 14 jours, un jour après l'autre, plusieurs fois dans la même journée…/… La différence par rapport aux animaux tués peu après les injections et les massages résidait donc dans la diffusion plus large de l'encre dans l'organisme jusqu'au sang, où elle ne pouvait arriver que par les voies lymphatiques ; en outre, les articulations présentaient un comportement particulier : la membrane synoviale ne contenait pas d'encre de Chine dans l'articulation mesurée de façon constante et méthodique, et elle en contenait encore dans l'autre. »

Traduit d'après von Mosengeil, 1876

Le massage n'est pas le seul geste concerné dans ces expérimentations. L'hydrothérapie interroge tout autant. Essentiellement utilisés dans les fièvres, dites intermittentes, selon l'appellation caractéristique de la médecine hippocratique, les traitements proposés par Priessnitz, Bilz ou Kneipp sont toujours utilisés.

Le docteur L. Fleury précise, en 1863, que « l'hydrothérapie a pour agents l'eau froide à l'extérieur et à l'intérieur, l'excitation de la transpiration cutanée, l'exercice musculaire et le régime diététique. » Des milliers de personnes sont ainsi guéries avant que la médecine n'en découvre les propriétés thermiques et vasomotrices, toujours d'actualité.

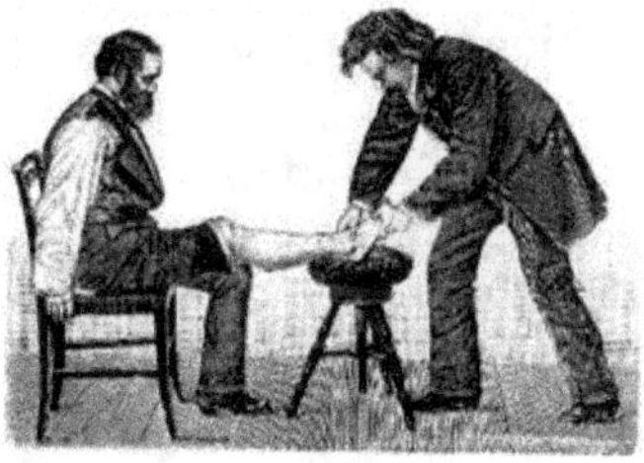

L'hydrothérapie et la balnéothérapie sont déjà étudiées cliniquement et chimiquement par différentes mesures de laboratoire : dimension de la rate, du foie, avant et après traitement thermal, analyse chimique des urines et du sang, associées aux présentations de cas cliniques qui montrent de nombreuses améliorations, dans ce domaine.

Le bain, la douche à différentes températures, le mouvement avec ou sans charge additionnelle, la course à pied, le vélo, sont aussi concernés et les études portent sur le débit sanguin, la fréquence cardiaque, la température corporelle, le dioxyde de carbone, l'oxygène, la glycémie, l'urée, l'acidité, sans oublier la composition des urines, permettant une utilisation raisonnée de la physiothérapie. Ces études permettent d'affiner les traitements liés au thermalisme et de mieux cibler leurs indications.

A Bordeaux, le docteur Debédat, spécialiste en électrothérapie, montre, en 1894, la supériorité des courants faradiques sur la nutrition musculaire des lapins ; il met aussi en évidence qu'utilisé sans connaissance dans le domaine, ce traitement engendre des désordres totalement opposés.

Le massage est aussi l'objet d'études sur l'ossification. Durey et Meurs étudie, en 1912, au microscope l'organisation du cal osseux sur des fractures soumises au massage et d'autres non massées.

> Dans la fracture massée, les muscles sont normaux ; la fracture s'est soudée complètement ; le cal est volumineux, les mouvements dans l'articulation sont libres. Dans la fracture non massée, les muscles sont minces ; la fracture est immobile ; le cal n'est pas suffisant, les articulations sont peu mobiles.
>
> Durey L., 1913

Ils en déduisent des principes généraux :

- le massage a une action directe sur la formation du cal osseux,
- les manipulations du massage irritent et accélèrent les processus normaux de consolidation,
- les irritations doivent être modérées, répétées avec un repos entre les séances,
- il faut éviter les pressions fortes directes sur le cal osseux,

- le massage agit directement sur le cal, la circulation et la nutrition de l'extrémité cassée,
- le déplacement quotidien de l'extrémité lors du massage n'empêche pas la consolidation sans déplacement.

Observations cliniques en médecine générale

De nombreuses observations cliniques vantent les bienfaits du massage, associés ou non à la gymnastique, en faveur de maladies réputées auparavant sans traitement suffisamment efficace. De ce fait, les hypothèses concernant le mécanisme de guérison sont nombreuses, mais elles s'appuient toujours sur des principes physiologiques souvent récents ; parfois, des phénomènes inconnus émergent. En 1897, le docteur Stapfer évoque des théories empiriques, susceptibles de limiter le recours au massage ou de fixer des interdits dans le cadre du massage gynécologique de T. Brandt.

C'est le cas de l'état syncopal d'origine systolique : « Nous avons constaté l'existence d'un réflexe cardio-dynamogénique puissant, facile à mettre en jeu, réflexe cardio-vasculaire, ayant son point de départ électif dans les plexus abdominaux ou abdominaux-pelviens, excité par le massage, léger, court et entrecoupé de pauses. » Il constate une suractivité cardiaque et vasculaire lors du massage abdominal mesurée sur l'électrocardiogramme des grenouilles femelles, avant la ponte, en utilisant la pince de Marey. Il en déduit que la main aux doigts courts sont aptes à la réalisation du massage gynécologique de T. Brandt. Le réflexe dynamogénique est recherché lors du massage abdominal chez les cobayes, les lapins, les chiens soumis à ces expérimentations.

En 1858, monsieur Girard, vétérinaire de la Garde de Paris, membre de l'Académie des Sciences rapporte plusieurs cas d'entorses traitées avec succès, à l'Hôtel-Dieu de Paris ; il a recours au massage et à la manipulation articulaire, en s'occupant d'abord du gonflement et de la douleur. Pour certains médecins le traitement doit durer jusqu'à 3 heures, pour d'autres seulement 30 minutes.

Observation du docteur Girard, 1858

Obs. V. — *Entorse métatarso-phalangienne du gros orteil droit. Quatre séances de massage. Guérison.* — Dans une ascension au Vésuve, M. le professeur Ch. Martins, de la Faculté de médecine de Montpellier, se fait une entorse métatarso-phalangienne du gros orteil droit, en appuyant à faux son pied sur une scorie ; il peut néanmoins marcher encore, mais en boitant un peu et en éprouvant une douleur assez notable. Le même soir, en rentrant à bord de notre navire, M. Martins me montre son pied : gonflement sensible de l'articulation, ecchymose sur la face dorsale du gros orteil. Séance de massage de trente minutes, et qui soulage beaucoup.

Le lendemain, nouvelle séance de massage. M. Martins se considère comme guéri et deux jours après fait de nouveau des courses assez longues à pied. Sous leur influence, les douleurs et le gonflement reparaissent. Je fais alors une troisième séance de massage, pendant laquelle le blessé dit qu'il sent l'articulation se dégager pour ainsi dire ; un autre massage le lendemain, et désormais M. Martins n'éprouve plus de gêne et peut marcher comme avant, enchanté du résultat et converti à l'idée de l'efficacité du massage.

Quelques médecins publient les résultats encourageants, voire spectaculaires, concernant le traitement des entorses par le massage. Le docteur L. Béranger-Féraux (1832-1900), médecin de la Marine, évoque en 1870 l'innocuité et l'efficacité, n'hésitant pas à affirmer que le protocole opératoire est simple et peut être appris en une seule séance…

Applications en rééducation fonctionnelle

L'essor de la photographie a un impact important sur les travaux des chercheurs, initialement physiologistes, et les appareils enregistreurs délivrent des tracés, qui se multiplient surtout dans la deuxième moitié du XIXe siècle. Des études expérimentales en mécanique humaine, dans le sport et chez les blessés de la guerre, s'appuient sur les travaux de EJ. Marey, de G. Demenÿ (1850-1917), de J. Amar.

Des situations de la vie quotidienne sont ainsi étudiées et nécessitent le recours à des instruments d'évaluation. J. Amar invente alors des appareils de mesure qui permettent d'orienter la rééducation, tout comme est précisée l'application des

Obs. XVI.—*Lumbago traumatique. Dix séances de massage, une pratiquée par le chirurgien, neuf séances faites par un parent du malade. Guérison en quatre jours.*— D***, piqueur de chasse, se donne ce qu'on appelle vulgairement *un tour de reins*, le 25 janvier, en voulant charger un daim sur ses épaules; douleur très-vive qui va en augmentant jusqu'au 28 janvier, jour où je le vois pour la première fois.

Séance de massage de trois quarts d'heure; les commencements sont très-douloureux, mais peu à peu je puis exercer des pressions plus fortes, et à la fin de l'opération le malade accuse un mieux marqué; ne pouvant revenir le lendemain, je montre à un de ses parents comment on devra le masser.

Les 29 et 30 janvier, trois séances de massage par jour, pratiquées par une personne qui n'avait jamais vu faire de pareilles manipulations; chaque fois les mouvements sont plus faciles.

Le 31 janvier, trois séances de massage. Le 1er février, D*** reprend son service, parfaitement guéri.

Observations du docteur Béranger-Féraud, 1870

Obs. II. M. Sœger, maréchal des logis chef au 7e de cuirassiers, en garnison à Valenciennes, tombe en montant un escalier, se contourne violemment le pied gauche et contracte une entorse très-forte. Quand nous fûmes prié d'aller le voir, l'accident datait de deux ou trois heures seulement. Ce sous-officier, d'un tempérament sanguin, était sur son lit ressentant une vive douleur; le pied était considérablement tuméfié, et des ecchymoses commençaient à apparaître autour des malléoles. Le moindre toucher exaspère la douleur, ce qui nous donne l'idée d'agir par un massage gradué, de manière à n'effleurer d'abord que la peau, puis à augmenter insensiblement la pression, selon la sensation plus ou moins douloureuse qu'il éprouve. Après trois heures de massage, tuméfaction et douleur ont entièrement disparu. Le lendemain, M. Sœger vaquait à ses occupations. Depuis il ne s'est pas ressenti de cet accident.

prothèses destinées à remplacer un membre pour une fonction déficitaire. En tant que directeur du laboratoire de recherches sur le travail musculaire professionnel, entre 1913 et 1920, au Conservatoire National des Arts et Métiers, J. Amar voit le mutilé de la guerre en laboratoire, étudie ses capacités, évalue ses possibilités fonctionnelles, mais aussi mentales, afin de proposer des prothèses innovantes et de trouver un reclassement professionnel le mieux adapté.

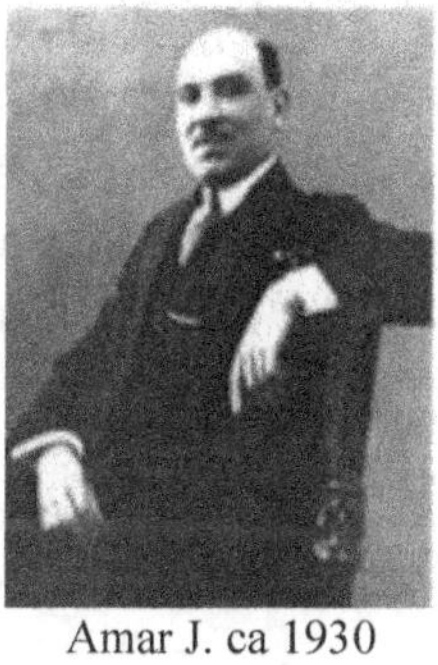

Amar J. ca 1930

Parmi ces inventions :
- l'arthrodynamomètre, destiné à mesurer les amplitudes articulaires et les variations de force en fonction de l'angulation,
- le chirographe enregistre graphiquement les mouvements de la main,
- la poire dynamographique, pour mesurer la force de pression des doigts,
- la varlope inscrivante permet de former des gauchers au travail du bois, en trois ou quatre semaines,
- la lime dynamographique mesure les forces de pression sur le métal, mais aussi les mouvements du tronc et des jambes,
- le cycle ergométrique, destiné à un entraînement simultané de la force et de la vitesse,

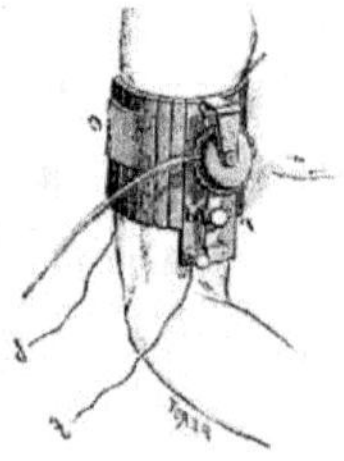
Myographe de Marey, par Mendelssohn, 1879

- le trottoir dynamographique mesure les forces appliquées sur le sol, lors de la marche avec prothèse,
- le psychographe enregistre sur un graphique le temps de réaction entre un signal sonore, auditif ou visuel et la réponse sous la forme d'un cri ou d'une pression d'un doigt ; ceci correspond à un travail cérébral, permettant de préciser les aptitudes professionnelles.

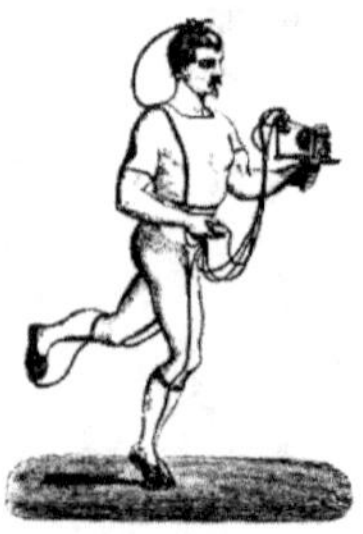
Enregistreur en course, Marey, 1878

Ces appareils servent à la fois à mesurer les déficits, mais aussi souvent à rééduquer le patient. Certains permettent la visualisation des effets des mouvements réalisés et de la sorte, médecin et patient peuvent suivre l'exécution du mouvement et apporter la correction du geste, si nécessaire. Dès 1915, J. Amar définit les principes scientifiques de la rééducation et les connaissances s'enrichissent d'applications en faveur des traitements de physiothérapie. Mais, ils permettent aussi de mieux comprendre le fonctionnement humain, afin de proposer des solutions innovantes et mieux adaptées, devenues indispensables à l'utilisation d'une prothèse par le mutilé.

Grâce à ces travaux, J. Amar s'inscrit dans la lignée des physiologistes qui permettent l'étude du mouvement humain, en complément de celui de l'animal, posant les bases d'un fonctionnement humain exploré et mieux compris.

On attribue, en 1897, les débuts de l'évaluation musculaire par les courants électrique à WS. Hedley un médecin anglais, mais l'évaluation musculaire manuelle ou testing est l'œuvre de à W. Wright, chirurgien à Harvard et J. Merill, physiothérapeute, à Boston.

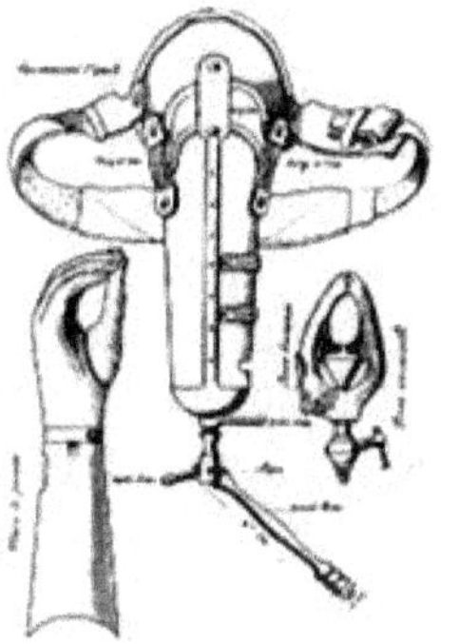

Bras de travail de J. Amar, avec main d'apparat, pince universelle, 1915

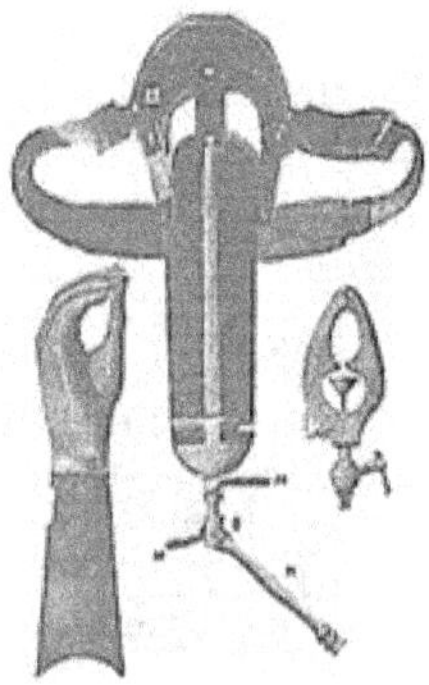

Bras d'apparat

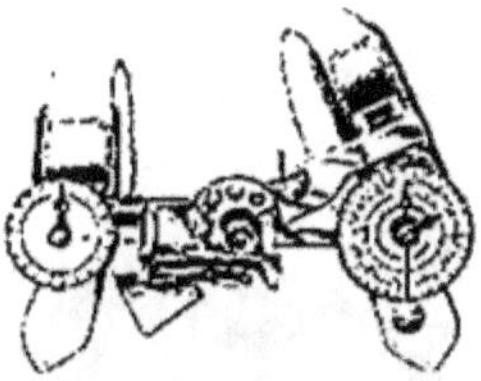

Arthrodynamomètre, J. Amar, 1916

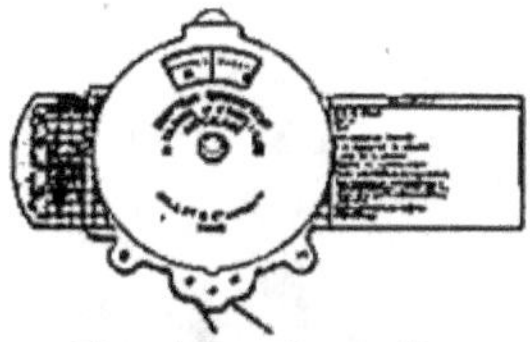

Enregistreur de travail et d'amplitude articulaire, Dausset, 1918

En 1903, Henrik Kellgren décrit des exercices musculaires qui présentent un lien avec les manœuvres de testing sans recours à la pesanteur : « In a duplicate concentric movement the assistant resists while the patient causes his own contracting muscles to shorten. ».

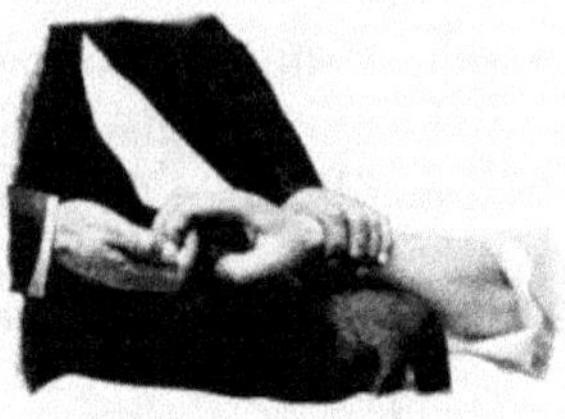

Kellgren, 1903

Mais, la première description détaillée avec l'effet pesanteur est réalisé par W. Wright en 1912. Ces travaux, sans cesse améliorés, n'apparaissent pas dans les publications françaises, alors que Duchenne de Boulogne a déjà largement défriché la fonction musculaire auparavant.

Différentes grilles d'évaluation sont proposées bien après la Deuxième Guerre mondiale, à l'occasion des paralysies infantiles observées chez les enfants victimes de la poliomyélite et son utilisation en France apparaît dans les années 1950.

L'échelle de graduation comporte 5 niveaux : normal, bon, moyen, faible, trace, mauvais. Mais rapidement, ce dernier est remplacé par *totalement paralysé*. Puis, une échelle numérique de 0 à 5 est proposée en 1912. De nombreux auteurs apportent leur contribution à ce test musculaire, adapté aux paralysies rencontrées, à la méthode d'évaluation et à la taille des faisceaux musculaires.

Domaines d'études des chercheurs physiologistes

Auteurs	Thématiques étudiées
Marey	- exploitation de données sous forme graphique - utilisation de la méthode graphique pour les mouvements - action de la pesanteur - travail mécanique et enregistrement des mouvements - électricité des corps - propagation du mouvement des ondes - allongements des corps après tractions - changements de température liés à l'action musculaire - coordination des mouvements dans la locomotion terrestre - photographie et appareils, chronophotographie
Demenÿ	- mécanisme des mouvements - mouvements lents et rapides - coordination des mouvements - force et travail du muscle - analyse des positions du corps lors des exercices - équilibre du corps - action des mouvements sur le tronc - attitudes vicieuses et déformations - pédagogie des exercices physiques et plan d'enseignement
Amar	- mesure de la machine humaine - l'homme dans son milieu - mesure du travail professionnel : marche, course, saut - prothèse et travail des mutilés - principe de rééducation, application aux mutilés - fiche d'évaluation des mutilés pour un apprentissage - effet du travail : la fatigue

SERVICE PHYSIOLOGIQUE (USINE OU) ÉCOLE DE : Versailles

DU TRAVAIL

Adresse : Versailles Ville de Versailles

Téléphone :
Inter. 2.40

FICHE D'APTITUDE

Le 4 Mars 1920

N° 65

ETAT CIVIL	APTITUDES PHYSIQUES	APTITUDES PSYCHO-PHYSIOL	APTITUDES PROFESSIONNELLES
Nom : Durand Prénoms : Jean-Marie-Pierre Age : 14 ans et 7 mois Situation militaire : Néant Originaire : de Paris Adresse : Rue des Réservoirs Profession antérieure : Aucune Dernier patron : parents Personnes à sa charge : Néant	Poids (P) : 59 kg. 250 Taille : Debout (T) 150cm ; assis (A) 79cm 30 Coefficient thoracique : A/T = 0,532 Bon Coefficient morphologique : P/T = 395 gr. Endurance : Bonne Entraînement : Moyen Etat physiologique : Indice respiratoire excellent 5,70 Cœur et poumons normaux	Instruction générale : Certificat d'études primaires Etat des sens : Bonne acuité visuelle, auditive et tactile Equation personnelle : Un peu lente Attention : Normale Vocation : Médecine (comme le père) Goûts : Ingénieur chimiste Caractère : Droit et très correct	Instruction technique : aime à manipuler Qualités manœuvrières : Adroit de ses mains Dispositions à observer : Surveiller l'ordre de ses manipulations Rendement journalier : Fait tous ses devoirs Observations générales : Excellent élève qu'il faut pousser dans la carrière de chimiste. Signé, le Directeur X.....

Fiche d'aptitude. Critères de J. Amar

DATE DES SÉANCES	TRAITEMENT ET PROGRESSION
Juillet 16-17-19-20	1° Massage : effleurage de la cuisse et de la masse fessière.
— 21-22-23-24-26-27	1° Massage : effleurage, puis pétrissage de la cuisse et de la masse fessière. Séances de massages et d'exercices alternés.
— 28-29-30-31.....	1° Massage : idem. 2° Mouvements actifs de flexion et d'extension de la jambe sur la cuisse sans résistance. Sur le dos, extension de la jambe sur la cuisse. Sur le ventre flexion de la jambe sur la cuisse.
Août 2-3-4........	1° Massage : idem. 2° Mêmes mouvements actifs avec résistance (haltère de 1 livre).
— 6-7-9........	1° Massage : idem. 2° Mouvements (haltère 2 l.).
— 11-12-13.....	1° Massage : idem. 2° Mouvements (haltère 3 l.).
— 14-16-17.....	1° Massage : idem. 2° Mouvements (haltère 4 l.).
— 18-19-25.....	1° Massage : idem. 2° Mouvements (haltère 5 l.). (Se débarrasse de sa canne devenue inutile.
— 26-27-28.....	1° Massage : idem. 2° Mouvements (haltère 6 l.).
30-31 Août. 1er Sep.	1° Massage : idem. 2° Mouvements (haltère 7 l.).
1er Septembre.....	L'atrophie a considérablement diminué, la flaccidité musculaire a à peu près disparu. Cuisse droite 51 cm. Gain = 5 cm.

Fiche de traitement de J. Amar

Etapes marquantes de la construction de la kinésithérapie

Année	Evènement
1561	Evocation des eaux de Plombières, par G. Fallopius
1676	Témoignage de madame de Sévigné, à Vichy
1738	Parution de *Every man is own doctor*, à Philadelphie
1739	Accès aux eaux et aux boues à Saint-Amand pour les soldats
1741	Parution d'un traité de gymnastique médicale pour enfants, par Andry de Boisregard, à Paris
1745	Construction de l'hôpital militaire de Bourbonne-les-Bains
1803	Obligation de laver et de baigner les malades à leur entrée à l'hôpital
1803	Loi sur l'exercice de la médecine
1829	Parution des Annales d'hygiène publique et de médecine légale
1838	Loi sur les aliénés
1840	Recours à la gymnastique médicale chez des filles choréiques par N. Laisné, à Paris
1843	Militaires soignés par les bains thermaux
1847	Apparition du mot kinésithérapie dans le dictionnaire Larousse
1851	Création de l'aide médicale gratuite
1857	Apparition de la mécanothérapie de G. Zander, en France
1862	Etude des muscles du visage par G. Duchenne de Boulogne
1876	Travaux expérimentaux de von Mosengeil, en Allemagne
1883	Ouverture du service d'hydrothérapie de l'hôpital de la Salpêtrière
1891	Travaux expérimentaux de A. Castex
1892	Loi sur l'exercice de la médecine
1895	Parution de l'ouvrage sur le massage de J. Lucas-Championnière
1897	Effet du massage abdominal sur la fonction cardiaque, par H. Stapfer
1900	Proposition d'une terminologie du massage par les médecins
1900	Fondation de la Société De Kinésithérapie par des médecins
1902	Première loi de santé publique
1909	Création de l'Institut d'hydrothérapie de E. Baldou, à Paris
1914	Création du service de physiothérapie du Grand Palais, à Paris
1922	Création du brevet de capacité infirmière option *masseur*
1936	Fondation de la Société De Kinésithérapie par des masseurs
1937	1er Congrès International de Massage, à Paris
1937	Proposition d'une terminologie du massage par les masseurs
1942	Création du diplôme de moniteur de gymnastique médicale
1943	Création du diplôme de masseur médical
1944	Les membres de la SDK au service des prisonniers à la gare de l'Est, à l'hôtel Lutétia, à Paris
1946	Création du diplôme d'Etat de masseur-kinésithérapeute

Conclusion

Les pratiques populaires évoquées, parmi lesquelles le massage et la gymnastique médicale, connaissent séparément une évolution différente quant à leur prépondérance, à leur application et à leur survivance au regard des autres.

La multiplication et la diversité des professionnels diplômés à différentes périodes ont fragmenté le travail à réaliser, lequel s'est renforcé dans les établissements de soins après les deux Guerres mondiales.

Si la théorie des humeurs a disparu de nos jours, elle a toutefois gardé des traces perceptibles dans bien des domaines. Les principes édictés par Hippocrate ont contribué au moins partiellement et après bien des obstacles, à l'émergence d'une nouvelle profession, la kinésithérapie. De la sorte, les pratiques évoquées s'inscrivent à la fois dans la tradition hippocratique et dans la modernité, selon les progrès de la science actuelle.

L'efficacité des gestes empiriques utilisés s'améliore entre les mains des médecins à l'occasion de travaux surtout en laboratoire. Initialement simples observateurs, ils constatent les effets souvent spectaculaires et posent les bases d'une utilisation justifiée, rationnelle, après délestage des masseurs.

Issues de la Première Guerre mondiale, ces avancées scientifiques bouleversent les réponses thérapeutiques par de nouvelles indications et un enrichissement des connaissances.

Les succès sont aussi à mettre sur le compte du savoir-faire de praticiens efficaces, mais toujours restés officiellement méconnus : les masseurs. Ils ont besoin des médecins pour légitimer leurs pratiques et se faire connaître, puis reconnaitre, mais au prix aussi de critiques souvent négatives et de freins institutionnels, selon les époques. Alors que les médecins tentent de se rendre propriétaires du massage, des bains devenus médicaux et de la mécanothérapie très technique, ils n'ont pas recours aux mêmes méthodes pour la gymnastique qu'ils ne pratiquent jamais, ni pour l'électrothérapie qui s'est imposée d'emblée comme strictement médicale. Après ce transfert, ils règnent alors sur la destinée de ces pratiques durant de longues années, procurant ainsi le travail aux masseurs, dans la sécurité d'exercice. Les témoignages d'érudits et de la bourgeoisie sont devenus une source d'information et un contre-pouvoir aux écrits dépréciatifs, car ils contribuent à la diffusion de la connaissance de ces gestes et à leur acceptation. Mais, leur impact est insuffisant pour améliorer l'image du personnel.

La médicalisation entreprise complète les pratiques traditionnelles du masseur, afin de restaurer le mouvement déficitaire, l'adapter et l'entretenir en recherchant l'autonomie du patient. Ainsi, sur des bases scientifiques validées, la kinésithérapie ensemble composite de deux groupes de praticiens, masseurs et gymnastes médicaux, étoffe ses pratiques avec des outils d'aide, dans la réalisation des traitements, mais aussi d'évaluation des fonctions articulaires, musculaires, neurologique et pneumologiques, dans le domaine curatif et préventif.

Le succès de ces pratiques va sans cesse croissant, durant cette période, portée par la popularité renouvelée de ces nouveaux praticiens. Ceux-ci ne cessent de croître sous l'effet d'une demande importante, en lien avec une augmentation de leur niveau de connaissances médicales et kinésithérapiqucs, mais aussi en raison d'une proximité sociale, tel un corps à corps avec le patient donnant une dimension humaine fondée aussi sur des compétences relationnelles.

En 1946, la kinésithérapie est perçue comme une branche annexe de la médecine, caractérisée par une dominante féminine tournée vers l'activité libérale.

A la moralisation indispensable à une certaine époque, la légitimité obtenue a permis d'acquérir des compétences sans cesse améliorée dans la confiance. Mais, les masseurs médicaux, victimes de leur docilité ont transmis ce comportement à leurs successeurs reproduisant un modèle de dépendance/coopération avec les médecins, encore perceptible de nos jours.

De la sorte, la kinésithérapie s'écarte progressivement d'un itinéraire populaire prédominant et entre de plain-pied dans la dimension scientifique de pratiques devenues petit-à-petit consensuelles au sein des différentes thérapeutiques paramédicales. Elle obtient ainsi l'assentiment de tous, ce qui justifie qu'elle soit convoitée et tardivement reconnue, sans doute en raison de sa popularité et de son aspect naturel.

Glossaire

Ce glossaire propose des définitions, telles qu'elles sont précisées à l'époque de leur utilisation. Le sens varie au cours du temps et certaines appellations sont susceptibles de disparition, parfois au profit d'une autre.

A

Actinothérapie : méthode thérapeutique utilisant les radiations du spectre solaire, notamment les rayons ultraviolets.
Aliénation : altération des facultés mentales. Égarement d'esprit, folie.
Analgésique : agent thérapeutique qui atténue ou supprime la sensibilité à la douleur, sans provoquer de perte de conscience.
Ankylose : limitation temporaire ou chronique du mouvement d'une articulation.
Antibiotiques : agent thérapeutique qui empêche le développement de certains micro-organismes.
Asthénie : état caractérisé par une fatigue, une diminution de la vitalité.
Ataxie : manque de coordination d'origine neurologique, concernant les mouvements volontaires.

B

Baigneur : celui ou celle qui se baigne. Mais, c'est aussi celui ou celle qui tient des bains publics ou les administre, y compris dans un établissement thermal.
Baignoire : cuve en zinc, en fonte émaillée, en bois, utilisée pour prendre un bain. Certains additifs ne peuvent pas être utilisés dans des baignoires métalliques.
Balnéothérapie : traitement médical par les bains.
Basedow (maladie de) : maladie caractérisée par une hyperthyroïdie, un goitre exophtalmique.

C

Caloricité : faculté qu'ont les corps vivants de produire une certaine quantité de chaleur.

Camphre : substance blanche, translucide, à l'odeur très forte, que l'on extrait, par distillation, du bois du camphrier et utilisée comme antiseptique, antispasmodique ou énergétique.
Catalepsie : maladie caractérisée par l'arrêt complet des sensations et des mouvements volontaires ou par la faculté qu'ont les membres de conserver la position qu'on leur donne.
Charlatan : vendeur ambulant qui monte souvent sur des tréteaux pour vendre ses drogues avec force boniments. C'est ordinairement un terme de mépris. Se dit aussi d'un médecin qui est hâbleur, qui se vante de guérir toutes sortes de maladies, sans grands succès.
Clinique : première étape de l'examen médical qui repose sur l'observation des symptômes physiques.
Chlorose : anémie caractérisée notamment par la pâleur verdâtre des téguments, frappant particulièrement les jeunes filles et caractéristique d'une carence en fer.
Chorée : état pathologique qui détermine des mouvements involontaires, brusques, brefs et irréguliers. La danse de Saint-Guy est le nom populaire de la forme la plus courante de chorée. La pseudo-chorée est une forme proche au diagnostic incertain.
Commotion : secousse provoquée par une décharge électrique.
Contusion : lésion produite par un objet contondant sans plaie apparente et qui s'accompagne parfois d'une hémorragie interne.
Crapaudine : qui a la forme aplatie et écrasée d'un crapaud. Se dit pour la volaille à griller, les ailes et les jambes ouvertes et écartées du corps.
Crénothérapie : toutes les utilisations, internes et externes, d'une eau minérale au sortir de la source à des fins thérapeutiques.

D

Décoction : action consistant à faire bouillir une substance médicamenteuse ou non, généralement végétale dans un liquide, afin d'en extraire les principes actifs.
Diaphanéité : propriété d'un corps qui se laisse traverser par les rayons lumineux.
Doucheur : personne qui administre les douches dans un établissement thermal.
Dynamogénique : qui augmente l'activité d'un organe.

Dysenterie : inflammation des intestins, caractérisée surtout par une sévère diarrhée avec la présence de mucosités sanguinolentes.

E

Electrothérapie : emploi thérapeutique de l'électricité.
Emollient : qui a pour effet d'amollir, d'adoucir des tissus enflammés.
Empirique : qui repose sur l'expérience, l'observation et non sur le raisonnement ou sur un protocole. Se dit communément d'un charlatan, d'un homme qui traite les maladies par de prétendus secrets, sans avoir aucune connaissance de la médecine.

F

Fluxion : inflammation avec gonflement d'un tissu ou d'un organe par un afflux de sang ou d'un liquide.
Folie : trouble du comportement et/ou de l'esprit, considéré comme l'effet d'une maladie altérant les facultés mentales d'une personne. Démence, aliénation d'esprit.
Friction : Frottement que l'on fait sur une partie du corps. Elle est réalisée le plus souvent à sec avec la main à l'aide d'une flanelle, afin de faire pénétrer une substance médicamenteuse.

G

Galvanique : se dit d'un courant continu dont les électrons se déplacent dans le même sens du pôle positif au négatif.
Guy (danse de Saint) : voir chorée.

H

Hospice : établissement public dans lesquels sont hébergés et soignés les personnes âgées, les infirmes et les incurables.
Humeur : toute substance liquide sécrétée par un organisme vivant. Les humeurs du corps humain sont la lymphe, le sang, le chyle, la bile, etc.
Hydrologie : science qui étudie les propriétés physiques et chimiques des eaux douces, marines ou thermales.
Hydrothérapie : traitement d'affections par l'emploi de l'eau.
Hygiénisme : courant de pensée apparu au milieu du XIXe siècle, en partie grâce aux travaux de Pasteur et qui privilégie

l'importance des conditions de vie dans un but de prévention des maladies.
Hystérie : excitation violente, inattendue, spectaculaire et qui paraît exagérée.

I

Idiosyncrasie : prédisposition d'un organisme à présenter une réaction personnelle à un agent extérieur.

J

Jurande : corps de métier dont les membres prêtent serment mutuel de respecter le règlement, la solidarité et la morale professionnelle.

K

Kinésithérapie : forme de traitement qui utilise les mouvements du corps, actifs, passifs, contrôlés.

L

Lymphatique : sans énergie, sans vigueur.

M

Magnétisme : fluide universel qui relie les corps animés et qui peut être dirigé par certains individus.
Mécanomorphisme : imputation à l'homme des caractéristiques d'une machine.
Médicastre : mauvais médecin, charlatan.
Mélancolie : autre nom de la bile noire. Tempérament triste attribué à un excès de bile noire ou en provenance d'une cause morale. De nos jours, c'est une psychose caractérisée notamment par le ralentissement de l'activité intellectuelle et psychomotrice et par la dépréciation de soi.
Mucilagineuse : substance visqueuse d'origine végétale, aux propriétés épaississantes.
Mutilé : personne qui a subi une mutilation, c'est-à-dire la perte d'un membre ou d'une partie du corps, œil, mâchoire...

N

Naturopathe : thérapeutique qui vise le bon fonctionnement de

l'organisme par des moyens naturels, tels que alimentaires, jeûne, hygiène de vie, phytothérapie, massages, activité physique.
Neurasthénie : état plus ou moins durable du système nerveux, caractérisé par un abattement et une tristesse, souvent accompagné d'une grande fatigue physique et de troubles divers.
Névralgie : douleur souvent spontanée siégeant sur le trajet d'un nerf.
Nosologie : branche de la médecine qui étudie et qui classe les maladies d'après leurs caractères distinctifs.

O

Osmotique : phénomène résultant de la différence des pressions exercées de part et d'autre d'une membrane semi-perméable par deux liquides de concentration différente, allant du moins concentré vers le plus concentré.

P

Péloïde : boue thermale de couleur noire-rouge ou bleue, après maturation.
Pélothérapie : usage thérapeutique des boues médicinales.
Phlegmasie : inflammation interne.
Phtisie : dépérissement, épuisement des forces causé par la tuberculose.
Physiothérapie : traitement qui repose sur l'action d'agents physiques, comme le massage, la gymnastique, la mécanothérapie, l'électrothérapie, la boue, la balnéothérapie, l'hydrothérapie, la thermothérapie. La kinésithérapie est l'équivalent de la physiothérapie.
Pituite : synonyme de phlegme, elle est caractérisée par un écoulement des fosses nasales ou de l'œsophage et, par extension, d'autres sécrétions muqueuses. Selon Hippocrate elle est prédominante en hiver.
Prolapsus : chute d'un organe ou d'une partie d'organe, causée par le relâchement des muscles et des ligaments qui les maintiennent en place dans l'organisme.

R

Rééducation : étymologiquement, refaire une éducation. Rétablir l'usage d'un membre, d'un organe ou d'une fonction, après le constat d'un déficit.

S

Salpêtre : substance chimique blanchâtre qui se forme sur les murs humides ou certaines pierres. On l'utilise comme engrais ou conservateur alimentaire.

Sanatorium : établissement spécialisé dans le traitement de la tuberculose sous ses différentes formes, situé dans une région dont le climat est ensoleillé ou en montagne.

Scrofule : affection chronique des ganglions lymphatiques du cou, d'origine bactérienne. On dit aussi écrouelles.

Sédatif : traitement qui permet de soulager une douleur.

Sédation : traitement agissant sur le système nerveux pour limiter l'activité d'un organe, notamment en calmant le patient ou pour atténuer l'anxiété, la tension nerveuse.

Sismothérapie : traitement consistant en vibrations très rapides, régulières, de faible amplitude, imprimées à tout l'organisme ou à une de ses parties du corps, avec la main ou à l'aide d'appareils spéciaux.

Solution de continuité : c'est une rupture, une interruption de ce qui doit être continu. La fracture d'un membre est une solution de continuité.

Sulfamide : catégorie d'antibactériens efficaces contre de nombreuses bactéries. Ils ne sont plus employés de nos jours.

T

Thalassothérapie : traitement faisant usage de l'eau de mer et, secondairement, du climat marin.

Thermalisme : utilisation des eaux de source comme moyen thérapeutique.

Sources

Sources imprimées

1. Diderot, D'Alembert. Encyclopédie ou dictionnaire raisonné des sciences, des arts et des métiers, t. 16, Pellet, Genève, 1777.

2 Hippocrate. Œuvres complètes (trad. Littré), t.7, Baillière, Paris, 1851.

3 Engel, Vertheim. Esquisse du traitement hydrothérapeutique. Rapport de la séance du 18 août Bull. Acad. Roy. Méd., t. V, 1840, 18.

4 Guinthe J. Commentarium de balneis et acqua medicatis in tres dialogos, Argentorati, 1561.

5 Les soins de beauté par les appareils électriques. La Parfumerie moderne, 17, 1907.

6 Mareschal C. Physiologie des eaux minérales de Vichy en Bourbonnais, Moulins, 1642.

7 Münster S. Cosmographie universelle de tout le monde, Sonnius, Paris, 1575, p. 238.

8 Lettre de madame de Sévigné à la même, lettre 334, Vichy, jeudi 4 Juin 1676, Racine, Rouen, t. I V, 1790.

9 Bachelier J. Exposé critique de l'hydropathie, Simon éd., Pont-à-Mousson, 1843.

10 Engel, Vertheim. Esquisse du traitement hydrothérapeutique. Rapport de la séance du 18 août Bull. Acad. Roy. Méd., t. V, 1840, 18.

11 Goubert JP., Remondière R. Les origines historiques de l'ergothérapie en France. Rev. Soc. Santé, 20, 2004.

12 Goubert JP. La médicalisation de la société française, 1770-1830, Waterloo, Ontario, Historical Reflections Press, 1982.

13 Jal C. Rapport fait à la Société de Médecine de Lyon sur l'établissement dirigé par le docteur Jal. Société de médecine de Lyon, janvier 1826.

14 Engel, Vertheim, *supra*.

15 Forestier A. Action de la douche-massage d'Aix-les-Bains. Lyon Médical, 1893, 34.

16 Remondière R. Une forme de transmission du savoir médical : la prescription du massage, des bains et des exercices dans les ordonnances d'autrefois, à Clermont-Ferrand, 1838 -1861. Rev. Hist. Pharm., 2018.

17 Barthez F. Guide pratique des malades aux eaux de Vichy, Baillière, Paris, 1865.

18 Johansen JC. Über einen neuen Bauchmassageapparat. Zeit. Phys. Diät. Ther., 1906.

19 Zabludowski J. Zur physikalischen Therapie der habituellen Obstipation. Zeit. Phys. Diät. Ther., 1906.

20 Estradère JD. Du massage, son historique, ses manipulations, ses effets physiologiques et thérapeutiques. A. Delahaye éd., Paris, 1863, p. 219.

21 Abbé Saint-Pierre A. (attribué à) Fauteuil de poste. Machine pour guérir et éloigner les maladies. Mercure de France dédié au Roy, 1734.

[22] Contet L. Méthode de rééducation, Vigot, 1905.
[23] Chronique locale, Ecole de massage. Gaz. Hebd. Sc. Méd., 1896.
[24] Barabant M. Note 2699, JO., 15 juin 1915.
[25] Il me pèle ventre. La Caricature, 8 mars 1877.
[26] R. Fox. Demonstration of the mensuration apparatus in use at the Red Cross Clinic for the physical treatment of officers. Proceed. Roy. Soc.Med., 1917;10.
[27] Annexe au décret du 29 mai 1919. Guide-barème des invalidités. JO. 13 juin 1919.
[28] Considérations générales sur l'éducation physique. Com. Intermin. Gymn., 30 mai 1906.
[29] L'hôpital militaire du Grand Palais. Dossier pédagogique n°3. RmnGP 2014.
[30] Encausse P. Directives de gymnastique corrective à l'usage des adolescents déficients. Ministère de la jeunesse, des arts et des lettres. Direction générale de l'éducation physique et des sports, 1947.
[31] Nollet JA. [abbé]. Essai sur l'électricité des corps. Guérin, Paris, 1746.
[32] Duchenne de Boulogne G. Mécanisme de la physionomie humaine, Renouard éd., Paris, 1862.
[33] Fromont, Baget. Pétition des membres du collège de chirurgie de Paris, Archives parlementaires de 1787 à 1860, t. L, 1896.
[34] Dr Vidal. De l'action des eaux d'Aix-en-Savoie. P. Barbier éd., Bourg, 1878.
[35] Fournier. Dictionnaire des sciences médicales. Panckoucke, Paris, 1815.
[36] Connille JF. Henri Jacquier, une figure locale. La Fontaine de Savoisiennes, Siloë, 1994.
[37] Décret du 27 mars 1981 fixant la liste des actes de massage et de gymnastique médicale qui peuvent être pratiqués par techniciens de physiothérapie, JO. du 29 mars 1981.
[38] Weil D. De l'exercice illégal de la médecine et de la pharmacie, Marchal et Billard imp., Paris, 1886.
[39] Goubert JP. Trajectoires historiques et identités professionnelles. Professions de santé et secteur paramédical en France, Kinesith. Rev., 1996.
[40] Rauzy A. Les prestations familiales. Revue des établissements et des œuvres de bienfaisance, janvier 1947.
[41] Durville H. Le massage et le magnétisme menacés par les médecins. Le procès Mouroux à Angers, lib. du magnétisme, Paris, 1897.
[42] Bourneville Recherches sur l'épilepsie, l'hystérie, l'idiotie. Progrès médical éd., 1881.
[43] Encausse G. Du traitement externe et psychique des maladies nerveuses, Chamuel, Paris, 1897.
[44] Remondière R. La défense des masseurs médicaux face à la prostitution. Première moitié du XXe siècle. Kinésith. Rev. 2020.
[45] Fahmy-Eid N. Femmes, santé et professions. Fides, Montréal, Québec, 1997.
[46] Remondière R. Dumont de Valdajou, 1728-1798. Quand un rebouteux fait école aux armées, Médecine et armées, 2014.
[47] Remondière R. Le geste et la plume. Thèse d'histoire, EHESS Paris, 1996.
[48] Rapport du 16 mars 1997 sur le statut des médecines non conventionnelles. Parlement Européen, PE 216.066/déf. A4-0075/97.
[49] Paris-Plaisirs, 25 mai 1924.

[50] de Marneffe A. Physiothérapie et gymnastique médicale, Conférence interalliée pour l'étude de la rééducation professionnelle et des questions qui intéressent les invalides de la guerre, du 8 au 12 mai 1917, Paris, t. 1, 1917.
[51] Dumas A. Le Sinaï. Revue de Paris, 1838.
[52] Comet CLB. Des douleurs. A compte d'auteur, 9e éd., Paris, 1845.
[53] Meunier P. Le droit des blessés. Editions littéraires et artistiques, Paris, 1916.
[54] Anonyme. Un soldat peut-il refuser de se faire soigner ? Le Matin. 1916.
[55] Journal de médecine et de chirurgie pratiques, art. 25201, 10 novembre 1916.
[56] Anonyme. La rééducation obligatoire des mutilés de guerre. Journal des mutilés, réformés et blessés de guerre. 1918.
[57] Bordier H. Précis d'électrothérapie, Baillière, Paris, 1902.
[58] Archives parlementaires de 1787 à 1860, tome LXVII, P. Dupont, Paris, 1905.
[59] Loi sur l'assistance médicale gratuite. JO n° 192 du 18 juillet 1893.
[60] Goubert JP., Remondière R., Abdul Karim A. Les sourds-muets en France de 1851 à 1872. Etude démographique. Colloque International de démographie historique-INED, 10-11 sept. 2015.
[61] Loi concernant les responsabilités des accidents dont les ouvriers sont victimes dans leur travail. JO., 99, 1898.
[62] Amar J. Rééducation des blessés et mutilés de la guerre. Rev. Scient., 1916.
[63] Bulletin international des sociétés de la Croix-Rouge, 1918, 49.
[64] Circulaire ministérielle du 10 mai 1917, JO., 16 mai 1917.
[65] Castex A. Etude clinique et expérimentale sur le massage Asselin, Houzeaud, Paris, 1891.
[66] Fleury L. Du traitement hydrothérapique des fièvres intermittentes au cours clinique d'hydrothérapie, Labé éd., Paris, 1858.

Illustrations

1. Liber isagogarum Johannicii, Alexandrini, ad tegni Galeni, sive ad artem arvam. Galeni, ca 1300-1400.
2. Barda. Considérations sur l'action, des bains électriques, 1883, Bium
3. Caracalla. Caracalla MAN Napoli, by Marie-Lan Nguyen [cc by 2.Generic], from Wikimedia Commons.
4. Strigiles, Wikipédia, https://fr.wikipedia.org/wiki/Strigile., photo Matthias Kabel.
5. Strigiles sur vase, Amphore de Nola, https://commons.wikimedia.org/wiki/File:Amphore_de_Nola,_ADUT336 (8).jpg
6. Caracalla inspecte les bains, Chromo, Liebig, (avec autorisation GBFoods).
7. Hippocrate. Wikipédia, https://fr.wikipedia.org/wiki/Hippocrate.
8. Galien. Lithographie de Gregoire et Deneux, ca. 1865. https://commons.wikimedia.org/wiki/Category:Pierre-och_Vigneron #/media/
9. Bouet, Saragoza. Thermes et pratiques balnéaires dans le chef-lieu de cité des Parisii, 2008. Gallia, 2008, (avec autorisation).
10. Théorie des humeurs. Quinta essentia.

http://www.arsgravis.com/UserFiles/AndriginoNOU/androgino7.jpg.
11. Dom Calmet. Traité historique des eaux et bains de Plombières, 1748, Bium
12. La beauté et la santé, Belin, 1925, (avec autorisation).
13. Gastou. Massage des rides, 1913, Bium.
14. Traité des eaux minérales Vichy, 1734.
15. Carte postale femmes et bain, Coll Erère
16. Tour des pauvres, Dax, (avec autorisation).
17. Patissier. Maladies chroniques, 1839, Bium.
18. Bon pour un bain alcalin.
19. Bureau de Bienfaisance de Carcassonne, (avec autorisation).
20. Desprès. Procès-verbal, du Conseil municipal de Paris, 1888.
21. Institut Bellevue, Lyon, CCPDM, 1862, Bium.
22. Institut de thérapeutique physique, 1902.
23. Pravaz. Balançoire orthopédique, CICL07492, Bium.
24. Clinique Mencière, Reims, CISB0579, Bium.
25. Husson. Étude sur les hôpitaux, 1862, Bium
26. Arrêté du Conseil général des hospices. Code adm. Hôp., 1824.
27. Portait de Kneipp, (avec autorisation).
28. Bilz, La médication naturelle, 1899.
29. Priessnitz. Enveloppement, 1898, image 32, 51534, Bium.
30. Carte postale, hydrothérapie au jet.
31. Carte postale, douche en cercle.
32. Douche filiforme de Lauré. F. Busch, Hand. Gen. Ther., 1886.
33. Bain de vapeur. Maison centrale de droguerie Menier, pl. 9, 1845, (avec autorisation).
34. Bilz E. Bain total, 1899, Bium.
35. Appareil de Duval. Maison centrale de droguerie Menier, pl. 9,1845, (avec autorisation)
36. Carte postale, étuve radioactive, Aix, Coll. Erère.
37. Bain de vapeur pour les pieds, 1917, Bium
38. Carte postale, Berthollet, Coll. Erère.
39. Bain de Vichy chez soi, 1866.
40. Carton publicitaire St Etienne.
41. Carton publicitaire Gaudin.
42. Hydrothérapie Walter-Lecuyer.
43. Publicité bains de varech frais. La vie parisienne, 2 juillet 1892.
44. Mémoire, eau douce, eau de mer, 1769.
45. Cartes postales, application de boues, Coll. Erère.
46. Casque Flicker. Winternitz, Hydrothérapie, 1898.
47. Texte de Phélippeaux, 1869.
48. Massage femme nue. Débat-Ponsan,, 1883. Mairie de Toulouse, Musée des Augustins. Photo Daniel Martin (avec autorisation).
49. Portrait de Lucas-Championnière, CIPA0622, Bium.
50. Voizel. Mode d'action du massage, 1895, Bium.
51. Lucas-Championnière, Traitement des fractures par le massage et la
1. mobilisation, Lane lib., 1895
52. Avicenne. Université de Chile, 1608.

53. Massage de Laubadère. Nouveau Larousse ill., 1898 (avec autorisation).
54. Appareil Semerak, 1898, photo Petitdant, (avec autorisation).
55. Appareils de massage, Drapier, 1911, Bium.
56. Laisné N. Gymnastique des demoiselles, 1883, Bium.
57. Sayre L. Exercices de gymnastique dans les cas de scoliose, 1887, Bium.
58. Guillarmou A. Kinésithérapie gynécologique, 1896. Bium.
59. Galtier-Boissière E. Masseur aveugle. Larousse médical illustré de guerre, 1917, Bium.
60. Jalade-Lafond G. Recherches pratiques sur les principales difformités du corps 1829, Bium.
61. Carte humoristique sur le massage.
62. Zander mécanothérapie, Bium.
63. Salle de mécanothérapie sur le transatlantique France, Coll. Erère.
64. Instrument de massage. Drapier, 1911, Bium.
65. Auto-massage de l'abdomen, Zeit. Phys. Diät. Th. 1907, Univ. Michigan.
66. Massage pulsatoire de Bergonié, Bium.
67. Appareil de Breuillard, 1892, Bium.
68. Brandt massage gynécologique, Schultze Boston med. lib, 1898.
69. Massage de l'appendice, Boston med. lib., 1893.
70. Syndicat des masseurs, 1897.
71. Recherches pratiques sur les difformités, 1827.
72. Casque vibrant de Charcot. Lib. Univ. Michigan, 1892.
73. Publicité Salvat. Annuaire du grand monde, 1910.
74. Planches anatomiques du Grand Palais. IFMK Guinot, (avec autorisation).
75. Cartes postales. Massage militaire.
76. Cartes postales. Massage en Asie.
77. Point Roller. Femmes de France, 1930.
78. Frotteur, (avec l'autorisation de J. Domas-Conzemius, propriétaire de la marque Guérin-Boutron).
79. Pate Clarks. Journ. Gaz. Biarritz et st J. Luz, 1929.
80. Tank Spirex, photo Petitdant, (avec autorisation).
81. Bretelles américaines, 1893.
82. Pulsoconn, photo Petitdant, (avec autorisation).
83. Massage vibratoire, Drapier, 1928, Bium.
84. Thermoroller, photo Petitdant, (avec autorisation).
85. Le masseur santé Snyder. La Culture physique, 15 janvier 1907, Bium.
86. Dynamomètre de Burq, Goniomètre. Métallothérapie, 1853, Bium.
87. Fox R. Demonstration of the Mensuration Apparatus in use at the Red Crosss, Proc. R. Soc. Med. 1917; 10 (Balneol Climatol Sect).
88. Spiromètre de Verdin, 1892, Catalogue G. Creuzan, Bium.
89. Amiot, Mémoires concernant l'histoire, les sciences. Cong Fou, 17 79.
90. Andry N. Orthopédie, art. des enfants, 1741, Bium.
91. Carte postale. Gymnastique enfants, Coll. Erère.
92. Amoros, Gymnastique et morale, 1847.
93. Collineau A. La gymnastique, notions physiol. et péd. Muller, 1884, Bium.
94. Dalton. Physiologie et hygiène des écoles, des collèges et des familles,1875, Bium.

95. Portrait Laisné N. 1909, Bium.
96. Planches de Trachet, Arch. Med. Pharm. Milit., 1916, Bium.
97. Carte postale, gymnastique enfants aux agrès, Coll. Erère .
98. Carte postale, gymnastique enfants.
99. Carte postale, gymnastique enfants au sol, Coll. Erère.
100. Bilz FE. Planche exercices de gymnastique. La nouvelle médication naturelle, 1899.
101. Planche d'exercices gymnastique et médicale, 1901, (avec autorisation).
102. The grandior Clause, 1920. Magnin-Wedry, photo Thierry Jacob (avec autorisation).
103. Corderie du théatre, 1901.
104. Bonnet A. Traité des maladies articulaires. Bras immobilisé, 1853
105. Gymnasticon, 1781. https://en.wikipedia.org/wiki/Gymnasticon
106. Bonnet A. Traité des maladies articul. Jambe à mobiliser. Bonnet, 1853.
107. Carte postale. Mécanothérapie, hôpital militaire, Coll. Erère .
108. Appareil de Zander, 1875, Bium.
109. Obligation boursière, 1880. https://commons.wikimedia.org/
110. Levertin A., Zander G. G. Zander's medico-mechanische Gymnastik : Methode, Bedeutung und Anwendung, 1892.
111. Carte postale, mécanothérapie, Coll. Erère.
112. Carte postale mécanothérapie sur un transatlantique, 1920, Coll. Erère.
113. Carte postale mécanothérapie de guerre, Coll. Erère.
114. Privat J. Dessin de mécanothérapie de guerre, 1915.
115. Raie torpille. FMIB 35940, Galvanis Torpedo.jpeg, wikimedia.org, 1798.
116. Pile de Volta, Dict. Thérap. Pharma_006061x021885, Bium.
117. Hausen CA. Enfant suspendu, 1743.
118. Figuier L. Les Merveilles de la science. Bouteille de Leyde, 1897.
119. Duchenne de Boulogne G. Mécanisme de la physion. hum., 1872, Bium.
120. Carte postale, bain à 4 cellules, Bium.
121. Ergomètre de Bergonié, 1910, Bium.
122. Ergothérapie passive. Arch. Electr. Med., 1913, Bium
123. Pendentif électromagnétique de Bouyères, 1891.
124. Pendentif électromagnétique de Richardson 1880.
125. Pendentif d'Osselin
126. Carte postale d'électrothérapie, Coll. Erère .
127. Wundt W., Chaine de Pulvermacher, 1884, Bium.
128. Solarium Saidman, 1929, (avec autorisation).
129. Alquier L. Thermo-photothérapie et massage, Paris Médical, 1917, Bium.
130. Ardouin-Dumazet VE. Bain d'air surchauffé, appareil de Tallerman-Sheffield. La Guerre. Documents de la section photographique de l'armée, Fasc. XIV. Les étapes du blessé, Ardouin-Dumazet, A. Colin, Paris, 1916 (avec autorisation).
131. Bain d'air surchauffé, appareil de Tallerman-Sheffield, 1916.
132. Bain de lumière et de chaleur. Catalogue Drapier, 1929.
133. Carte postale. Hydrothérapie enfant, Campine.
134. Paris, ridicule et burlesque. Les cris de Paris, 1714.

135. Phélippeaux. Etude pratique sur les frictions et le massage, Ann. Soc. Méd. d'Anvers, 1869.
136. Carte postale, Dispensaire St Clément.
137. Loi d'Allarde, 1852.
138. Pétition des membres du collège de chirurgie, 1792.
139. Loi sur l'exercice de la médecine, 10 mars 1803.
140. About E. La Grèce contemporaine, L'Harmattan (rééd.), 1854.
141. Fontenelle J. Nouveau manuel complet des nageurs, des baigneurs, 1838.
142. Diderot, d'Alembert, Bateau pour bains. Encyclopédie Diderot, 1771.
143. Carte postale Péniche à Chalons, Coll. Erère.
144. Despine C. Manuel topographique et médical de l'étranger, 1841.
145. Carte postale hydrothérapie à deux femmes, Coll. Erère.
146. De Fortis FM. Amélie, voyage à Aix, Porteurs, doucheurs, 1829.
147. Carte postale hydrothérapie à deux hommes, Coll. Erère.
148. Vidal FB. De l'action des eaux d'Aix, 1878.
149. Cartes postales de professionnels des thermes.
150. Brevet de capacité infirmière. Coll. Erère.
151. Carte postale. Cours sur le massage.
152. Programme des études pour les infirmières et les infirmiers-masseurs aveugles, 1927.
153. Connille JF. Certificat de capacité thermal. Une figure locale, 1994 (avec autorisation).
154. Schreiber J. Traité pratique. de massage et de gymn. méd., 1884.
155. Carte postale, Massage à quatre mains, Coll. Erère.
156. Congrès international de massage.
157. Convention-type, JO, 1930.
158. Attribution de la médaille de la Reconnaissance, JO, 1919.
159. Diplôme de masseur de soldat aveugle. Coll. Erère.
160. Massage. Œuvre des masseurs aveugles, Hoover Institution, Californie.
161. Cartes postales. Apprentissage du massage chez des aveugles, Coll. Erère.
162. Chipault, A. Thérapeutique de la scoliose des adolescents, 1900, Bium.
163. Londe G. Gymnastique médicale, 1821.
164. Diplôme d'instructeur en culture physique, La Culture physique, 1907.
165. Pétition des masseurs. J. Magnét. Psy. Exp., 1900, 11.
166. Durville H. L'enseignement du magnétisme. Diplôme de magnétiseur-masseur, 1895, BM Lyon.
167. Le masseur-kinésithérapeute, 30 avril 1946.
168. Cyriax E. The elements of Kellgren's manual treatment, Bale Danielson, London, 1903.
169. Masseurs et magnétiseurs. Gaz. Hôp. Toulouse, 1897.
170. Couverture Rev. Kinesith. 1936, Coll. Erère.
171. Syndicat des masseurs. Gaz. Hôp. de Toulouse, 1897.
172. Portrait de Dumont de Valdajou. Photo Ac. Med. ca 1770, (avec autorisation).
173. Varis M. Photo Kiefer, OT St Avold Cœur de Moselle, (avec autorisation).
174. Cartes postales de rebouteux, Coll. Erère.
175. Echo de la solennité. Lyon médical, 1888.

176. Guide rose, 1928.
177. Jetons de maisons closes. cgv.fr (avec autorisation).
178. Article unique, Bull. Gén. Thér. Méd., 1902, Bium.
179. Barou L. Témoignage. Mém. Grande Guerre, 1915, (avec autorisation).
180. Ordinaire PC. Guide du baigneur et du touriste, 1840.
181. De Fortis. Amélie ou le Voyage à Aix-les-Bains, 1829.
182. Berthier L. Spécialité du traitement thermal à Aix-les-Bains, 1890.
183. Rameil. La rééducation obligatoire, J. Mut. Réf.,1918.
184. Torpillé. Le Matin, août 1916.
185. Témoignage du soldat Iacono. Guerre de 14-18, (avec autorisation, reproduit au nom de R. Remondière. Une journée ordinaire du blessé de la grande guerre, en physiothérapie, Kinesith. Rev.2020, 20 (224-225) : 90-96. Copyright © 2020, Elsevier Masson SAS. Tous droits réservés).
186. Amar J. La prothèse et le travail des mutilés, 1916.
187. Tampon école professionnelle de rééducation de Rouen. Coll. Erère.
188. Camus J. Mutilés au champ, Phys. occup. re-educ. of the maimed, 1917.
189. Loi du 2 janvier 1918 sur la rééducation professionnelle.
190. Affiche Ecole Gouraud, (avec autorisation).
191. Œuvre des masseurs aveugles, Hoover coll., 1918.
192. Affiche Union des colonies étrangères. ©ANOM sous réserve des droits réservés aux auteurs et ayants droit.
193. Amar J. Rééd. Prof. des blessés. J. Physiol. Path. Gén., 1914, Bium.
194. Bilz E. Rééducation par le travail, Wellcome Library,1899.
195. Le service de santé pendant la guerre, 1918, Bium.
196. Droin D. Objectifs de la rééducation professionnelle. 1949.
197. Carte postale coiffeurs, Coll. Erère.
198. Lucas-Championnière J. Traitement des fractures par le massage. Massage des pieds, 1895, Bium.
199. Schreiber J. Traité pratique de massage et de gymn. méd., 1866, Bium.
200. Amar J. Art. 5447. J. Méd. Chir. Pr., 1858, Bium.
201. Photo de Amar J., 1930, Bium.
202. Amar J. Fiche de traitement, J. Phys. Path. Gén., 1916, Bium.
203. Catalogue des instruments construits par Charles Verdin. Enregistreur des allures de l'homme, 1880, Bium.
204. Marey EJ. Animal mechanism, enregistreur, 1879.
205. Marey EJ. Travaux du laboratoire de M. Marey, myographe, 1880, Bium.
206. Amar J. La rééd. Prof. des blessés. J. Phys. Path. Gen., 1914, Bium.
207. Chevallier M. La rééducation physique à Villetaneuse. Arch. Méd. Pharm. Mil. 1916., Bium.
208. Galtier-Boissière E. Lar. Méd. Ill. Guerre, Bras d'apparat, 1917.
209. Amar J. Organisation physiologique du travail, Bras de travail Wellcome Lib., 1917.
210. Amar J. Le moteur humain et les bases scientifiques du travail, 1923.

Sommaire

Structures éditoriales du groupe L'Harmattan

L'Harmattan Italie
Via degli Artisti, 15
10124 Torino
harmattan.italia@gmail.com

L'Harmattan Hongrie
Kossuth l. u. 14-16.
1053 Budapest
harmattan@harmattan.hu

L'Harmattan Sénégal
10 VDN en face Mermoz
BP 45034 Dakar-Fann
senharmattan@gmail.com

L'Harmattan Cameroun
TSINGA/FECAFOOT
BP 11486 Yaoundé
inkoukam@gmail.com

L'Harmattan Burkina Faso
Achille Somé – tengnule@hotmail.fr

L'Harmattan Guinée
Almamya, rue KA 028 OKB Agency
BP 3470 Conakry
harmattanguinee@yahoo.fr

L'Harmattan RDC
185, avenue Nyangwe
Commune de Lingwala – Kinshasa
matangilamusadila@yahoo.fr

L'Harmattan Congo
219, avenue Nelson Mandela
BP 2874 Brazzaville
harmattan.congo@yahoo.fr

L'Harmattan Mali
ACI 2000 - Immeuble Mgr Jean Marie Cisse
Bureau 10
BP 145 Bamako-Mali
mali@harmattan.fr

L'Harmattan Togo
Djidjole – Lomé
Maison Amela
face EPP BATOME
ddamela@aol.com

L'Harmattan Côte d'Ivoire
Résidence Karl – Cité des Arts
Abidjan-Cocody
03 BP 1588 Abidjan
espace_harmattan.ci@hotmail.fr

Nos librairies en France

Librairie internationale
16, rue des Écoles
75005 Paris
librairie.internationale@harmattan.fr
01 40 46 79 11
www.librairieharmattan.com

Librairie des savoirs
21, rue des Écoles
75005 Paris
librairie.sh@harmattan.fr
01 46 34 13 71
www.librairieharmattansh.com

Librairie Le Lucernaire
53, rue Notre-Dame-des-Champs
75006 Paris
librairie@lucernaire.fr
01 42 22 67 13

www.ingramcontent.com/pod-product-compliance
Lightning Source LLC
LaVergne TN
LVHW011019061026
849535LV00006B/1962
* 9 7 8 2 3 3 6 4 3 9 8 0 8 *